名老中医治病妙招

李春深◎编著

天津出版传媒集团

天津科学技术出版社

本书具有让你"时间耗费少，养生知识掌握好"的方法

免费获取专属于你的
《名老中医治病妙招》阅读服务方案

循序渐进式阅读？省时高效阅读？深入研究式阅读？由你选择！
建议配合二维码一起使用本书

微信扫描二维码
免费获取阅读方案

◆ **本书可免费获取三大个性化阅读服务方案**

1、轻松阅读：为你提供简单易懂的辅助阅读资源，每天读一点，简单了解本书知识；
2、高效阅读：为你提供高效阅读技巧，花少量时间掌握方法，专攻本书核心知识，快速掌握本书精华；
3、深度阅读：为你提供更全面、更深度的拓展阅读资源，辅助你对本书知识进行深入研究，透彻理解，牢固掌握本书知识。

◆ **个性化阅读服务方案三大亮点**

时间管理 科学时间计划　　阅读资料 精准资料匹配　　社群共读 阅读心得交流

★不论你只是想循序渐进、轻松阅读本书，还是想掌握方法，快速阅读本书，或者想获取丰富资料，对本书知识进行深入研究，都可以通过微信扫描【本页】的二维码，根据指引，选择你的阅读方式，免费获得专属于你的个性化读书方案。帮你时间花的少，阅读效果好。

图书在版编目（CIP）数据

名老中医治病妙招 / 李春深编著 . -- 天津：天津科学技术出版社，2020.5
ISBN 978-7-5576-5853-3

Ⅰ . ①名… Ⅱ . ①李… Ⅲ . ①中医治疗法–基本知识 Ⅳ . ①R242

中国版本图书馆 CIP 数据核字（2019）第 051568 号

名老中医治病妙招
MINGLAOZHONGYIZHIBINGMIAOZHAO
责任编辑：孟祥刚

出　　版：天津出版传媒集团
　　　　　天津科学技术出版社
地　　址：天津市西康路 35 号
邮　　编：300051
电　　话：（022）23332390
网　　址：www.tjkjcbs.com.cn
发　　行：新华书店经销
印　　刷：三河市恒升印装有限公司

开本 670×960　1/16　印张 20　字数 500 000
2020 年 5 月第 1 版第 1 次印刷
定价：68.00 元

前　言

中医学认为，人是统一的多系统、多层次综合而成的有机体。人体生病是与各种致病因素、人体的抗病能力、人体的局部与整体、内脏与体表、脏腑之间、气血津液之间等相互作用、相互影响的结果。中医治病既着眼于引起疾病的特定病因，更注重恢复人体正气，以及针对疾病发展过程中不同阶段出现的不同情况的调整，还考虑改善病人的症状与体征、生活质量，或全面治疗，或分主次缓急，最终达到病、证、症全方位的痊愈或好转。

中医在治病时注重人与人之间的个体差异。因为人是自然界最复杂的有机体，除自然属性之外，还具有更复杂的社会、心理属性。如个体的遗传、体质、心理、性格特征等。另外每个人所生存的环境各不相同，包括自然环境如气候、地理、生物等，以及社会环境如社会地位、经济条件、生活方式等方面的不同。中医治病除了审察病情外，还从病人的个体差异出发制定相应治法，可谓是"量身定治"。中医强调治疗的目的是"以平为期"，即将病人的体质调回至阴阳平衡、气血调和、脏腑功能协调的状态。与现代系统论中"有序"的含义相一致。可见，中医早在数千年前就已经在其治则治法中体现了系统论中的"有序"之意，让发生病变的人体恢复到原来结构与功能的"有序"状态。

中医学源远流长，绵延数千载，是世界科学史上具有独特理论体系和卓越临床疗效的一门自然科学，它曾为中华民族的繁荣昌盛和人类的文明做出了巨大贡献。时至今日，中医界同道在"继承不离古，发扬不离宗"精神的指导下，面对新世纪的机遇和挑战，注重传承，勇于创新，涌现出一大批医德高尚，成绩卓著的名医名家。他们经过几十年的苦心研读和潜心实践，积累了大量的临床经验，并著书立说，留下宝贵的文献资料。这些文献既有丰富的中医理论，也有屡试屡爽的治病良方，为归纳整理这些珍贵文献，也为方便广大患者，我们组织人员编写了这本《名老中医治病妙招》，以求实现求全致用，造福人民的目的。

本书以古代中医的治病方式方法为纲，从基本的望、闻、问、切开始，详细论述各种诊法与辩证的方法，同时介绍了灸疗、推拿与食疗的要点，步骤详细，要点精确，可供中医从业者及爱好者参照学习。

目　录

第一章　望　诊

一、全身望诊 …………………………………………………… 2

二、局部望诊 …………………………………………………… 15

三、望排泄物与分泌物 ………………………………………… 36

四、望小儿指纹 ………………………………………………… 39

五、舌诊 ………………………………………………………… 41

第二章　闻　诊

一、听声音 ……………………………………………………… 55

二、嗅气味 ……………………………………………………… 61

第三章　问　诊

一、问诊的概念及意义 ………………………………………… 63

二、问诊注意事项 ……………………………………………… 63

三、问诊的主要内容 …………………………………………… 64

四、问现在症状 ………………………………………………… 67

第四章　切　诊

一、脉诊 ………………………………………………………… 92

二、按诊 ………………………………………………………… 116

第五章　八纲辨证

一、八纲辨证的概念与源流 …………………………………………… 123
二、八纲基本症候 …………………………………………………… 124
三、八纲症候间的关系 ……………………………………………… 131
四、八纲辨证的意义 ………………………………………………… 136

第六章　病因辨证

一、六淫辨证 ………………………………………………………… 138
二、七情辨证 ………………………………………………………… 147
三、饮食劳伤 ………………………………………………………… 149
四、外伤 ……………………………………………………………… 150
五、寄生虫 …………………………………………………………… 151

第七章　气血津液辨证

一、气病辨证 ………………………………………………………… 153
二、血病辨证 ………………………………………………………… 157
三、气血同病辨证 …………………………………………………… 161
四、津液病辨证 ……………………………………………………… 164

第八章　脏腑辨证

一、心与小肠病辨证 ………………………………………………… 170
二、肺与大肠病辨证 ………………………………………………… 175
三、脾胃病辨证 ……………………………………………………… 180
四、肝胆病辨证 ……………………………………………………… 186
五、肾与膀胱病辨证 ………………………………………………… 191
六、脏腑兼病辨证 …………………………………………………… 195
七、脏腑辨证相关概念辨析 ………………………………………… 199

第九章　六经辨证

一、太阳病证…………………………………………… 206

二、阳明病证…………………………………………… 209

三、少阳病证…………………………………………… 211

四、太阴病证…………………………………………… 212

五、少阴病证…………………………………………… 213

六、厥阴病证…………………………………………… 214

七、六经病证的传变…………………………………… 215

第十章　卫气营血辨证

一、卫分证……………………………………………… 216

二、气分证……………………………………………… 217

三、营分证……………………………………………… 218

四、血分证……………………………………………… 219

五、心包证……………………………………………… 220

六、卫气营血证的传变………………………………… 220

第十一章　三焦辨证

一、上焦病证…………………………………………… 222

二、中焦病证…………………………………………… 223

三、下焦病证…………………………………………… 224

四、三焦病证的传变…………………………………… 225

五、卫气营血辨证与三焦辨证的关系………………… 225

第十二章　方药概论

一、中药的基本知识…………………………………… 227

二、方剂的基本知识…………………………………… 236

第十三章　灸疗篇

一、艾炷灸 ·· 243

二、艾卷灸 ·· 245

三、温针灸 ·· 247

四、温灸器灸 ·· 248

五、灯火灸 ·· 248

六、天灸 ·· 250

七、三角灸疗法 ·· 250

八、药熏蒸气灸疗法 ·· 251

九、硫姜灸疗法 ·· 252

十、火柴头灸疗法 ·· 253

十一、燎灸法 ·· 254

十二、抓火疗法 ·· 255

十三、拔罐疗法 ·· 256

第十四章　推拿篇

一、伤科、正骨推拿疗法 ······································ 261

二、捏脊疗法 ·· 267

三、捏筋弹拨拍打疗法 ·· 268

四、振击疗法与"药指"疗法 ·································· 273

五、外用药物推拿疗法 ·· 276

六、抓扯刮痧推拿疗法 ·· 277

七、气功推拿法 ·· 279

第十五章　食疗篇

一、药粥 ·· 282

二、药酒 ·· 294

三、膏滋 ·· 303

第一章 望 诊

望诊是医生运用视觉观察病人的神色形态、局部表现、舌象、分泌物和排泄物色质的变化以诊察病情的方法。

中医学通过长期的临床实践观察，认识到人体的外部表现可反映内在脏腑、经络、气血的变化。人是一个有机的整体，以五脏为中心，与六腑相表里，通过经络与形体五官九窍、四肢百骸密切联系，在生理上相互配合，在病理上相互影响，故人体的外部表现，特别是精神、面色、舌象的变化，与内在脏腑的虚实、气血的盛衰关系密切。因而，通过观察病人的外部变化，可以诊察内在的病变。

望诊在中医诊断学中占有重要的地位，被列为四诊之首。通过"望而知之谓之神"的说法，可以想到历代医家对望诊的重视程度。

医生在临床实践中一定要苦练包括望诊在内的中医诊病基本功，在望诊方面，注意培养和训练敏锐、准确的观察能力，通过专业知识的学习和临床经验的积累，使望诊技巧日臻成熟。但是，应该知道，望诊也有一定的局限性，不能代替其他诊法，诊病时必须做到四诊合参，才能全面了解病情，做出正确的辨证和诊断。

进行望诊时，应尽量在充足的自然光线下进行，要避开有色光线，并注意诊室内温度适宜。望诊时应充分暴露受检部位，以便清楚地进行观察。为了能更好地发现和识别病理情况，医生必须熟悉各部位生理状态下的正常表现，熟悉体表各部位与内在脏腑经络的联系，在中医理论指导下，运用整体的、动态的观点，识别病理体征，判断病理体征所提示的临床意义。

望诊的内容包括全身望诊（望神、色、形体、姿态）、局部望诊（望头面、五官、躯体、四肢、二阴、皮肤）、望排出物（望痰涎、呕吐物、大便、小便等）、望小儿指纹、舌诊五个部分。

一、全身望诊

全身望诊是医生在诊察病人时首先对病人的精神、面色、形体、姿态等整体表现进行扼要地观察，以期对病性的寒热虚实和病情的轻重缓急获得一个总体的印象。这也是望诊的第一步。

（一）望神

望神是通过观察人体生命活动的整体表现来判断病情的方法。神是人体生命活动的总称。其概念有广义、狭义之分：广义的神，是指整个人体生命活动的外在表现，可以说神就是生命；狭义的神，乃指人体的精神活动，可以说神就是精神。

《黄帝内经》中关于神的论述内容丰富。认为神产生于先天之精，而又必须依赖后天水谷精微的滋养。因此，神以先后天之精及其所化生的气血津液为物质基础，并通过脏腑组织的功能活动表现出来。

1. 望神的主要内容

神是以精气为物质基础的一种机能，是五脏所生之外荣。望神可以了解五脏精气的盛衰和病情的轻重与预后。望神应观察病人的精神、意识、面目表情、形体动作、反应能力等，尤应重点观察两目、神情、气色和体态的变化。

《景岳全书·传忠录·神气存亡论》说："善乎神之为义，此死生之本，不可不察也……以形证言之，则目光精彩，言语清亮，神思不乱，肌肉不削，气息如常，大小便不脱，若此者，虽其脉有可疑，尚无足虑，以其形之神在也。若目暗睛迷，形羸色败，喘急异常，泄泻不止，或通身大肉已脱，或两手循衣摸床，或无邪而言语失伦……或忽然暴病，即沉迷烦躁，皆不知人，或一时卒倒，即眼闭口开，手撒遗尿，若此者，虽其脉无凶候，必死无疑，以其形之神去也。"

（1）两目

目系通于脑，目的活动直接受心神支配，故眼神是心神的外在反映。如《灵枢·大惑》所言："目者，心之使也。"故神藏于心，外候在目。同时，目为脏腑精气汇聚之处，《灵枢·大惑》指出："五脏六腑之精气皆上注于目而为之精。"故观察两目是望神的重点之一。一般而言，凡两目黑白分明，精彩内含，神光充沛，运动灵活，有眵有泪，视物清晰者为有神，反映脏腑精气充足；凡两目晦暗呆滞，失去精彩，运动不灵，无眵无泪，视物模糊，或浮光暴露者为无神，是脏腑精气虚衰的表现。

（2）神情

指人的精神意识和面部表情，也是心神和脏腑精气盛衰的外在表现。心神功能正常，则人神志清晰，思维有序，表情爽朗，反应灵敏；反之，若神识昏蒙，表情淡漠，思维混乱，反应迟钝，则为心神已衰，多属病重。

气色：指人的周身皮肤（以面部为主）和体表组织的色泽。《医门法律》说："色者，神之旗也，神旺则色旺，神衰则色衰，神藏则色藏，神露则色露。" 皮肤和体表组织的色泽荣润或枯槁，是脏腑精气盛衰的重要表现。

（3）体态

指人的形体动态。形体丰满还是瘦削，动作自如还是艰难，也是机体功能强弱的重要标志。

2. 对神气的判断

神的表现，按神的旺衰和病情的轻重，划分为得神、少神、失神、假神等四种，此外，还有以神志失常为主要表现的神乱。其临床表现和临床意义如下：

（1）得神（有神）

得神，即有神，是精充气足神旺的表现。

得神的表现：神志清楚，两目精彩，呼吸平稳，语言清晰，面色荣润，肌肉不削，动作自如，反应灵敏。

得神提示正气充足，精气充盛，机体功能正常，为健康的表现。

神志清楚，语言清晰，面色荣润，表情自然，是心的精气充足的表现；目光明亮，精彩内含，反应灵敏，动作灵活，体态自如，是肝肾精气充足的表现；呼吸平稳，肌肉不削，是脾肺精气充足的表现。总之，这是正常人的神气，即使有病，也是脏腑功能不衰，预后良好。

（2）少神

少神是轻度失神的表现。

少神的表现是：精神不振，两目乏神，面色少华，肌肉松软，倦怠乏力，少气懒言，动作迟缓。

少神提示正气不足，精气轻度损伤，机体功能较弱。多见于轻病或恢复期病人，亦可见于体质虚弱者。

（3）失神（无神）

失神又称无神，是精亏神衰或邪盛神乱的表现，可见于久病、重病患者。

失神的表现是：因精亏神衰而失神者，其临床表现一般为精神萎靡、面色无华，两目晦暗，呼吸气微或喘促，语言错乱，形体羸瘦，动作艰难，反应迟钝，甚则神识不清；因邪盛神乱而致失神者，其临床表现一般为壮热烦躁，四肢抽搐；或神昏谵语，循衣摸床，撮空理线；或卒倒神昏，两手握固，牙关紧急。

精亏神衰，提示正气大伤，精气亏虚，机体功能严重衰减。多见于慢性久病病人，属病重。邪盛神乱，提示邪气亢盛，机体功能严重障碍，属病重。

神昏谵语或言语失伦，面色晦暗，表情淡漠或呆板，是心的精气衰败；目暗睛迷，反应迟钝，动作失灵，强迫体位，是肝肾精气俱衰；呼吸异常，大肉已脱，是肺脾精气衰竭。若见循衣摸床，撮空理线，神昏谵语，是邪陷心包，阴阳离绝的危候。总之，失神是脏腑功能衰败的表现，预后不良。

（4）假神

假神是重危病人出现的精神暂时"好转"的虚假表现，多为临终前的预兆。

假神的表现：久病重病之人，本已失神，但突然精神转佳，目光转亮，言语不休，想见亲人；或病至语声低微断续，忽而清亮起来；或原来面色晦暗，突然颧赤如妆；或原来毫无食欲，忽然食欲增强。

假神提示病危，常是重病病人临终前的表现，古人比作"回光返照"或"残灯复明"。脏腑精气极度衰竭，正气将脱，阴不敛阳，虚阳外越，阴阳即将离绝。

3. 望神注意事项

望神时应注意以下几点：

（1）重视诊察病人时的第一印象

神的表现在患者无意之时流露最真，所以，医生要重视刚一接触病人时的第一直觉印象，做到静气凝神，仔细观察，一会即觉。通过反复训练，达到通过短暂时间观察即能判断神气旺衰和病情轻重的水平。

（2）做到形神合参

深刻领会形神关系，神为形之主，形为神之舍。一般来讲，体健则神旺，体弱则神衰。但也有例外，如久病形羸色败，虽神志清楚，亦属失神；新病烦躁昏迷，虽则形体丰满，亦非佳兆。故临床必须做到形神合参。

（3）抓住重点症状和体征

有些症状和体征对于判断失神具有重要意义，应当重视。如神昏谵语、循衣摸床；卒然神昏、手撒遗尿；骨枯肉脱、形羸色败；饮食不入、泄泻不止等，一旦出现，多为病重失神之象。

（4）注意假神与病情好转的区别

重点在于：假神的出现比较突然，其"好转"与整个病情不相符，只是局部的和暂时的。由无神转为有神，是整个病情的好转，有一个逐渐变化的过程，并且精神的好转与整体状况好转相一致，如饮食渐增，面色渐润，舌上复生薄白苔，身体功能渐复等等，是为病情好转。

（二）望色

望色，又称"色诊"，是通过观察病人全身皮肤（主要是面部皮肤）的颜色和光泽的变化，用以诊察病情的方法。可按此了解脏腑的虚实、气血的盛衰、病性的寒热、病情的轻重和预后。

色诊具有悠久的历史，早在两千多年前的《黄帝内经》中就有望色诊病的详细记载。如《素问·阴阳应象大论》说："善诊者，察色按脉，先别阴阳。"《素问·五脏生成篇》中描述了五脏常色、病色、死色的具体表现，《灵枢·五色》则详细记述了面部分候脏腑的部位。由于色诊在临床诊病中有重要价值，故受到历代医家的普遍重视。

为什么望色主要观察面目呢？这是因为：

（1）由于心主血脉，其华在面，手足三阳经皆上行于头面，面部的血脉丰盛，为脏腑气血之所荣；

（2）面部皮肤薄嫩，其位最高，其色泽变化易于外露；

（3）易于观察。

1. 色与泽

色，即皮肤的颜色，主要指色调变化；泽，即皮肤的光泽，主要指明度变化。

皮肤颜色：面部颜色属血、属阴，反映血液盛衰和运行的情况。在病理状态下，则可反映疾病的不同性质和不同脏腑的疾病。

皮肤光泽：面部光泽属气、属阳，是脏腑精气外荣的表现。可反映脏腑精气的盛衰，对判断病情的轻重和预后有重要的意义。凡面色荣润光泽者，为脏腑精气未衰，属无病或病轻；凡面色晦暗枯槁者，为脏腑精气已衰，属病重。

2. 面部五色与脏腑相关部位

根据《灵枢·五色》的分法，把整个面部的名称分为：鼻——明堂；眉间——阙；额——庭（颜）；颊侧——藩；耳门——蔽。

根据《灵枢·五色》，脏腑在面部的分属是：庭——首面；阙上——咽喉；阙中（印堂）——肺；阙下（下极、山根）——心；下极之下（年寿）——肝；肝部左右——胆；肝下（鼻端，准头、面王）——脾；方上（即鼻翼）——胃；中央（颧下）——大肠；挟大肠（颊部下方）——肾；面王以上（即鼻端两旁上方）候小肠；面王以下（即人中部位）候膀胱、胞宫。

另外，《素问·刺热》把五脏与面部相关部位，划分为：左颊——肝；右颊——肺；额——心；颏——肾；鼻——脾。

3. 望色十法

清代医家汪宏著《望诊遵经》，在继承《灵枢·五色》望色理论的基础上加以补充，提出"望色十法"，观察面部色泽的动态变化，用以判断疾病。"望色十法"即浮沉、清浊、微甚、散抟、泽夭。

浮是色显于皮肤之间，主病在表；沉是色隐于皮肤之内，主病在里。初浮后沉是病自表入里；初沉后浮是病由里出表。

清是清明，其色舒，主病在阳；浊是浊暗，其色惨，主病在阴。自清而浊，是阳病转阴；自浊而清，是阴病转阳。

微是色浅淡，主正气虚；甚是色深浓，主邪气盛。

散者疏离，其色开，主病近将解；抟者壅滞，其色闭，主病久渐聚。先散后抟，病虽近而渐聚；先抟后散，病虽久而将解聚。

泽是气色润泽，主生；夭是气色枯槁，主死。先夭而渐泽，精神复盛；先泽而后夭，血气益衰。

总之，十法可从总体上辨表里、阴阳、虚实、久近、成败。

4. 常色与病色

《望诊遵经》说："望诊之法，有天道之殊，有人事之变。故凡欲知病色，必先知常色。欲知常色，必先知常色之变。欲知常色之变，必先知常色变中之变。何则？饮酒者脉满络充，故目红息粗而色赤；肝浮胆横，故趾高气扬而色青。食入于阴，气长于阳，故饱食者血华色而益泽；饥则气衰，甚则气少，故腹馁者色泽减而少气。奔走于风雪中者，寒侵肌表，故色青而闭塞；奔走于暑日中者，热袭皮肤，故色赤而浮散。房劳者，精气下泄，故目下色青；用力者，气血上趋，故面上色赤。久卧伤气，面则壅滞；未睡伤血，色或浮赤。怒则肝气逆，故悖悖然目张毛起而面苍；愧则心气怯，故赧赧然颜惭汗出而面赤。思则气结于脾，故睑定而色黄以涩；喜则气发于外，故颐解而色红且散。悲则气消于内，故五脏皆摇，色泽减而声嘶以杀；忧则气并于中，故两眉双锁，色沉滞而气郁以塞。恐惧者，精神荡惮而不收，故色脱而面白；惊怖者，血气分离而乖乱，故气促而面青。此皆常色变中之变，固可因其气色未定而知之，然必待其气色已定而诊之。知其常色变中之变，可诊其病色变中之变矣。"

（1）常色

常色指人在生理状态时面部的色泽。表现为面部皮肤光明润泽，是有神气的表现，显示人体精充神旺、气血津液充足、脏腑功能正常。

中国人属于黄种人，其正常面色应是红黄隐隐，明润含蓄。这就是有胃气、有神气的常色。但是由于体质禀赋不同，有人可能偏红、偏黑或偏白；由于生理活动的变化，有时可能偏青、偏白、偏红等等。这些都是正常现象，所以不论何色，只要有神气、有胃气，便是常色。所谓有神气，即光明润泽；所谓有胃气，即隐约微黄，含蓄不露。

常色可分为主色和客色。

主色是人生来就有的基本面色，属个体素质，一生基本不变。故称为主色。《医宗金鉴·四诊心法要诀》说："五脏之色，随五形之人而见，百岁不变，故为主色也。"古人根据五行理论把人的体质分为金、木、水、火、土五种类型，并认为金形人肤色稍白，木形人肤色稍青，水形人肤色稍黑，火形人肤色稍红，土形人肤色稍黄，此即为主色。

客色是因季节、气候、饮食等不同而发生正常变化的面色。即《医宗金鉴·四诊心法要诀》所说："四时之色，随四时加临，推迁不常，故为客色也。"因人与自然相应，随着季节、气候的变化，面色也可发生相应的变化。如，根据五行理论，春应稍青，夏应稍赤，长夏应黄，秋应稍白，冬应稍黑，四季皆黄。又，天热则脉络扩张，气血充盈，面色可稍赤，天寒则脉络收缩，血行减少而迟滞，面色可稍白或稍青。人的面色也可因情绪变化、剧烈运动、饮酒、水土影响等而发生变化，但只要明润含蓄，均非病色。

（2）病色

病色指疾病时的面部色泽。

一切反常的色泽都属病色。病色的出现，不论何色，或晦暗枯槁，或鲜明暴露，或虽明润含蓄，但不应时应位，或某色独见，皆为病色。

病色反映脏腑精气受损，胃气不能上荣。

病色又有恶善之分。善色即面色光明润泽。说明虽病而脏腑精气未衰，胃气尚能上荣于面，称为"气至"。属新病、轻病、阳证，易于治疗，预后较好。

恶色即面色枯槁晦暗。说明脏腑精气已衰，胃气不能上荣于面，称为"气不至"。属久病、重病、阴证，不易治疗，预后较差，故称恶色。

5. 五色主病

病色可分为白、黄、赤、青、黑五种，故审察面部的色泽变化，又称"面部五色诊"。不同病色分别见于不同脏腑和不同性质的疾病。具体表现和主病如下：

（1）白色主虚寒证、血虚证

白色为气血虚弱不能荣养机体的表现。阳气不足，气血运行无力，或耗气失血，致使气血不充，血脉空虚，均可呈现白色。

如面色㿠白而虚浮，多为阳气不足；面色淡白而消瘦，多属营血亏损；面色苍白，多属阳气虚脱，或失血过多。

（2）黄色主湿证、虚证

黄色是脾虚湿蕴表现。因脾主运化，若脾失健运，水湿不化；或脾虚失运，水谷精微不得化生气血，致使肌肤失于充养，则见黄色。

如面色淡黄憔悴称为萎黄，多属脾胃气虚，营血不能上荣于面部所致；面色发黄而且虚浮，称为黄胖，多属脾虚失运，湿邪内停所致；黄而鲜明如橘皮色者，属阳黄，为湿热熏蒸所致；黄而晦暗如烟熏者，属阴黄，为寒湿郁阻所致。

（3）赤色主热证

气血得热则行，热盛而血脉充盈，血色上荣，故面色赤红。

热证有虚实之别。实热证，满面通红；虚热证，仅两颧嫩红。此外，若在病情危重之时，面红如妆者，多为戴阳证，是精气衰竭，阴不敛阳，虚阳上越所致。

（4）青色主寒证、痛证、瘀血证、惊风证、肝病

青色为经脉阻滞，气血不通之象。寒主收引主凝滞，寒盛而留于血脉，则气滞血瘀，故面色发青。经脉气血不通，不通则痛，故痛也可见青色。肝病气机失于疏泄，气滞血瘀，也常见青色。肝病血不养筋，则肝风内动，故惊风（或欲作惊风），其色亦青。

如面色青黑或苍白淡青，多属阴寒内盛；面色青灰，口唇青紫，多属心血瘀阻，血行不畅；小儿高热，面色青紫，以鼻柱、两眉间及口唇四周明显，是惊风先兆。

（5）黑色主肾虚证、水饮证、寒证、痛证及瘀血证

黑为阴寒水盛之色。由于肾阳虚衰，水饮不化，气化不行，阴寒内盛，血失温养，经脉拘急，气血不畅，故面色黧黑。

面黑而焦干，多为肾精久耗，虚火灼阴；目眶周围色黑，多见于肾虚水泛的水饮证；面色青黑，且剧痛者，多为寒凝瘀阻。

6. 望色注意事项

（1）注意病色与常色的比较

目前，中医临床上尚无统一的望色客观标准，因此，望色时一定注意把病人的面色与其所处人群的常色比较来加以判断。如所诊病人属局部色泽改变，还应与其自身对应部位的正常肤色进行比较。如病情复杂、面色与病性不符时，应尽量全面观察病人体表色泽，并结合其他诊法综合分析判断。

（2）注意整体色诊与分部色诊相结合

强调望诊应以病人的整体面色（或肤色）为主，以面色的荣润含蓄或晦暗枯槁作为诊断疾病、判断病情轻重和估计预后的重要依据。《黄帝内经》中面部分部色诊理论和前人根据五行学说提出的五色生克顺逆理论可作为临床诊病的参考，但不可机械刻板，必须四诊合参，灵活应用。正如《望诊遵经》所言："倘色夭不泽，虽相生亦难调治；色泽不夭，虽相克亦可救疗。"

（3）注意面部色泽的动态变化

疾病是动态变化的，在疾病的发展过程中，随着病情的变化，病人的面部色泽也会发生相应的变化。强调动态变化，就要求医生要用动态的观点认识问题，辨证识病。具体可参考《望诊遵经》"望色十法"。

（4）注意非疾病因素对面色的影响

面部色泽除可因疾病发生异常变化外，还可因气候、季节、光线、饮食、情绪等非疾病因素的影响而发生变化。故望色诊病时，应注意排除上述因素的干扰，以免造成误诊。

（三）望形体

望形体是通过观察病人形体的强弱胖瘦、体质形态和异常表现等来诊察病情的方法。

早在《黄帝内经》中就有望形体诊病的记载。如《素问·三部九候论》中说："必先度其形之肥瘦，以调其气之虚实。"《素问·经脉别论》则指

出："观人勇怯、骨肉、皮肤，能知其情，以为诊法也。"望形体作为望诊的重要内容，为历代医家所重视。

人体以五脏为中心，外以皮毛、肌肉、血脉、筋腱、骨骼五种基本组织（又称做五体）构成机体，五脏与五体有着密切的联系（肺合皮毛，脾合肌肉，心合血脉，肝合筋，肾合骨）。五体赖五脏精气的充养，五脏精气的盛衰和功能的强弱又可通过五体反映于外，形体的强弱与内脏功能的盛衰相统一，内盛则外强，内衰则外弱。故观察病人形体的强弱胖瘦、体质类型和不同的表现，可以了解内在脏腑的虚实、气血的盛衰和有关的病变（阳盛化热，阴盛化寒），有助于疾病的诊断。这就是望形体诊病的原理。

望形体的主要内容是：

1. 形体弱强

体强，即体质强壮。表现为骨骼粗大，胸廓宽厚，肌肉充实，皮肤润泽。同时精力充沛，食欲旺盛。说明体魄强壮，内脏坚实，气血旺盛，抗病力强，有病易治，预后较好。

体弱，即体质衰弱。表现为骨骼细小，胸廓狭窄，肌肉瘦削，皮肤枯槁。同时精神不振，食少乏力。说明体质虚衰，内脏脆弱，气血不足，抗病力弱，有病难治，预后较差。

观察形体强弱时，要将形体的外在表现与机体的功能状态、神的衰旺等结合起来，进行综合判断。

2. 形体胖瘦

正常人体形适中，各部组织匀称。过于肥胖或过于消瘦都可能是病理状态。

体胖能食，肌肉坚实，神旺有力者，多属形气有余，是精气充足、身体健康的表现。

体胖食少，肉松皮缓，神疲乏力者，多属形盛气虚，是阳气不足、多痰多湿的表现，易患痰饮、中风等病，即《医门法律》所谓"肥人湿多"。

体瘦食多，属中焦有火；体瘦食少，属中气虚弱。

形瘦颧红，皮肤干焦者，多属阴血不足、内有虚火的表现，易患肺痨等病。即《医门法律》所谓"瘦人火多"。

久病卧床不起，骨瘦如柴者，为脏腑精气衰竭，气液干枯，属病危，即《黄帝内经》所谓"大骨枯槁，大肉陷下"。

3. 体质形态

体质是指在先天禀赋的基础上，在后天环境的影响下，在生长发育和衰老的过程中，逐步形成的物质、结构、功能、形态等相对稳定的个体特征。它包括个体素质的强弱和体质的特异性两个方面。体质在一定程度上反映了机体气血阴阳盛衰的禀赋特点和对某些致病因素的易感性。不同体质的人患病后的转归也不同。故观察病人的体质形态有助于了解病人气血阴阳的盛衰和预测疾病的发展转归。

《黄帝内经》中有较多内容论述了体质形态的划分和体质与疾病的关系。目前较为统一的体质类型的分类方法为九分法（见王琦主编《中医体质学》，人民卫生出版社 2006）。从各类体质特征的描述上看，望诊内容占有相当比例。现将九种基本中医体质类型的体质特征概述如下：

（1）平和质

定义：强健壮实的体质状态，表现为体态适中，面色红润，精力充沛状态。

体质特征：①形体特征：体形匀称健壮。②常见表现：面色、肤色润泽，头发稠密有光泽，目光有神，鼻色明润，嗅觉通利，口和，唇色红润，不易疲劳，精力充沛，耐受寒热，睡眠良好，胃纳佳，二便正常，舌色淡红，苔薄白，脉和有神。③心理特征：性格随和开朗。④发病倾向：平素患病较少。⑤对外界环境适应能力：对自然环境和社会环境适应能力较强。

成因：先天禀赋良好，后天调养得当。

（2）气虚质

定义：由于元气不足，以气息低弱、机体脏腑功能状态低下为主要特征的一种体质状态。

体质特征：①形体特征：肌肉不健壮。②常见表现：主项：平素语音低怯，气短懒言，肢体容易疲乏，精神不振，易出汗，舌淡红，舌体胖大、边有齿痕，脉象虚缓。副项：面色偏黄或白，目光少神，口淡，唇色少华，毛发不华，头晕，健忘，大便正常，或有便秘但不结硬，或大便不成形，便后仍觉未尽，小便正常或偏多。③心理特征：性格内向，情绪不稳定，胆小，不喜欢冒险。④发病倾向：平素体质虚弱，卫表不固，易患感冒；或病后抗病能力弱易迁延不愈；易患内脏下垂、虚劳等病。⑤对外界环境适应能力：不耐受寒邪、风邪、暑邪。

成因：先天本弱，后天失养或病后气亏。如家族成员多数较弱、孕育时父母体弱、早产、人工喂养不当、偏食、厌食，或因年老气衰等。

（3）阳虚质

定义：由于阳气不足，以虚寒现象为主要特征的体质状态。

体质特征：①形体特征：多形体白胖，肌肉不壮。②常见表现：主项：平素畏冷，手足不温，喜热饮食，精神不振，睡眠偏多，舌淡胖嫩、边有齿痕，苔润，脉象沉迟而弱。副项：面色柔白，目胞晦暗，口唇色淡，毛发易落，易出汗，大便溏薄，小便清长。③心理特征：性格多沉静，内向。④发病倾向：发病多为寒证，或易从寒化，易病痰饮、肿胀、泄泻、阳痿。⑤对外界环境适应能力：不耐受寒邪，耐夏不耐冬；易感湿邪。

成因：先天不足，或病后阳亏。如家族中均有虚寒表现，孕育时父母体弱，或年长受孕、早产，或平素偏嗜寒凉损伤阳气，或久病阳亏，或年老阳衰等。

（4）阴虚质

定义：由于体内津液精血等阴液亏少，以阴虚内热为主要特征的体质状态。

体质特征：①形体特征：体形瘦长。②常见表现：主项：手足心热，平素易口燥咽干，鼻微干，口渴喜冷饮，大便干燥，舌红少津少苔。副项：面色潮红，有烘热感，目干涩，视物昏花，唇红微干，皮肤偏干，易生皱纹，眩晕耳鸣，睡眠差，小便短涩，脉象细弦或数。③心理特征：性情急躁，外向好动，活泼。④发病倾向：平素易患有阴亏燥热的病变，或病后易表现为阴亏症状。⑤对外界环境适应能力：平素不耐热邪，耐冬不耐夏；不耐受燥邪。

成因：先天不足，或久病失血，纵欲耗精，积劳伤阴。如家族成员体形多偏瘦，孕育时父母体弱，或年长受孕，早产，或曾患出血性疾病等。

（5）痰湿质

定义：由于水液内停而痰湿凝聚，以黏滞重浊为主要特征的体质状态。

体质特征：①形体特征：体形肥胖，腹部肥满松软。②常见表现：主项：面部皮肤油脂较多，多汗且黏，胸闷，痰多。副项：面色淡黄而暗，眼胞微浮，容易困倦，平素舌体胖大，舌苔白腻，口黏腻或甜，身重不爽，脉滑，喜食肥甘甜黏，大便正常或不实，小便不多或微混。③心理特征：性格偏温和稳重恭谦、和达，多善于忍耐。④发病倾向：易患消渴、中风、胸痹等病证。⑤对外界环境适应能力：对梅雨季节及潮湿环境适应能力差。

成因：先天遗传，或后天过食肥甘。

（6）湿热质

定义：以湿热内蕴为主要特征的体质状态。

体质特征：①形体特征：形体偏胖或苍瘦。②常见表现：主项：平素面垢油光，易生痤疮粉刺，舌质偏红，苔黄腻，容易口苦口干，身重困倦。副项：体偏胖或苍瘦，心烦懈怠，眼睛红赤，大便燥结，或黏滞，小便短赤，男易阴囊潮湿，女易带下增多，脉象多见滑数。③心理特征：性格多急躁易怒。④发病倾向：易患疮疖、黄疸、火热等病证。⑤对外界环境适应能力：对湿环境或气温偏高，尤其夏末秋初湿热交蒸气候较难适应。

成因：先天禀赋，或久居湿地，善食肥甘，或长期饮酒，火热内蕴。

（7）瘀血质

定义：瘀血质是指体内有血液运行不畅的潜在倾向或瘀血内阻的病理基础，并表现出一系列外在征象的体质状态。

体质特征：①形体特征：瘦人居多。②常见表现：主项：平素面色晦暗，皮肤偏暗或色素沉着，容易出现瘀斑，易患疼痛，口唇暗淡或紫，舌质暗，有点、片状瘀斑，舌下静脉曲张，脉象细涩或结代。副项：眼眶暗黑，鼻部暗滞，发易脱，肌肤干，女性多见痛经、闭经，或经血中多凝血块，或经色紫黑有块，崩漏，或有出血倾向，吐血。③心理特征：性格心情易烦，急躁健忘。④发病倾向：易患出血、癥瘕、中风、胸痹等病。⑤对外界环境适应能力：不耐受风邪、寒邪。

成因：先天禀赋，或后天损伤，忧郁气滞，久病入络。

（8）气郁质

定义：由于长期情志不畅、气机郁滞而形成的以性格内向不稳定、忧郁脆弱、敏感多疑为主要表现的体质状态。

体质特征：①形体特征：形体瘦者为多。②常见表现：主项：性格内向不稳定，忧郁脆弱、敏感多疑，对精神刺激适应能力较差，平素忧郁面貌，神情多烦闷不乐。副项：胸胁胀满，或走窜疼痛，多伴善太息，或嗳气呃逆，或咽间有异物感，或乳房胀痛，睡眠较差，食欲减退，惊悸怔忡，健忘，痰多，大便多干，小便正常，舌淡红，苔薄白，脉象弦细。③心理特征：性格内向，不稳定，忧郁脆弱，敏感多疑。④发病倾向：易患郁证、脏躁、百合病、不寐、梅核气、惊恐等病证。⑥对外界环境适应能力：对精神刺激适应能力较差；不喜欢阴雨天气。

成因：先天遗传，或因精神刺激，暴受惊恐，所欲不遂，忧郁思虑等。

（9）特禀质

定义：表现为一种特异性体质，多指由于先天性和遗传因素造成的一种体质缺陷，包括先天性、遗传性的生理缺陷，先天性、遗传性疾病，过敏反应，原发性免疫缺陷等。其中对过敏体质概念的表述是：在禀赋遗传的基础上形成的一种特异体质，在外界因子的作用下，生理机能和自我调适力低下，反应性增强，其敏感倾向表现为对不同过敏源的亲和性和反应性呈现个体体质的差异性和家族聚集的倾向性。

体质特征：①形体特征：无特殊，或有畸形，或有先天生理缺陷。②

常见表现：遗传性疾病有垂直遗传，先天性、家族性特征；胎传性疾病为母体影响胎儿个体生长发育及相关疾病特征。③心理特征：因禀质特异情况而不同。④发病倾向：过敏体质者易药物过敏，易患花粉症等；遗传疾病如血友病、先天愚型等；胎传疾病如"五迟"、"五软"、"解颅"、胎寒、胎热、胎赤、胎惊、胎肥、胎痫、胎弱等。⑤对外界环境适应能力：适应能力差，如过敏体质者对过敏季节适应能力差，易引发宿疾。

成因：先天因素、遗传因素，或环境因素、药物因素等。

（四）望姿态

望姿态是观察病人的动静姿态和肢体的异常动作来诊察病情的方法。

病人的动静姿态与机体的阴阳盛衰和病性的寒热虚实关系密切。因阳主动，阴主静，故阳、热、实证病人机体机能亢进，多表现为躁动不安；阴、寒、虚证病人机体功能衰减，多表现为喜静懒动。所以，观察病人喜动喜静以及不同姿势，可以判断病性的阴阳、寒热、虚实。

正如《望诊遵经》所说："善诊者，观动静之常，以审动静之变，合乎望闻问切，辨其寒热虚实。"肢体的异常活动，也与一定的疾病有关。因为肢体的活动受心神支配，并与经脉及筋骨肌肉的状况密切相关。所以，观察病人肢体的动作，也有助于疾病的诊断。

望姿态的主要内容是：

睑、面、唇、指（趾）不时颤动，在外感热病中，多是发痉的预兆；在内伤杂病中，多是血虚阴亏，经脉失养。

手足蠕动，多属虚风内动。

四肢抽搐或拘挛，项背强直，角弓反张，属于痉病，或因于风，或因于寒，或因于湿，或因于热，或因于虚，多见于肝风内动之热极生风、小儿惊风、温病热入营血，亦可见于气血虚筋脉失养。

此外，痫证、破伤风、狂犬病等，亦致动风发痉。

若两手撮空，或循衣摸床，则是失神的危重症候。

若手足软弱无力，行动不灵而无痛，是痿证，多由阳明湿热或脾胃气虚，或肝肾不足所致。

关节肿痛，以致肢体动作困难，是痹证。

四肢不用、麻木不仁，或拘急，或痿软，为瘫痪。

猝然昏倒，半身不遂，口眼歪斜，为中风入脏；若神志清楚，仅半身不遂（偏瘫），或口眼歪斜，为风中经络，或中风之后遗症。

若猝然昏倒，而呼吸自续，多为厥证。

卒倒而口开，手撒遗尿，是中风脱证；牙关紧闭，两手握固，是中风闭证。盛夏卒倒面赤而汗出，多为中暑。

此外，《望诊遵经》还提到意态望法，如病人畏缩多衣，必是恶寒，非表寒即里寒，常欲揭衣被，则知其恶热，非表热便是里热；伏首畏光，多为目疾，仰首喜光，多为热病；阳证多欲寒，欲得见人，阴证则欲得温，欲闭户独处，恶闻人声。

从坐形来看，坐而喜伏，多为肺虚少气；坐而喜仰，多属肺实气逆；但坐不得卧，卧则气逆，多为咳喘肺胀，或水饮停于胸腹。

坐则神疲或昏眩，但卧不得坐，多为气血俱虚，或夺气脱血。

坐而欲起，多为水气痰饮所致；坐卧不安，是烦躁之征，或腹满胀痛之故。

《望诊遵经》指出："坐而仰者肺实，实则胸盈仰息；坐而伏者肺虚，虚则伏而短气。叉手冒心者，汗后血虚；以手护腹者，里实心痛。其坐而下一脚者，腰痛之貌；坐而掉两手者，烦躁之容。但坐不得眠，眠则气逆者，咳嗽肺胀；但眠不耐坐，坐则昏沉者，血夺气虚……转侧不能者，痿痹之状；坐卧不定者，烦躁之形。"

再从卧式来看，卧时常向外，身轻能自转侧，为阳证、热证、实证；反之，卧时喜向里，身重不能转侧，多为阴证、寒证、虚证；若重病至此，多是气血衰败已极，预后不良。蜷卧成团者，多为阳虚畏寒，或有剧痛；反之，仰面伸足而卧，则为阳证热盛而恶热。

《望诊遵经》指出："腰痛左卧，跷左足而痛减者，病在左肾；右卧，跷右足而痛减者，病在右肾……病在肺之左者宜于左，病在肺之右者宜于右。其肺痈生于左者，右卧则更痛，生于右者，左卧则更痛。其水病左半着床，则左半身愈肿，右半着床，则右半身愈肿。"

二、局部望诊

局部望诊，或称望局部情况、分部望诊，是在整体望诊的基础上，根据病情或诊断需要，对病人身体某些局部进行重点、细致地观察。因为人为有机整体，整体的病变可以反映在局部，局部的病变也可影响全身。所以望局部有助于了解整体的病变情况。

（一）望头面

1. 望头部　包括头形、囟门、动态、头发

头为精明之府，中藏脑髓，为元神所居之处。脑为髓之海，为肾所主，肾之华在发，发为血之余。头为诸阳之会，手足三阳经及督脉皆上行于头，足厥阴经及任脉亦上达于头。阳明经与任脉行于头前，太阳经与督脉行于头后，少阳经行于头两侧，足厥阴经系目系达巅顶。脏腑精气皆上荣于头。故望头部情况可以诊察肾、脑的病变和脏腑精气的盛衰。望诊时应注意观察头颅、囟门的形态变化、头发的形色变化和头部动态的异常。

（1）头形

正常人头颅端正，不偏不倚，圆而丰满。头颅的大小以头围表示。新生儿的头围比其他部位的体围都大，平均女婴为33厘米，男婴为34厘米。在出生后最初半年增加8~10厘米，其后半年增加2~4厘米，第二年增加2厘米，到18岁时为53~58厘米。

小儿头颅均匀增大，颅缝开裂，面部较小，智力低下者，多属先天不足，肾精亏损，水液停聚于脑所致。

小儿头颅狭小，头顶尖圆，颅缝早合，智力低下者，多因肾精不足，颅骨发育不良所致。

小儿前额左右突出，头顶平坦，颅呈方形者，亦是肾精不足或脾胃虚弱，颅骨发育不良的表现，可见于佝偻病、先天性梅毒等患儿。

头肿大如斗，面目肿盛，目不能开，中医称为"大头瘟"，系天行时疫、毒火上攻所致。

（2）囟门

囟门是婴幼儿颅骨接合不紧所形成的骨间隙，有前囟、后囟之分。后囟呈三角形，出生后2~4个月时闭合。前囟呈菱形，出生后12~18个月时闭合，是临床观察的主要部位。

囟门突起：称为囟填，多属实证，为温病火邪上攻，或脑髓有病，或颅内水液停聚所致。但在小儿哭泣时囟门暂时突起为正常。

囟门凹陷：称为囟陷。多属虚证。可见于吐泻伤津、气血不足和先天精气亏虚、脑髓失充的患儿。但6个月以内的婴儿囟门微陷属正常。

囟门迟闭（解颅）：是肾气不足、发育不良的表现。多见于佝偻病患儿，常兼有"五软"（头软、项软、手足软、肌肉软、口软）、"五迟"（立迟、行迟、发迟、齿迟、语迟）等症状表现。

（3）动态

病人头摇不能自主，不论成人或小儿，多为肝风内动之兆，或为老年气血虚衰，脑神失养所致。头摇而眩晕、口苦而面红者，多为风阳上扰；若头摇见于热病后期，并见烦热盗汗、舌红少苔者，则多为虚风内动所致；年迈体弱、头摇不已者，多为血虚生风之证。

头部呈现与动脉搏动一致的点头运动，见于主动脉瓣关闭不全患者。

仰头不下，两目上视，角弓反张，常见于脑炎、脑膜炎、破伤风、小儿急惊风等病，多为阳证。

头部低垂，抬举无力，见于病久脾肾亏虚、髓海不足者，如重症肌无力等，多为阴证。

（4）头发

头发的生长与肾气和精血的盛衰关系密切，故望发主要可以诊察肾气的强弱和精血的盛衰。我国正常人发黑稠密润泽，是肾气充盛、精血充足的表现。中老年人头发花白或全白，属生理上的衰老现象。

发黄干枯，稀疏易落，多属精血不足，可见于大病后和慢性虚损病人。

突然片状脱发，显露圆形或椭圆形光亮头皮，称为斑秃，多为血虚受风所致。

青壮年头发稀疏易落，有眩晕、健忘、腰膝酸软表现者为肾虚；有头皮发痒、多屑、多脂表现者为血热化燥所致。

青年白发，伴有肾虚症状者属肾虚，伴有失眠健忘症状者为劳神伤血所致，但亦有因先天禀赋所致者，不属病态。

小儿头发稀疏黄软，生长迟缓，甚至久不生发，多因先天不足，肾精亏损所致。

小儿发结如穗，枯黄无泽，可见于疳积病。

2. 望面部

面部又称颜面，指包括额部在内的脸面部。是脏腑精气上荣的部位，又为心之华。观察面部的色泽形态和神情表现，不仅可以了解神的衰旺，而且可以诊察脏腑精气的盛衰和有关的病变。

（1）面肿

面部浮肿多见于水肿病，常是全身水肿的一部分。其中眼睑颜面先肿，发病较速者为阳水，多由外感风邪、肺失宣降所致；兼见面白，发病缓慢者属阴水，多由脾肾阳衰，水湿泛溢所致；兼见面唇青紫、心悸气促、不能平卧者，多属心肾阳衰，血行瘀阻，水气凌心所致。

（2）腮肿

一侧或两侧腮部以耳垂为中心肿起，边缘不清，按之有柔韧感或压痛者，常为痄腮。为外感温毒之邪所致，多见于儿童，属传染病。若颧下颌上耳前发红肿起，伴有寒热、疼痛者，属发颐，为阳明热毒上攻所致。

（3）口眼歪斜

又称口眼㖞斜。单见一侧口眼歪斜而无半身瘫痪，患侧面肌弛缓，额纹消失，眼不能闭合，鼻唇沟变浅，口角下垂，向健侧歪斜者，为风邪中络。若口角歪斜兼半身不遂者，则为中风病，为肝阳上亢，风痰阻闭经络所致。

（4）特殊面容

"苦笑貌"，即由于面肌痉挛所呈现的痉笑面容，多见于新生儿脐风、破伤风等病人。"狮面"，即面部出现凸凹不平的结节，可见于麻风病人。

（5）胡须

胡须是在性成熟后开始生长的，属再生毛。古代对胡须有多种称谓：长在口唇部位的，叫"髭"，属阳明经；长在下巴的，叫"须"，属足少阴和足阳明；长在颐颊上的，叫"髯"，属少阴经。

胡须润泽，富有弹性，表示足阳明胃经气血充足；胡须光泽漂亮，不染污秽尘杂，提示生命力旺盛。

胡须枯槁、稀疏、昏暗晦滞，为机体功能失调之征兆。

髭须黄赤，为气血有热，常有性情急躁、口渴喜饮、溲赤便秘等症。

髭须早白而脱落，为气血虚衰之兆，常伴有头晕目眩、耳鸣耳聋、健忘失眠等症状。

（二）望五官

望五官是对目、鼻、耳、唇、口、齿龈、咽喉等头部器官的望诊。诊察五官的异常变化，可以了解脏腑病变。

1. 望目

古人基于当时特定条件下对人体生理、病理及解剖的认识，从五色及神态变化方面探讨了眼与全身的关系，并总结出了许多规律。《灵枢·论疾诊尺》中指出："目赤者窍在心，白在肺、青在肝、黄在脾、黑在肾。"《素问·脉要精微》曰："夫精明者，所以视万物，别黑白，审短长。"《灵枢·大惑论》强调："五脏六府之精气，皆上于目，而为之精，精之窠为眼，骨之精瞳子，筋之精为黑眼，血之精为络，其窠气之精为白眼，肌肉之精为约……"明确提出了"五脏六腑之精气皆上注于目"的精辟论点，从而提示了眼睛与整体的有机联系。

目为肝之窍，心神之使。五脏六腑之精气皆上注于目，而与心、肝、肾的关系尤为密切，可以反映脏腑精气的盛衰。因此，望目是望神的重点，在诊察病情方面有重要意义，对某些疾病的诊断能起到"见微知著"的作用。

《通俗伤寒论》提到观两目法，可供临床参考："《黄帝内经》云，五脏六腑之精皆注于目，目系则上入于脑，脑为髓海，髓之精为瞳子。凡病至危，必察两目，视其目色以知病之存亡也。故观目为诊法之首要。凡开目欲见人者阳证，闭目不欲见人者阴证。目瞑者鼻将衄，目暗者肾将枯。目白发赤者血热，目白发黄者湿热。目眵多结者肝火上盛，目睛不和者热蒸脑系。目光炯炯者燥病，燥甚则目无泪而干涩；目多昏蒙者湿病，湿盛则目珠黄而眦烂。眼胞肿如卧蚕者水气，眼胞上下黑色者痰气。怒目而视者肝气盛，横目斜视者肝风动。阳气脱者目不明，阴气脱者目多瞽。目清能识人者轻；睛昏不认人者重。阳明实证可治，少阴虚证难治。目不了了，尚为可治之候；两目直视，则为不治之疾。热结胃腑，虽日中亦谵语神昏，目中妄有所见；热入血室，惟至夜则低声自语，目中如见鬼状。瞳神散大者元神虚散，瞳神缩小者脑系枯结。目现赤缕，面红娇艳者，阴虚火旺；目睛不转，舌强不语者，元神将脱。凡目有眵有泪，精彩内含者，为有神气，凡病多吉；无眵无泪，白珠色蓝，乌珠色滞，精彩内夺，及浮光外露者，皆为无神气，凡病多凶。凡目睛正圆，及目斜视上视，目瞪目陷，皆为神气已去，病必不治；惟目睛微定，暂时即转动者痰，即目直视斜视上视，移时即如常者，亦多因痰闭使然，又不可竟作不治论。"

现代临床望目的主要内容为：

（1）五轮学说

瞳仁属肾，称为"水轮"；黑睛属肝，称为"风轮"；两眦血络属心，称为"血轮"；白睛属肺，称为"气轮"；眼睑属脾，称为"肉轮"。

（2）目神

眼睛黑白分明，精彩内含，神光充沛，有眵有泪，视物清晰，是眼有神，虽病易治。反之白睛暗浊，黑眼色滞，失却精彩，浮光暴露，无眵无泪，视物模糊，是眼无神，病属难治。

（3）目色

目眦赤痛为心火。白睛赤为肺火，或外感风热，黄为湿热内盛的黄疸。珠肿为肝火。眼胞皮红湿烂，是脾火。全目赤肿，是肝经风热。目眦淡白的是血亏，目胞上下鲜明的，是痰饮病。目胞色暗晦，多属肾虚。

（4）目形

①目窠肿：目窠微肿，如新卧起之状，面有水气色泽，是水肿病初起之证。脾虚与脾热也有上下眼睑肿的，脾热的肿势急而色红，脾虚的肿势缓而宽软无力。

②目窠内陷：目精下陷窠内，是五脏六腑精气已衰，病属难治。

③眼生翳膜：翳生于黑睛，膜生于白睛，皆属外障眼病。多由六淫邪毒外侵，或内有食滞、痰火、湿热等，或七情郁结，脏气虚损，或由外伤所致。外观正常，或瞳仁变色变形，出现视力障碍者，皆为内障眼病。多由七情内伤，气血双亏，或肝肾不足，阴虚火旺，或外邪引动积热而发。总之外障多实，内障多虚。

④眼睛突起：眼睛突起而喘的，是肺胀。颈肿眼突是瘿肿。单眼突出，多属恶候。

⑤胬肉攀眼：目眦赤脉胬肉，横布白睛，渐侵黑睛，故名胬肉攀睛。多由心肺二经风热壅盛，经络瘀滞，或脾胃湿热蕴蒸，血滞于络或由肾阴暗耗，心火上炎所致。

⑥针眼、眼丹：胞睑边缘，起核如麦粒，红肿较轻，曰针眼；若红肿较重，胞睑漫肿，曰眼丹。

（5）目态

瞳孔缩小：多属肝胆火炽所致；亦可见于中毒，如川乌、草乌、毒蕈、有机磷农药中毒等。

瞳孔散大：可见于肾精耗竭的病人，属病危，两侧瞳孔完全散大则是临床死亡的指征之一。如一侧瞳孔逐渐散大，可见于中风或颅脑外伤病人，亦属危候。此外亦可见于五风内障（青光眼）病人。

瞪目直视：即病人两眼固定前视、神志昏迷，为脏腑精气将绝，属病危。

戴眼反折：即病人两目上视，不能转动，项强抽搐，角弓反张。为太阳经绝证，亦属病危。

横目斜视：多属肝风内动。因足厥阴肝经系于目系，肝风内动牵引目系故可见横目斜视。

昏睡露睛：多属脾胃虚衰。可见于吐泻伤津和慢脾风的患儿。为脾虚清阳不升，气血不足，胞睑失养，启闭失司所致。

胞睑下垂：又称睑废。双睑下垂者，多为先天不足、脾肾亏虚；单睑下垂者，多因脾气虚衰或外伤所致。

2. 望耳

肾开窍于耳，手足少阳经脉布于耳，手足太阳经与足阳明经也分布于耳或耳周围，故耳为"宗脉之所聚"。耳与全身均有联系，在耳廓上有全身器官和肢体的反应点，而尤与肾、胆关系密切。故望耳可以诊察肾、胆和全身的病变。

（1）色泽

正常人耳廓色泽红润，是气血充足的表现。

耳轮淡白，多属气血亏虚。耳轮红肿，多为肝胆湿热或热毒上攻。耳轮青黑，可见于阴寒内盛或有剧痛的病人。耳轮干枯焦黑，多属肾精亏耗，精不上荣，为病重，可见于温病晚期耗伤肾阴及下消等病人。小儿耳背有红络、耳根发凉，多为出麻疹的先兆。

（2）形态

正常人耳廓厚大，是肾气充足的表现。

耳廓瘦小而薄，是先天亏损，肾气不足。耳轮干枯萎缩，多为肾精耗竭，属病危。耳轮皮肤甲错，可见于血瘀日久的病人。

（3）耳廓诸部位候脏腑

耳廓上的一些特定部位与全身各部有一定的联系，其分布大致像一个在子宫内倒置的胎儿，头颅在下，臂足在上。当身体的某部有了病变时，在耳廓的某些相应部位，就可能出现充血、变色、丘疹、水泡、脱屑、糜烂或明显的压痛等病理改变，可供诊断时参考。

（4）耳内病变

耳内流脓，是为脓耳。由肝胆湿热，蕴结日久所致。耳内长出小肉，其形如羊奶头者，称为"耳痔"，或如枣核，翕出耳外，触之疼痛者，是为"耳挺"。皆因肝经郁火，或肾经相火，胃火郁结而成。

3. 望鼻

鼻居面部中央，为肺之窍，足阳明胃经分布于鼻旁，鼻及鼻周围有各脏腑的相应部位，"五脏位于中央，六腑挟其两侧"，《黄帝内经》十分重视对鼻部的望诊，强调"五色独决于明堂"。望鼻不仅可以诊察肺和脾胃的病变，而且还可以判断脏腑的虚实、胃气的盛衰、病情的轻重和预后。《望诊遵经·诊鼻望法提纲》指出："鼻煽动者肺虚，鼻仰息者肺实。鼻枯槁者，寒热之证。鼻蚀烂者，疳疮之形。鼻窍干燥者，阳明之经病。鼻柱崩坏者，疠风之败症。鼻下红肿如疮者，腹中有虫之疳病。鼻流浊涕者，外受风热；鼻流清涕者，外感风寒。鼻渊者，脑中热，故涕下渗。鼻衄者，阳络伤，故血外溢。鼻生息肉谓之齆，鼻生粉刺谓之皶。"

《四诊抉微》说："鼻头微黑，为有水气；色见黄者，胸上有寒；色白亡血；微赤非时，见之者死。鼻头色黄，小便必难；余处无恙，鼻尖青黄，其人必淋。鼻青腹痛，舌冷者死。鼻孔忽仰，可决短期。鼻色枯槁，死亡将及。"可供研读参考。

（1）色泽

正常人鼻色红黄隐隐，含蓄明润，是胃气充足的表现。

鼻端色白，多属气血亏虚，或见于失血病人。鼻端色赤，多属肺、脾蕴热。鼻端色青，多见于阴寒腹痛病人；若兼鼻端发凉，则病情更为严重。鼻端色微黑，常是肾虚寒水内停之象。鼻端晦暗枯槁，则为胃气已衰，属病重。

（2）形态

鼻红肿生疮，多属胃热或血热。鼻端生红色粉刺，称为"酒皶鼻"，多因肺胃蕴热所致。鼻柱溃陷，多见于梅毒病人。鼻柱塌陷，眉毛脱落，多见于麻风恶候。鼻翼煽动，多见于肺热或哮喘病人，是肺气不宣、呼吸困难的表现。

（3）鼻内病变

鼻流清涕，为外感风寒；鼻流浊涕，为外感风热；鼻流浊涕而腥臭，是鼻渊，多因外感风热或胆经蕴热所致。鼻腔出血，称为"鼻衄"，多因肺胃蕴热，灼伤鼻络所致。

4. 望口唇

口为饮食通道，脏腑要冲，脾开窍于口，其华在唇，手足阳明经环绕口唇。故望口唇的异常变化可以诊察脾胃的病变和气血的盛衰。

《证治准绳·察口唇》："凡口唇焦干为脾热，焦而红者吉，焦而黑者凶。唇口俱赤肿者，热甚也；唇口俱青黑者，冷极也……口噤难言者，痉风也……若唇青舌卷，唇吻反青，环口黧黑，口张气直，口如鱼口，口唇颤摇不止，气出不返，皆不治也。"《四诊抉微》："……唇赤肿为热，青黑为阴寒，鲜红为阴虚火旺，淡白为血虚。"可供临证参考。现将望口唇内容叙述如下：

（1）唇色

①唇色红润：此为正常人的表现，说明胃气充足，气血调匀。

②唇色淡白：此为血亏，血不上荣，故毫无血色，可见于大失血的患者。上唇苍白泛青，为大肠虚寒，可见泄泻、胀气、腹绞痛、不寒而栗、冷热交加等症状。下唇苍白，为胃虚寒，会出现上吐下泻、胃部发冷、胃阵痛等症状。

③唇色淡红：此为虚为寒，多属血虚或气血两虚，体质稍弱而无病之人亦见此唇色。

④唇色深红：此为实为热。深红而干，是热盛伤津。赤肿而干者，为热极。如樱桃红色者，每见于煤气中毒。

⑤唇色青黑：唇淡红而黑的是寒甚，唇口青黑则是冷极。口唇色青，为气滞血瘀，所以青黑也主痛。青而深紫，是内有郁热。环口黑色是肾绝，口唇干焦紫黑更是恶候。

（2）形态

①口唇干裂，为津液损伤。见于外感燥热，邪热伤津。亦见于脾热，或为阴虚津液不足。

②口角流涎，多属脾虚湿盛，或胃中有热。往往见于小儿，或因中风口歪，不能收摄。

③新生儿撮口，不能吸吮，见于小儿脐风。撮口色青，抽搐不止，是肝风侮脾。口噤亦见于疫毒痢，也称噤口痢。

④口糜是口内糜腐，色白形如苔藓，拭去白膜则色红刺痛。多由阳旺阴虚或脾经湿热内郁，以致热邪熏蒸而成。

口疮是口内唇边生白色小泡，溃烂后红肿疼痛，亦称"口破""口疳"，由于心脾二经积热上熏所致。

实火者烂斑密布，色鲜红；虚火者，有白斑而色淡红。

婴儿满口白斑如雪片，称"鹅口疮"，系胎中伏热蕴积心脾所致。

⑤口唇发痒，色红且肿，破裂流水，痛如火灼，名为"唇风"，多由阳明胃火上攻所致。唇上初结似豆，渐大如蚕茧，坚硬疼痛，妨碍饮食，称"茧唇"，亦属胃中积热，痰随火行，留注于唇。

（3）动态

正常人口唇可随意开合，动作协调，其主要的异常动态，《望诊遵经》归纳为："张主虚，噤主实；撮为邪正交争，正气衰而邪气盛；僻为经筋相引，急为正而缓为邪；振乃阳明之虚，动缘胃气之绝。"此即所谓"口形六态"，乃望口要点。

①口张：口开而不闭，属虚证。若口张如鱼，张口气直，但出不入，则为肺气将绝，属病危。

②口噤：口闭而难张。如口闭不语，兼四肢抽搐，多为痉病或惊风；如兼半身不遂者，为中风入脏之重证。

③口撮：上下口唇紧聚之形。为邪正交争所致。常见于小儿脐风或成人破伤风。

④口僻：口角或左或右歪斜之状，多为风痰阻络所致，可见于中风病人。

⑤口振：即战栗鼓颌，口唇振摇。多为阳衰寒盛或邪正剧争所致。可见于伤寒欲作战汗或疟疾发作。

⑥口动：口频繁开合，不能自禁。乃胃气虚弱之象。若口角掣动不止，则为热极生风或脾虚生风之象。

5. 望齿、龈

齿为骨之余，骨为肾所主；龈为手足阳明经分布之处，故望齿与龈主要可以诊察肾、胃的病变和津液的盈亏。温病学派对验齿十分重视，在阳明热盛和热伤肾阴的情况下，观察齿与龈的润燥情况，可以了解胃津、肾液的存亡。正如叶天士所言："温热之病，看舌之后，亦须验齿，齿为骨之余，龈为胃之络，热邪不伤胃津，必耗肾液。"望齿与龈，主要观察其色泽和形态的变化。《望诊遵经》指出："齿忽黄为肾虚，齿忽黑为肾热。滋润者津液犹存，干燥者津液已耗。形色枯槁者，精气将竭，形色明亮者，精气未衰。""牙床红肿者，阳明之病也；牙床溃烂者，肠胃之证也。重龈病齿，龂肿如水泡者，热蓄于胃也。小儿面色黧黑，齿龈出血，口中气臭，足冷如冰，腹痛泄泻，啼哭不已者，肾疳也。齿龈间津津出血不止者，阳明之经病也。牙肉色白者，非久病血少，即失血过多也。牙肉之际，有蓝迹一线者，沾染铅毒也。若服水银轻粉，亦令牙床壅肿也。"

（1）望齿

正常人牙齿洁白润泽而坚固，是肾气充足、津液未伤的表现。

①色

牙齿洁白润泽，是津液内充、肾气充足的表现，虽病而津未伤；牙齿黄而干燥者，是热盛伤津，见于温病极期；若光燥如石，是阳明热盛；若燥如枯骨，是肾阴枯涸。

②态

咬牙啮齿，是湿热动风，将成痉病；若咬紧牙关难开者，为风痰阻络，或热盛动风；睡中龂齿者，多为内热或积滞。

③形

牙齿松动稀疏、齿根外露者，多属肾虚，或虚火上炎；小儿齿落久不生者，是肾气亏；病重而齿黄枯落者，是骨绝；牙床腐烂，牙齿脱落者，是"牙疳"之凶候。

（2）望龈

正常人牙龈淡红而润泽，是胃气充足、气血调匀的表现。

牙龈淡白者，多是血虚、血少不能充于龈络所致；龈肉萎缩而色淡者，多属胃阴不足，或肾气虚乏；齿龈红肿者，多是胃火上炎。

齿缝出血，痛而红肿，多为胃热伤络；若不痛不红微肿者，多为气虚，或肾火伤络。

龈间长出胬肉，此曰"齿壅"，多由好食动风之物所致。

6. **望咽喉**

咽喉为肺、胃之门户，是呼吸、饮食的通道。足少阴肾经循喉咙挟舌本，亦与咽喉关系密切。故望咽喉主要可以诊察肺、胃、肾的病变。望诊时应注意观察其色泽形态变化和有无脓点、伪膜等。咽喉部的正常形态是：色淡红润泽，不痛不肿，呼吸通畅，发音正常，食物咽下顺利无阻。其异常表现主要有：

（1）红肿溃烂

咽红肿胀而痛，甚则溃烂或有黄白色脓点，此为乳蛾，多因肺胃热毒壅盛所致；若红色娇嫩，肿痛不甚，多为肾水亏少，阴虚火旺所致。

若咽喉漫肿，色淡红者，多为痰湿凝聚；若色淡红不肿，微痛反复发作，或喉痒干咳，多为气阴两亏，虚火上浮。

咽喉腐烂，周围红肿，多为实证；若腐烂分散浅表者，为肺胃之热尚轻，而成片或洼陷者，为火毒壅盛；溃腐日久，周围淡红或苍白者，多属虚证；腐烂分散浅表者，为虚火上炎，成片或洼陷者，多为气血不足，肾阴亏损，邪毒内陷。

（2）伪膜

溃烂处上覆白腐，形如白膜，故曰伪膜。

伪膜松厚，容易拭去，去后不复生，此属胃热，证较轻；伪膜坚韧，不易剥离，重剥则出血，或剥去随即复生，此属重证，多是白喉，又称"疫喉"，因肺胃热毒伤阴而成。

（3）脓液

咽喉局部红肿高突，有波动感，压之柔软凹陷者，多已成脓；压之坚硬则尚未成脓。

脓液稠黄者，属实证；清稀或污秽者，多为正虚不能胜邪。

脓液易排出，创面愈合快，属体壮正气足；若脓液难清除，溃处愈合慢，属体弱正虚。

（三）望躯体

望躯体包括望颈项、胸胁、腹部和腰背部。

1. 望颈项

颈项是联接头部和躯干的部分，其前部称为颈，后部称为项。内有气管、食管、脊髓和主要血管。手足阳明经与任脉行于颈，太阳经与督脉行于项，少阳经行于两侧。颈部不仅起着支撑头部、连接头身的重要作用，而且也是饮食、呼吸和气血津液运行的通道，是人体的重要部位。颈项部的望诊，应注意外形和动态变化。

（1）外形变化

正常人颈项直立，两侧对称，气管居中，男性喉结突出，女性不显。颈动脉搏动在安静时不易看到，正常情况下颈静脉不显露。其异常表现主要有：

颈前颔下结喉之处，有肿物如瘤，或大或小，可随吞咽转动，名曰"瘿瘤"或"颈瘿"，多由肝郁气结痰凝所致，或与地方水土有关。

颈侧颔下，肿块如垒，累累如串珠，名"瘰疬"，多由肺肾阴虚，虚火灼津，结成痰核，或感受风火时毒，致气血壅滞，结于颈项。

颈静脉充盈或怒张，多见于肺胀、水肿病。

（2）动态变化

正常人颈部转侧仰俯自如，其活动范围是：左右旋转75°，后伸35°，前屈35°，左右侧屈45°。其异常改变主要有：

项强，即颈部拘紧或强硬。如颈部拘紧牵引不舒，兼恶寒发热等症，是风寒侵袭太阳经脉，经气不利所致；若头项强直，不能前俯，兼壮热神昏抽搐者，为温病火邪上攻，或脑髓有病。

项软，即颈项软弱，抬头无力，见于小儿为先天不足，肾经亏损，发育不良；若久病重病颈项软弱、头重倾垂，眼窝深陷，则为脏腑精气衰竭之象。

（3）颈脉搏动

颈脉跳动明显者，多见于水肿病。卧则颈脉怒张，常见于心阳虚衰，水气凌心之证。

2. 望胸胁外形

隔膜以上，锁骨以下的躯干部谓之胸，由胸骨、肋骨和脊柱等构成，内藏心肺等重要脏器，属上焦，为宗气所聚、诸经循行之处。胸廓前有乳房，属胃经，乳头属肝经。侧胸自腋下至第十二肋骨的区域为胁肋，为肝胆经循行之处。正常人胸部外形两侧对称，呼吸时活动自如。望胸部可以诊察心肺肝胆病变、宗气盛衰以及乳房疾患。望诊时应注意观察外形和呼吸运动的变化等。

（1）外形

正常人胸廓呈扁圆柱型，两侧对称，左右径大于前后径（比例约为1.5∶1），小儿和老人则可见左右径略大于前后径或相等。常见的胸廓变形为：

胸廓扁平，即胸廓较正常人扁，前后径小于左右径的一半，又称"扁平胸"。属形瘦阴虚体质，多见于肺肾阴虚或气阴两虚的病人。亦可见于体弱者。

胸廓膨隆，即胸廓较正常人圆，前后径与左右径相等。胸廓呈圆桶状又称"桶状胸"。多为久病咳喘，耗伤肺肾，以致肺气不宣而壅滞，日久促成胸廓变形。

鸡胸，即胸骨下部明显前突，胸廓前后径长而左右径短，肋骨侧壁凹陷，形似鸡胸，多见于儿童。因先天不足或后天失养，肾气不充，骨骼发育异常所致。

两侧胸廓不对称，一侧胸廓塌陷，肋间变窄，肩部下垂，脊骨常向对侧凸出者，多见于肺痿、悬饮后遗症和肺部手术后等病人。一侧胸廓膨隆，肋间变宽或兼外凸，气管向健侧移位者，多见于悬饮病、气胸等病人。

肋如串珠，即肋骨与软骨连接处变厚增大，状如串珠。可见于肾气不足，发育不良的佝偻病患儿。

乳房肿溃：妇女哺乳期乳房红肿热痛，乳汁不畅，甚则破溃流脓，身发寒热者，为乳痈。多因肝气不舒，胃热壅滞，或外感邪毒所致。

前胸颜色紫暗，可见蛛丝马纹缕，应考虑胸内肿瘤压迫导致上腔静脉回流不畅。

（2）呼吸

正常人呼吸均匀，节律整齐，每分钟约18次，胸廓起伏左右对称，均匀轻松。妇女以胸式呼吸为主，男子和儿童以腹式呼吸为主。常见的呼吸异常有：

胸式呼吸增强，腹式呼吸减弱，为腹部有病，多见于臌胀、积聚病人。

胸式呼吸减弱，腹式呼吸增强，为胸部有病，多见于肺痨、悬饮、胸外伤病人。

吸气时间延长，多因吸气困难所致，常见于急喉风、白喉重证病人。

呼气时间延长，多因呼气困难所致，常见于哮病、肺胀病人。

呼吸急促，胸廓起伏显著，多属实热证。因邪热、痰浊犯肺，肺气不宣所致。

呼吸微弱，胸廓起伏不显，多属虚寒证。因肺气亏虚，气虚体弱。

呼吸节律不整，表现为呼吸由浅渐深，再由深渐浅，以至暂停，往返重复，或呼吸与暂停交替，皆为肺气虚衰之象，属病重。

3. 望腹部

剑突以下，耻骨以上的躯干正面是腹部，属中下焦，内藏肝、脾、肾、胆、胃、大肠、小肠、膀胱、胞宫，亦为诸经循行之处。望腹部可以诊察内在脏腑的病变和气血的盛衰。腹部望诊时，应注意观察腹部形态变化，如是否对称，有无隆起、凹陷、青筋暴露，以及脐部的异常情况等。正常人腹部平坦对称，直立时腹部可稍隆起，约与胸平齐，仰卧时则稍凹陷。其异常表现主要有：

（1）腹部膨隆

即仰卧时前腹壁明显高于胸骨至耻骨中点连线。若单腹膨胀，四肢消瘦者，多属臌胀病，为肝气郁滞，湿阻血瘀所致。若腹部胀大，周身俱肿者，多属水肿病，为肺脾肾三脏功能失调、水湿泛溢肌肤所致。腹局部膨隆，则多见于积聚病人，须结合按诊进行辨证。

（2）腹部凹陷

即仰卧时前腹壁明显低于胸骨至耻骨中点连线。若腹部凹陷，形体消瘦，多属脾胃虚弱，气血不足，可见于久病脾胃气虚、机体失养，或新病吐泻太过、津液大伤的病人。若腹皮甲错，深凹着脊，可见于长期卧床不起、肉消着骨的病人，为精气耗竭，属病危。

（3）腹壁青筋暴露

病人腹大坚满，青筋怒张，多属肝郁血瘀。因肝郁气滞、脾虚湿阻日久而血行不畅，脉络瘀阻所致，见于臌胀病的重证。

（4）脐部异常

新生儿脐部色青或黑，局部发硬，多为脐风危证。婴幼儿脐部红肿糜烂，或流脓水，称为"脐疮"，多因脐部不洁，湿热蕴结而发。水肿、臌胀病人脐部突出，多为脾肾虚衰，属病重。

（5）腹壁突起

腹壁有半球状物突起，多发于脐孔、腹正中线、腹股沟等处，每于直立或用力后发生或加重，多属疝气。

4. 望腰背部

背以脊柱为主干，为胸中之府。腰为身体运动枢纽，为肾之府。督脉贯脊行正中，是太阳膀胱分行挟于腰背两侧，其上有五脏六腑俞穴，带脉横行环绕腰腹，总束阴阳诸经。故望腰背可以诊察有关脏腑经络的病变。望诊时应注意观察脊柱及腰背部有无形态异常及活动受限。正常人腰背部两侧对称，俯仰转侧自如，直立时脊柱居中，颈、腰段稍向前弯曲，胸、骶段稍向后弯曲，无左右侧弯。其异常改变主要有：

（1）脊柱过度后弯

多发生在胸椎部分，致使前胸塌陷，称为"驼背"或"龟背"。多由肾气亏虚、发育异常，或脊椎疾患所致，亦可见于老年人。

（2）脊柱侧弯

即脊柱离开正中线向左或右侧曲，多由小儿发育期坐姿不良所致，亦可见于先天不足、肾精亏损、发育不良的患儿和一侧胸部有病的病人。

（3）脊疳

即病人极度消瘦，以致脊骨突出似锯，为脏腑精气亏损之象，见于慢性重病患者。

（4）角弓反张

即脊背后弯，反折如弓，兼见颈项强直，四肢抽搐。为肝风内动、筋脉拘急之象，可见于肝风内动、破伤风等病人。

（5）腰部拘急

即腰部疼痛，活动受限，转侧不利。多因寒湿内侵，腰部脉络拘急，或跌仆闪挫、局部气滞血瘀所致。

（四）望四肢

四肢，是两下肢和两上肢的总称。就其与脏腑的关系而言，肺主皮毛，心主血脉，肝主筋，肾主骨，脾主肌肉四肢，故均与四肢有关，而脾与四肢的关系尤为密切。就其与经络的关系而言，则上肢为手三阴、手三阳经脉循行之处，下肢为足三阴、足三阳经脉循行之处。故望四肢可以诊察五脏病变和循行于四肢的经脉病变。望四肢应注意观察手足、掌腕、指趾等部位的形态色泽变化和动态的异常。

1. 形态异常

（1）肌肉萎缩

即四肢或某一肢体肌肉消瘦、萎缩，松软无力。多因气血亏虚或经络闭阻，肢体失养所致。

（2）四肢肿胀

四肢水肿常是全身浮肿的一部分，也有仅足跗肿胀，按有压痕者。多见于水肿病。

（3）膝部肿大

膝部红肿热痛，屈伸不利，见于热痹，为风湿郁久化热所致。若膝部肿大而股胫消瘦，形如鹤膝，称为"鹤膝风"，多因寒湿久留、气血亏虚所致。

（4）下肢畸形

直立时两踝并拢而两膝分离，称为"膝内翻"（又称"O"型腿或罗圈腿）；两膝并拢而两踝分离，称为"膝外翻"（又称"X"型腿）。踝关节呈固定型内收位，称"足内翻"；呈固定型外展位，称"足外翻"。皆属先天不足或后天失养，肾气不充，发育不良。

（5）青筋暴露

即小腿青筋怒张，形似蚯蚓。多因寒湿内侵、络脉血瘀所致。后期可见溃破。

（6）手指变形

指关节呈梭状畸形，活动受限者，多由风湿久蕴，筋脉拘挛所致。指（趾）末节膨大如杵者，称为"杵状指"，多由久病心肺气虚，血瘀湿阻而成。

2. 动态异常

（1）肢体痿废

肢体肌肉萎缩、筋脉弛缓、痿废不用者，见于痿病，多因精津亏虚或湿热浸淫，筋脉失养所致。一侧上下肢痿废不用者，称为"半身不遂"，见于中风病人，多因风痰阻闭经络所致。双下肢痿废不用者，见于截瘫病人，多由腰脊外伤或瘀血阻络所致。

（2）四肢抽搐

四肢筋脉挛急与弛张间作，舒缩交替，动而不止。多因肝风内动，筋脉拘急所致。

（3）手足拘急

即手足筋肉挛急不舒。如在手可表现为腕部屈曲、手指强直，拇指内收贴近掌心与小指相对；在足可表现为踝关节后弯，足趾挺直而稍向足心。多因寒邪凝滞或气血亏虚，筋脉失养所致。

（4）手足颤动

即手或下肢颤抖或振摇不定，不能自主。多由血虚筋脉失养或饮酒过度所致，亦可为动风之兆。

（5）手足蠕动

即手足掣动迟缓，类似虫行。多为脾胃气虚、筋脉失养，或阴虚动风所致。

（五）望二阴

前阴又称"下阴"，是男女外生殖器及尿道的总称。前阴有生殖和排尿的作用。后阴即肛门，又称"魄门"，有排大便的作用。肾开窍于二阴又司二便，精窍通于肾，阴户连于胞宫，与肾相关，肝脉绕前阴，故望二阴可诊察肝、肾、膀胱与脾胃之病变。

1. 望前阴

望男性前阴应注意观察阴茎、阴囊和睾丸是否正常，有无肿胀、溃疡等形色改变。对女性前阴的诊察要有明确的适应症，由妇科医生负责检查，并有女护士陪同。前阴常见的异常改变有：

（1）外阴肿胀

男性阴囊或女性阴户肿胀，称为"阴肿"。阴肿而不痒不痛者，可见于水肿病。阴囊肿大，因小肠坠入阴囊或睾丸肿胀引起者，称为"疝气"，多由肝气郁结、久立劳累或寒湿侵袭所致。阴囊肿大而透明者，称"水疝"，肿大而不透明、不坚硬者，往往是小肠坠入阴囊中，称为"狐疝"。睾丸肿痛，亦属疝证。疝证有气、血、筋、寒、水、狐等七种，均属睾丸或肿或痛之病。多由肝郁、受寒、湿热、气虚或久立远行所致。若阴囊或阴户红肿热痛，则多为肝经湿热下注所致。

（2）外阴收缩

男性阴囊阴茎，或女性阴户收缩，拘急疼痛，称为"阴缩"。多因外感寒邪，侵袭肝经，凝滞气血，肝脉拘急收引所致。

（3）外阴生疮

前阴部生疮，或有硬结破溃腐烂，时流脓水或血水者，称为"阴疮"，多因肝经湿热下注，或梅毒感染所致。若硬结溃后呈菜花样，有腐臭气，则多为癌肿，病属难治。

（4）阴囊湿痒

阴囊瘙痒，湿烂发红，浸淫黄水，焮热疼痛者，称为"肾囊风"。多由湿热蕴结而发。若日久阴囊皮肤粗糙变厚，则多为阴虚血燥之证。

（5）阴户有物突出

妇女阴户中有物突出如梨状，名为"阴挺"。多由脾虚中气下陷，或产后劳伤，使胞宫下坠阴户之外所致。

（6）睾丸异常

小儿睾丸过小或触不到，多属先天发育异常，亦可见于痄腮后遗症（睾丸萎缩）。实际上这是触诊的内容。考虑到临床实际，在此一并讲述。

2. 望后阴

望诊时应注意观察肛门部有无红肿、痔疮、肛裂、瘘管及其他病变。有条件的医院应在肛肠专科进行。

（1）肛门红肿

肛门周围局部红肿疼痛，状如桃李，甚则重坠刺痛，破溃流脓者，为肛痈。多由湿热下注或外感邪毒而成。

（2）肛裂

肛门与肛管的皮肤黏膜有狭长裂伤，可伴有多发性小溃汤，排便时疼痛流血者，为肛裂。多因血热肠燥，大便干结，努力排便时撑伤。

（3）痔疮

肛门内外生有紫红色柔软肿块，突起如峙者，为痔疮。其生于肛门齿线以内者为内痔，生于肛门齿线以外者为外痔，内外皆有者为混合痔。多由肠中湿热蕴结或血热肠燥，肛门部血脉郁滞所致。

（4）瘘管

肛门部生痈肿或痔疮溃后久不敛口，外流脓水，可形成瘘管，称为"肛瘘"。瘘管长短不一，或通入直肠，局部痒痛，缠绵难愈。

（5）脱肛

即直肠或直肠黏膜组织自肛门脱出。轻者便时脱出，便后缩回；重者脱出后不能自回，须用手慢慢还纳。检视时可嘱病人蹲位，用力屏气做排便动作，即可在肛门外看到。

（六）望皮肤

皮肤为一身之表，内合于肺，卫气循行其间，有保护机体的作用。脏腑气血通过经络而外荣于皮肤。不论外感内伤，皆可引起皮肤发生异常变化而反映于外。故观察皮肤色泽形态的变化和表现于皮肤的病症，可以诊察脏腑的虚实、气血的盛衰以及体内的变化，从而判断病邪的性质、病情的轻重和预后。望诊时应注意观察皮肤色泽形态的变化和表现于皮肤的病症。

1. 色泽

（1）皮肤发赤

皮肤变红，如染脂涂丹，病名"丹毒"。发于全身，初起有如红色云片，往往游行无定，或浮肿作痛，称为"赤游丹毒"。多因心火偏旺，风热乘袭所致，在小儿则与胎毒有关。若发于小腿，则称为"流火"，发于头面者为"抱头火丹"。如下肢红肿，多为肾火内蕴，湿热下注。

（2）皮肤发黄

皮肤、面目、爪甲皆黄，明显地超出常人之黄，是黄疸病。分阳黄、阴黄两大类：

①阳黄：黄色鲜明如橘子色，伴有汗、尿色深黄如黄柏汁，口渴而舌苔黄腻。一般多因脾胃或肝胆湿热所致。

②阴黄：黄色晦暗如烟熏，伴有畏寒、口淡苔白腻等，多因脾胃为寒湿所困。

（3）皮肤发黑

皮肤黄中显黑，黑而晦暗，称"黑疸"，又称"女劳疸"。多由劳损伤肾而来。

2. 润枯

皮毛润泽者，太阴气盛；皮毛枯槁者，太阴气衰。皮聚毛落者，肺损；皮枯毛折者，肺绝。

皮枯如鱼之鳞，称肌肤甲错。若兼眼眶暗黑，为内有干血；若兼腹中急痛，多为内生痈脓。

皮肤脱若蛇皮，或遍身如癣者，或皮肤溃烂而无脓者，多属疬风皮病。

3. 肿胀

肿与胀不同，头面、胸腹、腰背、四肢浮肿者曰肿；只腹部膨胀鼓起者曰胀，亦称臌胀。肿胀而见缺盆平、或足心平、或背平、或脐突、或唇黑者，多属难治。

皮肤出现白色小疱疹，晶莹如粟，高出皮肤，擦破流水，多发于颈胸部，四肢偶见，面部不发，兼有身热不扬等湿热证表现者为"白㾦"，因外感湿热之邪，郁于肌表，汗出不彻而发，属湿温病。

小儿皮肤出现粉红色斑丘疹，很快变成椭圆形小水疱，顶满无脐，晶莹明亮，浆液稀薄，皮薄易破，分批出现，大小不等，兼有轻度恶寒发热表现者，为"水痘"。因外感湿热之邪所致，属儿科常见传染病。

4. 斑疹

斑和疹都是皮肤上的病变，是疾病过程中的一个症状。斑色红，点大成片，平摊于皮肤下，摸不应手。由于病机不同，而有阴斑与阳斑之名。疹形如粟粒，色红而高起，摸之碍手。由于病因不同，故有麻疹、风疹、隐疹之别。

温病学家尤其重视对斑疹的观察。《外感温热篇》指出："凡斑疹初见，需用纸拈照看胸背两胁，点大而在皮肤之上者为斑，或云头隐隐，或琐碎小粒者为疹，又宜见而不宜多见。按方书谓斑色红者属胃热，紫者热极，黑色胃烂。然亦必看外证所合，方可断之。然而春夏之间，湿病俱发疹为甚，且其色要辨。如淡红色。四肢清，口不甚渴，脉不洪数，非虚斑即阴斑。或胸微见数点，面赤足冷，或下利清谷，此阴盛格阳于上而见，当温之。若斑色紫，小点者，心包热也；点大而紫，胃中热也。黑斑而光亮者，热胜毒盛，虽属不治，若其人气血充者，或依法治之，尚可救；若黑而晦者必死；若黑而隐隐，四旁赤色，火郁内伏，大用清凉透发，间有转红成可救者。若夹斑带疹，皆是邪之不一，各随其部而泄。然斑属血者恒多，疹属气者不少，斑疹皆是邪气外露之象，发出宜神情清爽，为外解内和之意，如斑疹出而昏者，正不胜邪，内陷为患，或胃津内涸之故……再有一种白普兰痦小粒如水晶色者，此湿热伤肺，邪虽出而气液枯也，必得甘药补之。或未及久延，伤及气液，乃湿郁卫分，汗出不彻之故，当理气分之邪。或白如枯骨者多凶，为气液竭也。"

《疫病篇·论斑疹》更强调说："余断生死，则又不在斑之大小紫黑，总以其形之松浮紧束为凭耳。如斑一出，松活浮于皮面，红如朱点纸，黑如墨涂肤，此毒之松活外见者，虽紫黑成片可生。一出虽小如粟，紧束有根，如履透针，如矢贯的，此毒之有锢结者，纵不紫黑亦死。"

其具体情况分述如下：

（1）斑

①阳斑：通称发斑，是温病邪入营分、血分所呈现的一种症状。在这个过程中也可以发疹。多由于热郁肺胃，充斥内外，营血热炽，透于肌表，从肌肉而出则为斑，从血络而出则为疹。

斑疹布点稀少，色红、身热，先从胸腹出现，然后延及四肢，同时热退神清，是邪气透泄的佳兆，是轻证、顺证。若布点稠密，色现深红或紫黑，并且斑疹先从四肢出现，然后内延胸腹，同时大热不退，神识昏迷，为正不胜邪，邪气内陷，是重证、逆证。斑疹色黑而晦滞焦枯的，较危重。

②阴斑：多由内伤气血亏虚所致。其斑点大小不一，大者如钱如环，

小者如点，隐隐稀少，色多淡红或暗紫，发无定处，出没无常，但头面背上则不见，神志多清醒，同时兼见脉细弱、肢凉等诸虚症状。

（2）疹

①麻疹：麻疹是儿童常见的传染病。发作之前，咳嗽喷嚏，鼻流清涕，眼泪汪汪，耳冷，耳后有红丝出现。发热三四日，疹点出现于皮肤，从头面到胸腹四肢，色似桃红，形如麻粒，尖而疏稀，抚之触手，逐渐稠密。

顺证：发热，身有微汗，疹出透彻，色泽红润，依出现的先后逐渐回隐，身热渐退。

逆证：壮热无汗，疹点不能透发，色淡红而暗（风寒外闭），或赤紫暗滞（热毒内盛），或白而不红（正气虚陷）。若疹点突然隐没，神昏喘息，是疹毒内陷。

②风疹：本病是临床上常见的一种皮肤疾患，由于风热时邪所致。疹形细小稀疏，稍稍隆起，其色淡红，瘙痒不已，时发时止，身有微热或无热，一般不妨碍饮食和工作。

③隐疹：由于营血虚而风邪中于经络，血为风动，而发于皮肤，其疹时现时隐，故名隐疹。其症肤痒，搔之则起连片大丘疹，或如云片，高起于皮肤，色淡红带白，不时举发。

5. 痱子

痱子是皮肤发生密集的尖状红色小粒，瘙痒刺痛，后干燥成细小鳞屑。多发于夏季，小儿和肥胖之人多见，由于湿热之邪郁于肌肤而发。

6. 缠腰火丹

多发于腰腹与胸胁部。初起皮肤灼热刺痛，出现成簇水疱，绿豆至黄豆大小，围以红晕。多由肝火妄动，致湿热熏蒸皮肤而发。

7. 湿疹

湿疹又称浸淫疮，表现多样。初起多为红斑，迅速形成肿胀、丘疹或水疱，继之水疱破裂、渗液，出现红色湿润之糜烂，以后干燥结痂，痂脱后留有痕迹，日久可自行消退。此症多因风、湿、热留于肌肤，或病久耗血，以致血虚生风化燥，致使肌肤失养而受损。

8. 痈、疽、疔、疖

痈、疽、疔、疖皆属疮疡一类外科疾患。

（1）痈

红肿高大，根盘紧束，伴有焮热疼痛者为痈，属阳证。多由湿热火毒内蕴，气血瘀滞，热盛肉腐而成痈。

（2）疽

漫肿无头，肤色不变，不热少疼者为疽，属阴证。多由气血虚而寒痰凝滞，或五脏风毒积热，攻注于肌肉，内陷筋骨所致。

（3）疔

初起如粟如米，根脚坚硬较深，麻木或发痒，顶白而痛者为疔。疔毒较一般疮疖为重，若患处起红线一条，由远端向近端蔓延，称红丝疔，或曰"疔毒走黄"，是火热毒邪流窜经脉，有内攻内陷之势。疔毒多由暴气毒邪，袭于皮肤，传注经络，以致阴阳二气不得宣通，气血凝结而成。

（4）疖

起于浅表，形小而圆，红肿热痛不甚，容易化脓，脓溃即愈。多由暑湿阻于肌肤，或脏腑蕴积湿热，向外发于肌肤，使气血壅滞而成。

三、望排泄物与分泌物

排泄物指人体排出体外的代谢废物，分泌物指官窍所分泌的液体，在病理情况下其分泌量增大，也成为排出体外的排泄物。二者总称为排出物。

（一）望痰涎涕唾

痰是由肺和气道排出的黏液，其中浊而稠者为痰，清而稀者为饮，均属有形之痰。涕是鼻腔分泌的黏液。涎是从口腔流出的清稀黏液。唾是从口腔吐出的带泡沫的黏液。

1. 痰与涕

痰黄黏稠，坚而成块者，属热痰，为热邪煎熬津液所致。

痰白而清稀，或有灰黑点者，属寒痰，因寒伤阳气，气不化津，湿聚为痰之故。

痰清稀而多泡沫，多属风痰，因肝风挟痰，上扰清窍，往往伴有面青眩晕，胸闷或喘急等。

痰白滑而量多，易咯出者，属痰湿。因脾虚不运，水湿不化，聚而成痰，故量多而滑利易出。

痰少而黏，难于咯出者，属燥痰，甚者干咳无痰，或有少量泡沫痰，亦属肺燥。因秋燥伤肺痰中带血，色鲜红者，为热伤肺络。临床多以阴虚火旺者为多见。若咳吐脓血腥臭痰，或吐脓痰如米粥者，属肺痈。由热邪犯肺，热毒久蓄，肉腐而成脓。

咳吐涎沫，口张气短者，为肺痿。

鼻流浊涕是外感风热，鼻流清涕为外感风寒。久流浊涕不止者为鼻渊。

《望诊遵经·诊痰望法提纲》指出："痰形稠而浊，饮色稀而清。寒痰青，湿痰白，火痰黑，热痰黄，老痰胶。其滑而易出者，湿痰属脾；燥而难出者，燥痰属肺；清而多泡者，风痰属肝；坚而成块者，热痰属心；有黑点而多稀者，寒痰属肾。病新而轻者，清白稀薄；病久而重者，黄浊稠黏。多唾者胃寒，流涎者脾冷。舌难言，口吐沫者，邪入于脏；腹时痛，口吐涎者，蚘乱于中；咳唾涎沫，口张气短者，肺痿之证；咳唾脓血，口干胸痛者，肺痈之征。其吐如米粥，吐而腥臭者，皆肺痈之候。形如败絮，色如煤炲者，悉老痰之容。"易诵易记，是临床经验的总结，可资参考。

2. 涎与唾

口流清涎者，由于脾冷；吐黏涎者，因脾热。临床之口中涎多，多见于脾胃虚寒；口中涎黏，多见于脾胃积热。

涎自口中流出而不自知，睡则更甚者，多属脾气虚不能收摄。小儿胃热虫积，也多见流涎。

吐出多量泡沫，多为胃中有寒，或有积冷，或有湿滞，或有宿食。

多唾亦可见于肾寒、肾虚证。

（二）望呕吐物

呕吐为胃气上逆所致，外感内伤皆可引起，观察呕吐物的色、质、量，有助于了解胃气上逆的原因和病性的寒热虚实。

呕吐物清稀无臭，多为寒呕。因胃阳不足，难以腐熟水谷，水饮内停，致胃失和降，多因脾肾阳衰或寒邪犯胃所致。

呕吐物秽浊酸臭，多为热呕。因热邪犯胃，或肝经郁火，致胃热上逆。

呕吐物酸腐夹杂不化食物，多属食积。多因暴饮暴食，损伤脾胃，宿食不化，久则腐败，致胃气不降，故吐出酸腐食物。若呕吐不化食物而无酸腐味，多属气滞，常频发频止，由肝郁犯胃所致。

呕吐清水痰涎，伴口干不饮，苔腻胸闷，多属痰饮。脾失健运，则胃内停饮，痰饮随胃气上逆而吐出。

呕吐黄绿苦水，多为肝胆湿热或郁热。肝气横逆犯胃，热迫胆汁上溢，胃失和降而呕黄绿苦水。

呕吐鲜血或紫暗血块，夹杂食物残渣，多属胃有积热或肝火犯胃，或宿有瘀血，血不归经。若脓血混杂，多为胃痈。

（三）望大便

大便的形成与脾、胃、肠的功能关系密切，此外还与肝的疏泄和命火的温煦有关。观察大便的异常改变，主要用以诊察脾胃肠的病变，还用以诊察肝肾的病变并判断病性的寒热虚实。望诊时应注意其形、色、质、量的改变。

大便清稀，多属寒湿泄泻；

大便黄褐如糜，多属湿热泄泻；

大便清稀，完谷不化，多属脾虚泄泻或肾虚泄泻；

大便如黏冻，挟有脓血，多属痢疾，为大肠湿热；

大便燥结，属肠道津亏；

便血，血色鲜红，先血后便，为"近血"，因风热灼伤肠络或痔疮、肛裂；血色暗红或紫黑，先便后血，为"远血"，为内伤劳倦。

《望诊遵经·大便望法提纲》："屎以得黄色之正者为中，得干湿之中者为常。知其正，则知其偏，知其常，则知其变矣。设因饮食之殊，而有形色之异，亦其变之常也。诊之之法，诸书以为暴注下迫，皆属于热，澄彻清冷，皆属于寒。出黄如糜者肠中热；肠鸣渗泄者肠中寒。濡泄者因于湿，飧泄者伤于风。粪如鹜溏者，泄泻之病，大肠寒；粪如羊矢者，噎膈之病，大肠枯。如水倾下者属湿，完谷不化者为寒。泄利无度者肠绝，下利清谷者里寒。自利清水，色纯青者，少阴病，急下之证；行其大便，燥且结者，胃家实，下后之征。诸下血，先便后血为远血，先血后便为近血，从肠中来者其色红，从胃中来者其色黑。白痢者，属乎气；赤痢者，属乎血。便色白者，大肠泄；便脓血者，小肠泄；泄青白者，大肠虚；便肠垢者，大肠实。纯下青水者，风痢；泄如蟹渤者，气痢；黑如豆汁者，湿痢；黄如鱼脑者，积痢；白如鼻涕者，虚痢；黑如鸡肝者，蛊疰痢。"

（四）望小便

小便的形成与肾和膀胱的功能密切相关，还与肺的肃降、脾的运化、三焦的通调以及津液的盈亏有关。所以，观察小便的异常改变，可以诊察肾、膀胱、肺、脾、三焦的病变，并可了解津液的盈亏和病性的寒热虚实。望诊时应注意小便色、质、量的变化。

小便清长，见于病人多属虚寒证；

小便短黄，见于病人多属湿热证；

尿中带血，多因热伤血络，或湿热蕴结膀胱；

尿有砂石，见于石淋，多因湿热内蕴，煎熬成石；

小便浑浊如米泔水或如脂膏，见于尿浊、膏淋，多因脾肾虚衰，清浊不分，或湿热下注，气化不利。

《望诊遵经·诊溺望法提纲》指出："小便黄者，小腹中有热；小便白者，小腹中有寒；浊赤而短者，下焦实热；清白而长者，下焦虚寒。溺如黄柏汁者，黄疸犹轻；溺如皂角汁者，黄疸已重。屎变米泔者食滞，溺如脂膏者肾消。溺如血者血淋，溺如沙石者石淋，溺有余沥者气淋。"

四、望小儿指纹

（一）观察小儿食指掌侧前缘浅表络脉的变化

部位：食指的第一部位为风关，即掌指关节横纹向远端至第二节横纹之间；第二节为气关，即第二节横纹至第三节横纹之间；第三节为命关，即第三横纹至末端。

方法：抱小儿向光，医师用左手握小儿食指，以右手大拇指用力适中从命关向气关、风关直推，推数次，指纹愈推愈明显，便于观察。

正常形色：正常的指纹色泽浅红，红黄相兼，隐隐于风关之内；大多不浮露，甚至不明显，多是斜形、单枝、粗细适中。

（二）望小儿指纹的临床意义

1. 长短

指纹显于风关时，是邪气入络，邪浅而病轻。指纹从风关透至气关，其色较深，是邪气入经，主邪深入而病重。若指纹显于命关，是邪气深入脏腑，可能危及生命，因此称为命关。若指纹直达指端，叫做"透关射甲"，病更凶险，预后不佳。

2. 浮沉

指纹浮露者，主病在表，多见于外感表证。指纹沉滞者，主病在里，多见于外感和内伤之里证。

3. 深浅

色深浓的病重，色浅的病轻；色淡为虚，色滞为实。

4. 色泽

色紫红的，主内热；色鲜红的，主外感表证；色青主风，也主各种痛证；色淡的为虚；紫黑色主血络闭郁，为病危之象。

5. 形状

络脉增粗者，多属热证、实证；变细者，多属寒证、虚证。

《幼幼集成·指纹晰义》："指纹之法，起于宋人钱仲阳，以食指分为三关，寅曰风关，卯曰气关，辰曰命关。其诀谓风轻、气重、命危……盖位则自下而上，邪则自浅而深，证则自轻而重，人皆可信……盖此指纹，即太渊脉之旁支也，则纹之变易，亦即太渊之变异，不必另立异说，眩人心目。但当以浮沉分表里，红紫辨寒热，淡滞定虚实，则用之不尽矣。"

（三）中医儿科的分经察纹法

儿科指纹望诊还有一种方法，即分经察纹法。

按照中医的传统理论，人体掌面指纹各部与脏腑经脉的关系为：大拇指横纹属肺，本节后大鱼际部属胃；食指第一节横纹属大肠，第二节横纹属脾；中指第一节横纹属三焦，第二节横纹属心包；无名指第一节横纹属肝，第二节横纹属肺；小指第一节横纹属肾，第二节横纹属膀胱，第三节横纹后、小鱼际大横纹前属小肠；掌心属心；小鱼际部属胆。

通过对小儿的掌纹分析，可以对小儿的疾病情况有个估计。各部纹形、颜色所主病候为：

大拇指横纹中央有明显的纹形显露者主肺经病，患儿每有咳嗽，纹色淡者其咳较轻，色深者其咳较重；大拇指本节后鱼际部有散纹，色青者为寒食积滞，色黄者为脾虚伤食。

食指第二节横纹上有淡色纹形者为泻痢，脉纹紫色者为便秘；若第一节横纹有淡红色脉纹者为脾虚。

中指第一、二两节均主候热病，凡第二节横纹有纹形显露者为热入心包；若第一节横纹有赤色横纹，则预示热邪弥漫三焦。

无名指第一节横纹主肝经病，若见青色脉纹者为惊风，青紫色纹者为疟疾、痞块；无名指第二节横纹见紫色脉纹者，为肺中痰热较盛。

小指第一节横纹见青色纹者，为肾元虚冷，小便每每清长而频；小指第二节横纹见紫色脉纹者，为膀胱热，小便必短赤。小指后、小鱼际大横纹前有明显的脉形显露者，为小肠有热，小便必短少，甚至癃闭。

小鱼际部若见青色散纹者，主惊厥，需要高度重视。

掌心见散乱的赤色脉纹者为心火灼热，或见牙血、鼻血等症。十指横纹均见脉纹者，为疳积。

清代浙江名医陆紫箐著《分经察纹法》，专门论述小儿指纹诊断，颇有独到之处，可供临床参考。

五、舌诊

舌诊，又称望舌，是望诊的主要内容之一，它是随着祖国医学的发展而逐步形成的一种独特的诊断方法，几乎成为每一个中医临证的检查常规。

早在《黄帝内经》中已有很多关于舌诊的论述，如详述了舌与内脏、经络的广泛联系，并谈到"舌卷""舌上黄""舌干""舌本强""舌痿"等病理舌象，说明在《黄帝内经》成书前，舌诊已成为中医诊断方法之一。但其论述均散在于各篇之中，尚未形成专论。东汉·张仲景著《伤寒杂病论》，对病理舌苔有较详细的描述，并以舌象作为辨证依据，定出治则与处方。

此外，《中藏经》《千金要方》《外台秘要》等书中，均有关于舌苔诊病的记载。第一部舌诊专书，为元代敖氏所著的《金镜录》，以十二舌图验证，论说伤寒表里，其法浅而易知，因其人秘而不传，故未能流传于世。后为同时代的杜清碧发现，将其增补二十四图，合为三十六图，并列方于图下，增订成今所见的《敖氏伤寒金镜录》（公元 1341 年），对舌诊的发展作出了积极的贡献，但此书当时也不多见。直至明·薛立斋偶得《金镜录》，珍其辨舌用药之妙，绘以五彩，编入《薛氏医案》，更名为《伤寒金镜录》，使前人之书，得以行于世。至清代以来，有关舌诊的专著与论述日益增多，如申斗恒著《伤寒观舌心法》，把杜氏三十六舌，发展成一百三十七舌，为当时舌诊之大成。张登著《伤寒舌鉴》正上书之错误，汰其与伤寒无关者，列图一百二十，观图辨证，颇为扼要。傅松元著《舌胎统志》，改苔色分门为舌色分门，认为舌为本，苔为标，内容丰富且多经验之谈。刘以仁著《话人心法》，择录一百四十九舌，对温热病之辨舌经验有所补充。

刘恒瑞著《察舌辨证新法》（公元 1911 年）主要论述白、黄、黑三种舌苔的诊断法，诊断与治法并提，颇能指导临床。曹炳章著《彩辨舌指南》，附彩图一百二十二舌，墨图六舌，能初步以现代医学的解剖、组织、生理学来阐明祖国医学的舌诊原理，并把历代医家论舌之精华汇集一书，为近代研究舌诊之最重要参考书。杨云峰著《临证验舌法》主要以舌苔的形色来分析病情的虚、实、阴、阳，测定内脏的病变，内容简要，并密切结合临床。此外，还有许多医籍虽非论舌专书，但也有不少关于舌诊的独特见解和宝贵经验，如林之翰的《四诊抉微》，叶天士的《外感温热篇》，吴坤安的《伤寒指掌》，汪宏的《望诊遵经》，周学海的《形色外诊简摩》等，尤其是叶天士对于温热病之验舌辨证有较多的经验和体会，成为温病诊断上的重要依据。

新中国成立后，对舌诊进行了一系列的研究工作，取得了一定成绩。特别是随着医学科学的发展，开展了舌诊现代化、客观化的研究，对舌象形成的原理有了更深入的了解，对舌诊的应用领域有了新的拓展。

（一）舌的结构

舌是由横纹肌组成的肌性器官，附着于口腔底部、下颌骨、舌骨，上面称舌背，下面称舌底。

舌面覆盖一层半透明的黏膜，黏膜皱折成许多细小突起，称为舌乳头。根据乳头形态不同，分为丝状乳头、蕈状乳头、轮廓乳头和叶状乳头四种。

丝状乳头形如圆锥状乳白色的软刺，高约 0.5~2.5 毫米，呈角化树状。脱落细胞、食物残渣、细菌、黏液等填充其间隙，形成白色苔状物，称为舌苔。

中医认为，舌苔乃胃气熏蒸所形成。

（二）舌与脏腑经络的关系

舌与内脏的联系，主要是通过经脉的循行来实现的。据《黄帝内经》记载，心、肝、脾、肾等脏及膀胱、三焦、胃等腑均通过经脉、经别或经筋与舌直接联系。如，舌为心之苗，手少阴心经之别系舌本；舌为脾之外候，足太阴脾经连舌本、散舌下；足厥阴肝经络舌本；足少阴肾经挟舌本等。至于肺、小肠、大肠、胆等，虽与舌无直接联系，但手足太阴相配，手足太阳相配，手足少阳相配，手足阳明相配，故肺、小肠、胆、大肠之经气，亦可间接通于舌。所以说，舌不仅是心之苗窍，脾之外候，而且是五脏六腑之外候。在生理上，脏腑的精气可通过经脉联系上达于舌，发挥其营养舌体并维持舌的正常功能活动。在病理上，脏腑的病变，也必然影响精气的变化而反映于舌。

清代傅耐寒在《舌胎统志》中论述："盖舌为五脏六腑之总使，如心之开窍为舌，胃咽上接于舌，脾脉挟舌本，心脉系于舌根，脾络系于舌旁，肾肝之络脉，亦上系于舌本。夫心为神明之府，五脏之主；胃为水谷之海，六府之源；脾主中州，四脏赖心灌溉。是以脏府有病，必变见于舌上也，故舌辨脏府之虚实寒热，犹气口之辨表里阴阳。"

从生物全息律的观点来看，任何局部都近似于整体的缩影，舌也不例外，故前人有舌体应内脏部位之说。其基本规律是：上以候上，中以候右，下以候下。具体划分法有下列三种。

1. 以脏腑分属诊舌部位

心肺居上，故以舌尖主心肺；脾胃居中，故以舌中部主脾胃；肾位于下，故以舌根部来主肾；肝胆居躯体之侧，故以舌边主肝胆，左边属肝，右边属胆。这种说法，一般用于内伤杂病。

2. 以三焦分属诊舌部位

以三焦位置上下次序来分属诊舌部位，舌尖主上焦，舌中部主中焦，舌根部主下焦。这种分法多用于外感病变。

3. 以胃脘分属诊舌部位

以舌尖部主上脘，舌中部主中脘，舌根部主下脘。这种分法，常用于胃肠病变。以舌的各部分候脏腑，是目前研究生物全息律的课题之一，虽说法不一，但都有参考价值，临床诊断上，可结合舌质舌苔的诊察加以验证，但必四诊合参，综合判断，不可过于机械拘泥。

（三）舌诊方法及注意事项

1. 光线

应以充足而柔和的自然光线为好。

2. 姿势

一般要求患者取正坐姿势，重病卧位亦可。要尽量张开口，自然舒展地将舌伸出口外，充分暴露。

3. 顺序

先观察舌苔的有无、厚薄、腐腻、色泽、润燥等情况，次察舌体的色泽、斑点、胖瘦、老嫩及动态等情况。部位方面，可从舌尖看到舌根。有看舌八法的说法，可供参考：一看舌苔，二看舌质，三看舌尖，四看舌心，五看润燥，六看舌边，七看舌根，八看变换。

4. 饮食、药物与染苔

饮食常使舌苔形、色发生变化。如某些食物或药物，会使舌苔染色，称为"染苔"。有时也可影响舌质变化。应用肾上腺皮质激素、甲状腺激素，可使舌质较红；抗癌化疗可使舌苔少，或较干燥；广谱抗生素可使舌上出现黄褐色、灰黑色舌苔；复方甘草片、金嗓子喉宝等可将舌苔染成黑色；黄连、核黄素可将舌苔染成黄苔；食花生米可使白苔变厚腻；食绿色蔬菜如黄瓜、茴香等可染绿苔；儿童食口香糖、冷食或饮料也易染成各色舌苔。

5. 季节与时间

正常舌象，往往随不同季节和不同时间而稍有变化。如夏季暑湿盛时，舌苔多厚，或有淡黄色；秋季燥气当令时，苔多薄而干；冬季严寒，舌常湿润。再如晨起舌苔多厚，白天进食后则舌苔变薄；刚刚起床，舌色可见暗滞，活动之后，往往变得红活。

（四）舌诊的内容

1. 正常舌象

正常舌象，简称"淡红舌、薄白苔"。即舌体柔软，运动灵活自如，颜色淡红而红活鲜明；胖瘦老嫩大小适中，无异常形态；舌苔色白，颗粒均匀，薄薄地铺于舌面，揩之不去，其下有根，干湿适中，不黏不腻。

2. 望舌体

（1）望舌神

舌神主要表现在舌质的荣润和灵动方面。察舌神之法，关键在于辨荣枯。

"荣"就是荣润红活，有生气，有光彩，故谓之有神，虽病也是善候；"枯"是干枯死板，毫无生气，失去光泽，故谓之无神，乃是恶候。

可见舌神之有无，反映了脏腑、气血、津液之盛衰，关系到疾病预后的吉凶。

（2）望舌色

①淡白舌

舌色较正常人的淡红色浅淡的，甚至全无血色，称为淡白舌。

主虚证、寒证或气血两亏。若淡白湿润，而舌体胖嫩，多为阳虚寒证。淡白光莹，或舌体瘦薄，则属气血两亏。

②红舌

较淡红色为深的，甚至呈鲜红色，称为红舌。

主热证。若舌鲜红而起芒刺，或兼黄厚苔的，多属实热证。若鲜红而少苔，或有裂纹或光红无苔，则属虚热证。

③绛舌

较红舌更深的红色，称为绛舌。

主病有外感与内伤之分。在外感病若舌绛或有红点、芒刺，为温病热入营血。在内伤杂病，若舌绛少苔或无苔，或有裂纹，则是阴虚火旺。

另有舌绛少苔而津润者，多为血瘀。

④紫舌

紫舌主病有寒热之分。绛紫而干枯少津，属热盛伤津、气血壅滞。淡紫或青紫湿润者，多为寒凝血瘀。

⑤青舌

舌色如皮肤上暴露之"青筋"，缺少红色，称为青舌。

主寒凝阳郁和瘀血。全舌青者，多是寒邪直中肝肾，阳郁而不宣。舌边青者，或口燥而漱水不欲咽，是内有瘀血。

（3）望舌形

①老嫩舌

老是舌质纹理粗糙，形色坚敛苍老，不论苔色如何，都属实证。嫩是舌质纹理细腻，形色浮胖娇嫩，一般都属虚证。

②胖大舌

若舌淡白胖嫩，舌苔水滑，属脾肾阳虚，津液不化，以致积水停饮。若舌淡红或红而胖大，伴黄腻苔，多是脾胃湿热与痰浊相搏，湿热痰饮上溢所致。

③肿胀舌

舌体肿大，盈口满嘴，甚者不能闭口，不能缩回，称为肿胀舌。其成因有三：一是心脾有热，舌多鲜红而肿胀，甚者伴有疼痛；一是素善饮酒，又病温热，多见舌紫而肿胀；一是因中毒而致血液凝滞，则舌肿胀而青紫晦暗。

④瘦薄舌

舌体瘦小而薄，称为瘦薄舌。主气血两虚和阴虚火旺。瘦薄而色淡者，多是气血两虚。瘦薄而色红绛干燥者，多是阴虚火旺，津液耗伤。

⑤点刺舌

点是指鼓起于舌面的红色、白色、或黑色星点。刺是指芒刺，即舌面上的软刺及颗粒，不仅增大，并逐渐形成尖锋，高起如刺，摸之棘手。舌面上出现大小不等、形状不一的青紫色或紫黑色斑点，并不突出于舌面，则称为瘀斑。

无论红点、黑点和白点，皆因热毒炽盛，深入血分之故。

红点多主温毒入血；或热毒乘心；或湿热蕴于血分。

白点多是脾胃气虚而热毒攻冲，是将糜烂之兆。

黑点多为血中热甚而气血壅滞。

舌见瘀斑，在外感热病，为热入营血，气血壅滞，或将要发斑。在内伤杂病，多为血瘀之征。

舌生芒刺，总属邪热亢盛。

芒刺而兼焦黄苔者，多为气分热极。

绛舌无苔而生芒刺者，则是热入营血，阴分已伤。

据芒刺出现的部位，还可分辨热在何脏，如舌尖芒刺为心火亢盛；舌中芒刺为胃肠热盛。

⑥裂纹舌

舌面上有多少不等，深浅不一，各种形态明显的裂沟，称裂纹舌。

其主病有三：一是热盛伤阴；一是血虚不润；一是脾虚湿侵。

红绛舌而有裂纹，多是热盛伤津，或阴虚液涸；淡白舌而有裂纹，多是血虚不润；若淡白胖嫩，边有齿痕而又有裂纹者，则属脾虚湿侵。

⑦光滑舌

舌面光洁如镜，光滑无苔，称光滑舌，也叫"镜面舌""光莹舌"。

主因胃阴枯竭、胃气大伤。不论何种舌色，皆属胃气将绝的危候。若淡白而光莹，是脾胃损伤，气血两亏已极；若红绛而光莹，是水涸火炎，胃肾阴液枯竭。

⑧齿痕舌

舌体边缘见牙齿的痕迹，称为齿痕舌或称齿印舌。常与胖大舌同见。若淡白而湿润，则属寒湿壅盛；淡红而有齿痕，多是脾虚或气虚。

⑨重舌

舌下血络肿起，好像又生一层小舌，故曰重舌。若二三处血脉皆肿起，连贯而生，又称为莲花舌。主病为心火，或外邪引动心火。在小儿较为多见。

⑩舌衄

舌上出血，名为舌衄。其主病是心火、胃热、肝火、脾虚或阳浮。

⑪舌痈

舌上生痈，色红高起肿大，往往延及下颏亦红肿硬痛。多为心经火热亢盛所致。

⑫舌疔

舌上生出豆粒大的紫色血疱，根脚坚硬，伴有剧痛，称为舌疔。多由心脾火毒引起。

⑬舌疮

舌生疮疡，如粟米大，散在舌四周上下，疼痛，称为舌疮。若由心经热毒上壅而成，则疮凸于舌面且痛。若为下焦阴虚，虚火上浮而成，则疮多凹陷不起，亦不觉痛。

⑭舌菌

舌生恶肉，初如豆大，渐渐头大蒂小，好像"泛莲""菜花"或"鸡冠"，表皮红烂，流涎极臭，剧痛而妨碍饮食。多由心脾郁火，气结火炎而成。多属恶候。

⑮舌下络脉

将舌尖翘起，舌底脉络隐约可见；舌系带两侧，当金津、玉液穴处，隐隐可见两条较粗的青紫色脉络。正常情况下，脉络不粗，也无分枝和瘀点。若舌下有许多青紫或紫黑色小疱，多属肝郁失疏，瘀血阻络；若舌下络脉青紫且粗张，其意义与青紫舌相似，或为痰热内阻，或为寒凝血瘀。总之，舌底络脉青紫曲张是气滞血瘀所致。

（4）望舌态

舌态是指舌体的动态。

①强硬舌

舌体板硬强直，运动不灵，以致语言謇涩，称为"舌强"。

主病：热入心包；高热伤津；痰浊内阻；中风或中风先兆。

因热盛者，舌质多见深红；因痰浊者，多舌胖而有厚腻苔；属中风者，舌多淡红或青紫。

②痿软舌

舌体软弱，无力屈伸，痿废不灵，称为"痿软舌"。

主病有三：一是气血俱虚；一是热灼津伤；一是阴亏已极。

久病舌淡而痿，多是气血俱虚；新病舌干红而痿，是热灼津伤；久病舌绛而痿，是阴亏已极。

③颤动舌

舌体震颤抖动，不能自主，称为"颤动舌"。

主病：虚损、动风。

久病舌颤，蠕蠕微动，多属气血两虚或阳虚；外感热病见之，且习习煽动者，多属热极生风，或见于酒毒病人。

④歪斜舌

舌体偏于一侧，称"歪斜舌"。

主中风或中风先兆。

若舌紫红势急者，多为肝风发痉；舌淡红势缓者，多为中风偏枯。

⑤吐弄舌

舌伸出口外者为"吐舌"；舌微露出口，立即收回，或舐口唇上下左右，掉动不停，叫作"弄舌"。两者皆因心、脾二经有热所致。

吐舌多见于疫毒攻心或正气已绝，往往全舌色紫。

弄舌亦多见于动风先兆，或小儿智能发育不全。

⑥短缩舌

舌体紧缩不能伸长，称为"短缩舌"。无论因虚因实，皆属危重症候。

其成因有四：一是寒凝筋脉，则舌多淡白或青紫而湿润；一是痰浊内阻，多舌胖而苔黏腻；一是热盛伤津动风，舌多红绛而干；一是气血俱虚，则舌多淡白胖嫩。

⑦舌纵

舌伸长于口外，内收困难，或不能收缩者，称为"舌纵"。

若舌色深红，舌体胀满，舌形坚干者，为实热内踞，痰火扰心；若舌体舒宽，麻木不仁，是气虚之证。

⑧舌麻痹

舌有麻木感而运动不灵的，叫"舌麻痹"。其主病是血虚肝风内动，或风气挟痰。属中风者，舌多淡红或青紫。

3. **望舌苔**

舌苔是胃之生气所现。章虚谷曰："舌苔由胃中生气以现，而胃气由心脾发生，故无病之人，常有薄苔，是胃中之生气，如地上之微草也，若不毛之地，则土无生气矣。"吴坤安说："舌之有苔，犹地之有苔。地之苔，湿气上泛而生；舌之苔，胃蒸脾湿上潮而生，故曰苔。"现代医家认为舌苔的形成，主要为丝状乳头之分化。丝状乳头之末梢分化成角化树，在角化树分枝的空隙中，常填有脱落的角化上皮、唾液、细菌、食物碎屑及渗出的白细胞等，组成正常的舌苔。正常的舌苔为薄白一层，白苔嫩而不厚，干湿适中，不滑不燥。观察舌苔内容为苔的颜色、厚薄及润燥。

（1）苔色

①白苔

主表证、寒证。

由于外感邪气尚未传里，舌苔往往无明显变化，仍为正常之薄白苔。在伤寒为太阳病，在温病为卫分证。

若舌淡白而湿润，常是里寒证或寒湿证。

但在特殊情况下，白苔也主热证。如积粉苔、糙裂苔。

积粉苔：舌上满布白苔，有如白粉堆积，扪之不燥，为"积粉苔"，或称"粉白苔"。常见于瘟疫或内痈。

糙裂苔：苔白燥裂如砂石，扪之粗糙，称"糙裂苔"。皆因温病化热迅速，内热暴起，津液暴伤，常见于温病或误服温补之药。

②黄苔

主里证、热证。有淡黄、嫩黄、深黄、焦黄等不同。

淡黄热轻，深黄热重，焦黄为热结。

外感病，苔由白转黄，为表邪入里化热的征象。

苔薄淡黄，也常见于外感风热表证或风寒化热。

若舌淡胖嫩，苔黄滑润者，多是阳虚水湿不化。

③白灰苔

灰即浅黑色。

主里证，常见于里热证，也见于寒湿证。

苔灰而干，多属热炽伤津，可见于外感热病；或为阴虚火旺，常见于内伤杂病。

苔灰而润，见于痰饮内停，或为寒湿内阻。

④黑苔

黑苔较灰苔色深，多由灰苔或焦黄苔发展而来，常见于疫病严重阶段。主里证，或为热极，或为寒盛。

若苔黑而燥裂，甚则生芒刺，多为热极津枯。

若苔黑而滑润，多属寒盛阳衰。

⑤绿苔

绿苔多由白苔转化而来，无论浅绿、深绿，其意义皆与灰黑苔同，但却主热不主寒。若满舌滑腻，中见绿色，为湿热痰饮，属阴邪化热之候，因湿热郁蒸之故。常见于瘟疫、湿温病。

⑥霉酱苔

霉酱苔是苔色红中发黑，又带黄色，类似霉酱故名。往往是由于胃肠先有宿垢湿浊，积久化热而成。因此说霉酱苔主病是湿热久郁，常见于夹食中暑，夹食伤寒传太阴者，或内热久郁者。

（2）苔质

①厚薄苔

厚薄：苔质的厚薄，以"见底"和"不见底"为标准，即透过舌苔能隐隐见到舌体的为"薄苔"，不能见到舌体则为"厚苔"。厚薄可测邪气之深浅。

薄苔多为疾病初起，病邪在表，病情较轻；厚苔多示病邪较盛，并已传里；或有胃肠积滞；或有痰湿。苔愈厚表示邪越盛，病情愈重。但舌苔的形成，反映了胃气的有无，舌苔虽厚，说明胃气尚存的一面，而少苔常表示机体正气不足，无苔则是胃气大虚，缺乏生发之机。舌面上有不规则的舌苔剥脱，剥脱处光滑无苔，称为花剥苔，多属胃的气阴不足，若兼有腻苔则表示痰湿未化而正气已伤。

②润燥苔

舌面润泽，是干湿适中的正常舌象。若水分过多，扪之湿而滑利，甚者伸舌涎流欲滴，此为"滑苔"。望之干枯，扪之无津，此为"燥苔"。甚者颗粒粗糙如砂石，扪之糙手，称为"糙苔"；若质地板硬，干燥裂纹，称"燥裂苔"。

润燥可了解津液的变化。

润泽说明病中津液未伤。滑苔常见于阳虚而痰饮水湿内停者。

燥苔主病是：热盛伤津；阴液亏耗，阳虚气不化津，燥气伤肺，糙苔属热盛津伤者为多。

但在特殊情况下，也有湿邪苔反燥而热邪苔反润者，如湿邪传入气分，气不化津，则舌苔反燥；热邪传入血分，阳邪入阴，蒸动阴气，则舌苔反润。

③腐腻苔

苔质颗粒疏松，粗大而厚，形如豆腐渣堆积舌面，揩之可去，称为"腐苔"。若苔色晦暗垢浊，则称"浮垢苔"。若舌上黏厚一层，有如疮脓，则称"脓腐苔"。若舌生一层白膜，或出现饭粒样糜点，称"霉腐苔"。苔质颗粒细腻致密，揩之不去，刮之不脱，上面罩一层油腻状黏液，称为"腻苔"。若颗粒紧密胶黏，上有垢浊滑腻者，称"黏腻苔"。若颗粒不清，垢浊胶结者，称"垢苔"或"浊苔"。察腐腻可知阳气与湿浊的消长。

腐苔多因阳热有余，蒸腾胃中腐浊邪气上升，多见于食积痰浊为患，也见于内痈和湿热口糜。若肺痈、胃痈、肝痈以及下疳结毒等，见有脓腐苔，是邪盛病重。霉腐苔亦因胃脘腐败，津液悉化而浊腐上泛所致。

腻苔主病为：湿浊、痰饮、食积、湿热、顽痰等。凡苔黄厚腻，多为痰热、湿热、暑温、湿温、食滞，以及湿痰内结，腑气不利等。若苔白滑腻，则为湿浊、寒湿。苔厚腻不滑，白如积粉，多为时邪夹湿，自里而发；若白腻不燥，自觉胸闷，多是脾虚湿重。若白厚黏腻，口中发甜，乃脾胃湿热，气聚上泛所致。

总之，腐苔为阳热有余，腻苔属阳气被遏。

④偏全苔

舌苔布满全舌为"全"。舌苔半布，偏于前、后、左、右、内、外某一局部，称为"偏"。察舌苔分布的偏全，可诊病变之所在。

全苔主邪气散漫，多为湿痰阻滞中焦之征。

偏外苔（舌尖为外），是邪气入里未深，而胃气却先伤。偏内苔（舌根为内），是表邪虽减，胃滞依然。若中根部少苔，是胃阳不能上蒸，肾阴不能上濡，阴精气血皆伤。若只中根部有苔，也见于素有痰饮，或胃肠积滞。

舌苔偏于左右一侧，为邪在半表半里，或肝胆湿热等。

⑤剥落苔

舌苔全部退去，以致舌面光洁如镜，称为"光剥舌"，即前述之光滑舌，又叫镜面舌。若舌苔剥落不全，剥脱处光滑无苔，余处斑斑驳驳地残存舌苔，界限明显，称为"花剥苔"。若不规则地大片脱落，边缘厚苔界限清楚，形似地图，又称"地图舌"。若剥脱处并不光滑，似有新生颗粒叫"类剥苔"。

观剥落，可测胃气、胃阴之存亡，判断疾病预后。

光剥舌主病已如前述，花剥苔也是胃之气阴两伤所致。若花剥而兼腻苔者，多为痰浊未化，正气已伤，病情更为复杂。类剥苔则主久病气血不续。

⑥消长

消是舌苔由厚变薄，由多变少地消退；长是舌苔由无而有，由薄变厚地增长。苔的消长，反映着邪正相争的过程，可判断疾病的进退预后。凡舌苔由少变多由薄变厚，一般都说明邪气渐盛，主病进；反之，苔由厚变薄，由多变少，则说明正气渐复，主病退。

无论消长，都应逐渐转变为佳。若骤增骤退，多为病情暴变的征象。

如薄苔突然增厚，说明正气暴衰，邪气急剧入里；若满舌厚苔，骤然消退，往往是胃气暴绝的反映。《察舌辨证新法》称舌苔逐渐消退为"真退真化"，即由化而后退，退后渐生薄白新苔，是"胃气渐复，谷气渐进"之佳兆；反之，骤然退去，多是"假退"。一种是骤然退去，不再生新苔，以致出现镜面舌，这是胃之气阴衰竭的恶候。另一种是多处剥落，形成花剥苔，亦非佳兆，仍属逆证。再一种是满舌厚苔忽然退去，舌面仍留污质腻湿，或见朱砂点，或见发纹，一二日间，必续生厚苔，此为湿浊邪盛，邪正相持。

⑦真假苔

判断舌苔真假，以有根无根为标准。

凡舌苔坚敛着实，紧贴舌面，刮之难去，像从舌体长出来的，称为"有根苔"，此属真苔。若苔不着实，似浮涂舌上，刮之即去，不像是从舌上生出来的，称为"无根苔"，即是假苔。辨舌苔真假，可判断疾病的轻重与预后。

凡病之初期、中期，舌苔有根比无根的为深为重，后期有根苔比无根苔为佳，因为胃气尚存。若舌面上浮一层厚苔，望似无根，其下却已生出一层新苔，此属疾病向愈的善候。

看假苔应注意：

一是清晨舌苔满布，饮食后苔即退去，虽属假苔，并非无根，此为无病。若退后苔少或无苔，则是里虚。

二是有苔有色，刮之则去，病轻浅；若揩之即去，病更轻浅。

三是厚苔一片而无根，其下不能续生新苔，是原有胃气，其后胃气虚乏，不能上潮。多由过服凉药伤阳，或过服热药伤阴所致。

4. 观察舌象判断预后

疾病的轻重、预后的好坏，主要取决于全身症状的轻重和抵抗能力的强弱，但若能参以舌象的变化，则对推断预后，有很大的帮助。兹择录前人用验舌测预后的经验如下：

舌如去膜猪腰的，多见于热病伤阴，胃气将绝，病危。

舌绛如镜面的，为胃阴枯涸，病危。

舌糙刺如砂皮或干燥枯裂的，为津液枯竭，病危。

舌敛束如干荔肉而绝无津液的，为津枯热炽，病危。

舌如火柿色，或舌质紫而干晦如猪肝色的，为内脏败坏，病危。

舌质色赭带黑，为肾阴将绝，病危。

舌体瘦小薄嫩，舌光无苔，属胃气将绝，难治。

舌卷而兼肾囊缩的，属厥阴气绝，难治。

舌本强直，转动不活，而语言謇涩的，病危。

舌色㿠白如镜，毫无血色的，是营血大亏，阳气将脱，病危难治。

舌由淡紫转蓝，苔由淡灰转黑，或生白衣如霉苔、如糜点的，多属危殆难治。

以上是前人观察舌来判断预后的经验，但随着医疗技术的提高，医务人员的积极救治，过去的一些危殆不治之症，有的现在已能收到很好的疗效，因而对于前人所认为的危重不治之症，只能做为诊疗中的参考。

5. 舌质与舌苔的综合诊察

察舌质重在辨正气的虚实和邪气的性质。察舌苔重在辨邪气的浅深与性质，当然也包括胃气的存亡。此外，有学者强调，血病观质，气病察苔。

通过研究，大量资料表明，中医的各种舌象，都有其一定的形态和病理学基础。在进行动物气虚、阴虚舌象研究的基础上，有人观察了包括内分泌、新陈代谢等十余种主要属于气虚和阴虚病例的舌象，通过临床分析，认为构成气虚舌象的机体因素，主要有血运失调，消化机能紊乱，内分泌功能失调，神经中枢机能失常和基础代谢降低等，特别多见于机体功能衰退时。气虚舌象中，认为舌色淡白的形成原因与血色素低、毛细血管变红及丝状乳头增多有关。阴虚舌象中，舌干燥可能是人体重度脱水所致；舌红似与营养不良、维生素缺乏有关；腐苔、花剥苔及镜面舌，则与酶及维生素缺乏、胰及肝功能失常有关。有人通过对活体舌象的显微镜检查，发现镜面舌、光红舌、黑苔、厚腻苔、薄白苔，不但肉眼观察有不同表现，在组织学上也有显著的变化，有一定的病理形态学基础。

如通过临床观察、裂隙灯检查及各项生理、生化测定，分析淡白舌的形成，主要与贫血、蛋白质代谢障碍和组织水肿等有关，而内分泌、基础代谢低下及消化功能紊乱等亦为辅因。黄苔多见于感染性疾病和出现消化系统症状较多的病人。脱落细胞镜检，发现黄苔渗出细胞与周围血象对相应感染所产生的改变大体一致。烧伤病人，如面积大，并发败血症以及预后不良的，舌质多红绛。舌质红或淡与红细胞数量的多少关系较大。

通过对舌苔细菌培养及细菌定量、舌面温度及酸碱度、荧光现象、舌苔显微镜检及病理活检等观察，有人认为，舌苔的形成，是口腔正常菌族中某些细菌在疾病条件下优势增殖的结果，苔色与优势菌落的颜色相关。

舌象对测定病证的深浅和预后起到了指示作用。由于发现黄苔渗出细胞与周围血象对相应感染所产生的改变相一致，故黄苔渗出细胞与周围血细胞的变化与诊断疾病的作用上相似。有人还总结出肝癌病人的舌象为舌两侧青紫色条纹或不规则的斑状小点，与其它恶性肿瘤、慢性肝病之间存在着显著差异，为临床提供了观察肝癌的简易指标。有的单位经由舌象检查作为早期诊断食道癌拉网诊断的初筛方法，舌色正常的均无病变，舌色青或暗紫的，经拉网证实：有部分为食道癌，其它为食管上皮细胞增生、胃病或咽喉炎等。

舌象对疾病预后的估计，具有一定价值。淡白舌表示疾病多为慢性过程，病情较长，在短期内死亡率不高，但迅速治愈者为数也不多。有人通过对舌苔变化估计肝炎病人的预后，发现其病情好转后，多数的舌象亦随之好转或舌苔消退；如病情反复波动，则舌苔长期不见消退。研究还发现，病程在六个月以上的病人，舌苔每多白腻或白厚而难消退。此种舌苔变化，可供临床估计预后作参考。急性心肌梗死的病人，舌质常是紫、暗红、红或有瘀斑、瘀点，舌苔以黄腻、白腻较多，随着病情好转，腻苔大多变成薄苔或少苔，舌质亦转为正常。

因此，舌象可作为辨证分型，衡量病情轻重及治疗后恢复情况的一个参考指标。这些资料表明，中医的舌象，各有其一定的生理、病理基础，舌象与疾病性质及其发展也有一定联系。但舌象只反映出机体生理、病理的一个侧面，故作舌象分析时应有整体观，不能以偏概全，而应该重视中医的有关理论，不但做到舌质与舌苔综合诊察，更要做到四诊合参。此外，舌象的反应也是常有变的，如黑苔不一定都是病重，黄苔或白苔不一定是病轻。应考虑舌象的变化，是人体正邪交争的局部反应之一，对所获得的诊断资料作辨证的综合分析才能符合客观实际。

第二章 闻 诊

闻诊，即通过听声音和嗅气味来诊断疾病的方法。听声音包括诊察了解病人的声音、呼吸、语言、咳嗽、呕吐、呃逆、嗳气、太息、喷嚏、哈欠、肠鸣等各种声响。嗅气味包括嗅病体发出的异常气味、排出物的气味及病室的气味。

闻诊是临床诊察疾病的重要方法之一，颇受历代医家重视。早在《黄帝内经》就有以声音、语言等各种变化来辨别病变的记载，并形成了五音五声应五脏的理论。张仲景在《伤寒论》和《金匮要略》中也以病人语言、咳嗽、喘息、呕吐、呃逆、肠鸣、呻吟等作为闻诊的主要内容。后世医家又将病体气味及排出物气味等列入闻诊范围，使闻诊从耳听扩展到耳听鼻嗅并用。

由于声音和气味都是在脏腑生理活动和病理变化中产生的，所以通过闻声音与嗅气味的异常变化便可诊察病情。

一、听声音

听声音是指听辨病人言语气息的高低、强弱、清浊、缓急变化以及咳嗽、呕吐等脏腑病理变化所发出的异常声响，以判断疾病寒热虚实性质的诊病方法。

听声音的内容，包括听辨病人的声音、呼吸、语言、咳嗽、呕吐、呃逆、嗳气、太息、喷嚏、哈欠、肠鸣等。

声音的发出，主要是气的活动通过空腔、管道、器官产生振动而形成的，即所谓"气动则有声"。语音的发出，不仅是喉、会厌、舌、齿、唇、鼻等器官直接作用的结果，而且与肺、心、肾等内脏的虚实盛衰有着密切的关系。张志聪说："音声之器，在心为言，在肺主声，然由肾间动气上出于舌，而后能发其声。"其他脏腑病变时，除可出现特异的声响外，亦可通过经络影响语言声音。因此，临床上根据声音的变化，不仅能诊察发音器官的变化，而且可进一步推断脏腑和整体的变化。

（一）正常声音

正常语音，发声自然，声调和谐，柔和圆润，语言流畅，应答自如，言与意符，无其他病理声音。是宗气充沛、气机调畅的表现。由于性别、年龄、禀赋等个体差异，正常人的语言声音亦各不相同。正如《医宗金鉴·四诊心法要诀》中所说："喉有宽隘，宽者声大，隘者声小。舌有锐钝，锐者声辨，钝者不真。会厌有厚薄，厚者声浊，薄者声清。唇亦有厚薄，厚者声迟，薄者声疾。牙齿有疏密，疏者声散，密者声聚。"一般而言，男性多声低而浊，女性多声高而清，儿童声尖利而清脆，老年人多浑厚而低沉。

语言的多寡缓急，与性情有关。语声的变化亦与情志变化有关。如喜时发声多欢悦，怒时发声多急厉，悲时发声多凄惨而断续，乐时发声多舒畅而缓和，敬者发声多正直而严肃，爱则发声多温柔等。《医宗金鉴·四诊心法要诀》指出："喜心所感，忻散之声。怒心所感，忿厉之声。哀心所感，悲嘶之声。乐心所感，舒缓之声。敬心所感，正肃之声。爱心所感，温和之声。"这些因一时情绪变化触发的语声，一般不属疾病，仍归属于正常语声。

（二）病变声音

病变声音是指疾病反映于语言、声音上的变化。除正常生理变化和个体差异之外的声音，均为病变声音。

1. 声音

主要辨别病人的语声、鼻鼾、呻吟、惊呼等异常声响。通过声音的变化判断正气的盛衰、邪气的性质以及病情的轻重。

声音的辨别要注意语声的大小、语调的高低、语音的清浊钝锐，以及有无异常声响，以供临床辨证诊断时参考。一般来说，语声高亢洪亮有力，声音连续者，多为阳证、实证、热证，是阳声气实、机能亢奋的表现。如《东垣十书》所言："心肺元气，初无减损，又添邪气助之，使鼻气壅塞不利，其面赤，其鼻中气不能出，并从口出，但发一言，必前轻而后重，其言高，其声壮厉而有力。"语音低微细弱，懒言，声音断续，或前重后轻，多属阴证、虚证、寒证，多为禀赋不足、气血亏虚所致。即《东垣十书》所说："内伤饮食劳役者，心肺之气先损，为热所伤，热既伤气，四肢无力以动，故口鼻中皆短气少气，上喘懒语，人有所问，十不欲对其一，纵勉强答之，其气亦怯，其声亦低，是其气短少不足之验也。"

（1）声重

语声重浊，称为声重，多属外感风寒，或湿浊阻滞，以致肺窍不宣，鼻窍不通。临床常见鼻塞、流涕或咳嗽、痰多等症。

（2）音哑、失音

语声嘶哑者，称为音哑；语而无声者，称为失音，或称瘖（喑）。前者病轻，后者病重。新病音哑或失音者，多属实证，多因外感风寒或风热袭肺，或痰湿壅肺，即所谓"金实不鸣"。久病音哑或失音者，多属虚证，常因各种原因导致阴虚火旺，肺肾精气内伤所致，即所谓"金破不鸣"。

应当注意，失音与失语不同。失音是声音不能发出，失语为不能言语，如中风失语。

（3）鼻鼾

是指熟睡或昏迷时喉鼻发出的一种声响。是由于气道不利而发出的异常呼吸音。最常见于睡眠呼吸暂停低通气综合征。若昏睡不醒或神识昏迷的病人鼾声不绝者，多属高热神昏，或中风入脏之危候。

（4）呻吟

指病痛难忍所发出的痛苦哼哼声，多为身有痛楚或胀满。呻吟声高亢有力，多为实证、剧痛。久病而呻吟低微无力，多为虚证。临床还应结合体位姿态的变化，判断病痛部位和病情轻重。如呻吟伴扪心护腹者，多为胸脘痛或腹痛；呻吟不能行走，抚摸腰腿者，多为腰腿痛。

《通俗伤寒论》中说："攒眉呻吟者，头痛也；噫气以手抚心者，中脘痛也；呻吟不能转身，坐而下一脚者，腰痛也；摇头以手扪腮者，齿颊痛也；呻吟不能行步者，腰脚痛也。"临床可资参考。

（5）惊呼

指患者突然发出的惊叫声。其声尖锐，表情惊恐，多为剧痛或惊恐所致。在儿科，多见于惊风患儿；在成人，多因剧痛或精神失常。

癫痫发作时，常伴喉中发出类似猪羊叫声，乃因风痰上逆所致。小儿啼哭不止或夜啼，与过食生冷、脘腹疼痛、食积、虫积、惊恐有关。

2. 语言

听语言主要分析病人语言表达与应答能力有无异常、吐字是否清晰等。

病态语言主要有谵语、郑声、独语、错语、呓语、狂言等。

"言为心声"，语言的异常，主要反映心神的病变。一般来说，沉默寡言，语声低微，时断时续者，多属虚证、寒证；烦躁多言，语声高亢有力者，多为实证、热证。

（1）谵语

是神识不清，语无伦次，声高有力的症状。"实则谵语"，多属热扰心神之实证。可见于温病热入心包，或阳明腑实证、痰热扰乱心神等。

（2）郑声

指神识不清，语言重复，时断时续，语声低弱模糊的症状。所谓"虚则郑声"，是心气大伤，精神散乱之虚证。常见于疾病的晚期、危重的病人。

（3）独语

是指患者自言自语，喃喃不休，见人语止，首尾不续的症状。多因心气不足，神失所养而引起；或由气郁痰结，阻蔽心窍所致。可见于癫证、郁证。

（4）错语

指语言错乱，语后自知言错的症状。证有虚实之分，虚证多因心气不足，神失所养，多见于久病体虚或老年脏气衰微的人；实证多为痰湿、瘀血、气滞阻碍心窍所致。

（5）呓语

指睡梦中说话，吐字不清，意思不明的症状。多因心火、胆热、胃气不和所致。久病虚衰出现呓语，称做"虚呓"，多为神不守舍所致。

（6）狂言

指精神错乱，语无伦次，狂躁妄言的症状。多因情志不遂，气郁化火，痰火互结，内扰心神所致。多属阳证、实证，常见于狂证、伤寒蓄血证。

（7）语言謇涩

表现为吐字困难或不清，多因风痰阻络所致，为中风之先兆或中风后遗症。需要指出，如神志清楚、思维正常、肢体活动灵活，因习惯而致吐字困难、或吐字不清者，不属病态。

（8）夺气

语言低微，气短不续，欲言不能复言者，称为夺气，是中气大虚之征。

3. 呼吸

闻呼吸主要诊察病人呼吸的快慢是否均匀通畅，以及气息的强弱粗细、呼吸音的清浊等情况。一般来说，病人呼吸正常，是形病气未病；呼吸异常，是形气俱病。呼吸气粗，疾出疾入者，多属热证、实证，常见于外感病；呼吸气微，徐出徐入者，多属虚证、寒证。病态呼吸包括喘、哮、上气、短气、少气等。

（1）喘

是呼吸困难，短促急迫的表现，甚者张口抬肩，鼻翼煽动，不能平卧。发病主要与肺肾关系密切，分虚实两类。实喘发作急骤，气粗声高息涌，唯以呼出为快，仰首目突，形体壮实，脉实有力，多属肺有实热，或痰饮内停；虚喘发病徐缓，喘声低微，慌张气怯，息短不续，动则喘甚，但以引长一息为快，形体虚弱，脉虚无力，是肺、肾虚损，气失摄纳所致。

（2）哮

为呼吸急促似喘，声高断续，喉间痰鸣，往往时发时止，缠绵难愈。多因内有痰饮，复感外寒，束于肌表，引动伏饮而发。也有感受外邪，失于表散，束于肺经所致者。或久居寒湿地区，或过食酸咸生冷，都可诱发哮喘。

（3）上气

是指肺气不得宣散，上逆于喉间，气道窒塞，呼吸急促的表现。咳逆上气，兼见时时吐浊，但坐不得卧，是痰饮内停胸膈，若阴虚火旺，火逆上气，则感咽喉不利；外邪束于皮毛，肺气壅塞，水津不布，则上气多兼身肿。

（4）短气

指呼吸气急而短，不足以息，数而不能接续，似喘而不抬肩，喉中无痰鸣声。饮停胸中，则短气而渴，四肢历节痛，脉沉，属实证；肺气不足，则体虚气短，小便不利；伤寒心腹胀满而短气，是邪在里，属实证；腹濡满而短气，也是邪在里，但属虚证。

（5）少气

又称气微，指呼吸微弱，短而声低，虚虚怯怯，非如短气之不相连续，形体状态一般无改变。主诸虚不足，身体虚弱。

4. 咳嗽

咳嗽是由于多种因素导致肺失宣降、肺气上逆而出现的症状。前人谓有声无痰为咳，有痰无声为嗽，有痰有声为咳嗽。现今临床咳嗽并称。《素问·咳论》指出咳嗽是"皮毛先受邪气"，"五脏六腑皆令人咳，非独肺也"。

强调外邪犯肺或脏腑功能失调，病及于肺，皆能致咳。且五脏六腑之咳"皆聚于胃，关于肺"，强调咳嗽不止于肺，亦不离乎肺。

咳嗽白天多于夜间，见于外感咳嗽；早晨咳嗽，阵发加剧，痰出咳减，多为痰湿、痰热咳嗽；午后、黄昏加重，或夜间咳嗽，则为肺燥阴虚，或肾水亏损。

咳声紧闷，多属寒湿。如咳嗽声音重浊，兼见痰清稀白，鼻塞不通，多是外感风寒。咳而声低，痰多而易咳出，是寒咳或湿咳或痰饮。

咳声清脆者，多属燥热。如干咳无痰，或咳出少许黏液，是燥咳或火热咳嗽。

咳声阵发，发则连声不绝，甚则呕恶咳血，终止时作"鹭鸶叫声"，名曰顿咳，也叫"百日咳"。常见于小儿，是属肺实，多由风邪与伏痰搏结，郁而化热，阻遏气道所致。

白喉，则咳声如犬吠样，多属肺肾阴虚，火毒攻喉。

无力作咳，咳声低微，咳出白沫，兼有气促，属于肺虚。

5. 呕吐

呕吐是指饮食物、痰涎从胃中上涌，由口中吐出的症状。呕吐一名，可追溯至《黄帝内经》："寒气客于肠胃，厥逆上出，故痛而呕也。"《素问·至真要大论》指出："诸呕吐酸……皆属于热。"

隋·巢元方《诸病源候论·呕吐候》指出"呕吐之病者，由脾胃有邪，谷气不治所为也，胃受邪，气逆则呕。"强调呕吐的发生是由胃气上逆所致。呕吐有呕、干呕、吐三种不同情况。呕指有声有物；干呕指有声无物，又称"哕"；吐指有物无声。三者均为胃气上逆。

虚寒证的呕吐，吐势徐缓，声音微弱，吐物呈清水痰涎。

实热证的呕吐，吐势较猛，声音壮厉，吐物呈黏痰黄水，或酸或苦，重者热扰神明，呕吐呈喷射状。

反胃见朝食暮吐，是胃阳虚，或脾肾俱虚，不能消谷。

口干欲饮，饮后则呕，为水逆症，是太阳蓄水证或有痰饮。

胃痈则呕吐脓汁。

6. 呃逆

唐代以前称为哕。是胃气上逆，从咽喉部发出的一种不由自主的冲击声，声短而频，呃呃作响，后世称呃逆，俗称打呃。临床上可根据呃声的高低强弱，间歇时间的长短不同，来判断病证的寒热虚实性质。

呃声频作，高亢而短，其声有力者，多属实证、热证。

呃声低沉，声弱无力，多属虚证、寒证。

新病呃逆，其声有力，多属寒邪或热邪客于胃。

久病、重病呃逆不止，声低气怯无力者，属胃气衰败之危候。

突发呃逆，呃声不高不低，无其他病史及兼症者，多属饮食刺激，或偶感风寒。

7. 嗳气

嗳气是胃中气体上出咽喉所发出的声响，其声长而缓，古代称为噫气。属胃气失和而上逆。

嗳气酸腐，兼脘腹胀满者，多为宿食停滞，属实证。

嗳声频作而响亮，嗳气后脘腹胀减，嗳气发作因情志变化而增减者，多为肝气犯胃，属实证。

嗳声低沉断续，无酸腐气味，兼见纳呆食少者，多为胃虚气逆，常见于老年人或久病体虚之人，属虚证。

嗳气频作，无酸腐气体，兼见脘痛者，多为寒邪客胃，属寒证。

8. 太息

太息又名叹息，是指情志抑郁，胸闷不畅时发出的长吁或短叹声。是情志不遂，肝气郁结之象。

9. 喷嚏

喷嚏是指肺气上冲于鼻而发出的声响。

新病喷嚏，兼有恶寒发热、鼻流清涕等症状者，多因外感风寒，属表寒证。

久病阳虚之人，突然出现喷嚏，多为阳气回复，病有好转趋势。

10. 呵欠

呵欠是张口深舒气，微有声响的一种表现。

呵欠频频不止，称数欠，多为阴盛阳衰，体虚之故。

二、嗅气味

嗅气味，是指嗅辨与疾病有关的气味，包括病室、病体、分泌物、排出物等的气味。嗅气味可以了解疾病情况，一般气味酸腐臭秽者属热证，微有腥臭者，多属虚寒。

（一）病体的气味

1. 口气

指从口中散发出的气味。正常人呼吸或讲话时，口中无异常气味散出。

口臭，多属消化不良，或有龋齿，或口腔不洁。口出酸臭气的，是内有宿食；口出臭秽气的，是胃热；口出腐臭气的，多是内有溃腐疡疮。

2. 鼻臭

是指鼻腔呼气时有臭秽气味。其因有三：鼻涕如鼻流黄浊黏稠腥臭之涕、缠绵难愈、反复发作，是鼻渊；鼻部溃烂，如梅毒、疬风或癌肿可致鼻部溃烂，而产生臭秽之气；内脏病变，如鼻呼出之气带有"烂苹果味"，是消渴病之重症。若呼气带有"尿臊气"，则多见于阴水患者，属病情垂危的险症。

3. 汗气

因引起出汗的原因不同，汗液的气味也不同。外感六淫邪气，如风邪袭表，或卫阳不足，肌表不固，汗出多无气味。气分实热壅盛，或久病阴虚火旺之人，汗出量多而有酸腐之气。痹证若风湿之邪久羁肌表化热，也可汗出色黄而带有特殊的臭气。阴水患者若出汗伴有"尿臊气"则是病情转危的险候。

4. 身臭

身体有疮疡溃烂流脓水或有狐臭，漏液等均可致身臭。

（二）病室的气味

病室有腐臭或尸臭气味的，是脏腑败坏，病属危重。

病室有血腥臭，病人多患失血证。

尿臊味（氨味），多见于水肿病晚期患者。

烂苹果样气味（酮体气味），多见于消渴病患者。

第三章　问　诊

一、问诊的概念及意义

问诊是医生询问病人或陪诊者，了解疾病的发生、发展、治疗经过、现在症状和其他与疾病有关的情况，以诊察疾病的方法。

问诊是了解病人病情的重要方法，在四诊中占有重要的位置。因为有关疾病的很多情况，如患者的自觉症状，疾病发生、发展、变化的过程，既往健康或患病情况等，只有通过问诊才能了解。在某些疾病中，或是在发病的早期，病人只有自觉痛苦，缺乏客观的异常体征，在这种情况下，通过问诊而获得诊断病情的资料，就显得更为重要。同时，通过问诊还可了解病人的思想动态，以便及时进行解说。所以，问诊是医生认识疾病的重要方法。

二、问诊注意事项

问诊时要做到恰当准确，简要而无遗漏，应当遵循以下原则：

确定主诉：围绕主诉进行询问。问诊时，应首先明确病人的主诉是什么。因为主诉反映的多是疾病的主要矛盾。抓住了主诉，就是抓住了主要矛盾，然后围绕主要矛盾进行分析归纳，初步得出所有可能出现的疾病诊断，再进一步围绕可能的疾病诊断询问，以便最终得出确定的临床诊断或印象诊断。

问辨结合：边问边辨。门诊时，不是全部问完之后再综合分析的，而是一边问，一边对病人或陪诊者的回答加以分析辨证，采取类比的方法，与相似证中的各个方面加以对比，缺少哪些情况的证据就再进一步询问哪些方面，可以使问诊的目的明确，做到详而不繁，简而不漏，搜集的资料全面准确。这样，通过问诊，医生的头脑中就可形成一个清晰的印象诊断或结论。

为了达到预期的目的，具体进行问诊时，在遵循上述原则的基础上，应注意以下几个方面：

①要有科学的态度，高度负责的精神。

②要善于抓住病人的主诉。

③围绕主诉，有目的地全面了解病情，按辨证的原则和次序询问与主诉有关的各方面表现。

④讲话要通俗易懂，不宜使用病人不易理解的医学术语。

⑤避免主观、片面，防止暗示病人，企图使病人的回答符合自己的诊断。

⑥要善于分析，去伪存真。

⑦对危重病人的问诊既要细心，又要果断、迅速。力求很快明确诊断，立即给予治疗。

三、问诊的主要内容

（一）一般情况

包括姓名、性别、年龄、职业、籍贯、现住址等。

了解上述情况，便于书写病历，对患者诊治负责。同时也可作为诊断疾病的参考。如问年龄则可根据乳幼儿、青壮年和老年人的体质各有不同，来判断身体的强弱，给予适当的药量进行治疗。性别不同，则患有不同的疾病，如妇女可有经、带、胎、产等方面的疾病，同时在其他疾病的辨证上也有一定的参考价值。问职业可帮助了解某些病的病因，如水中作业者，易中湿邪；还可了解某些职业病，如矽肺、铅中毒等。问籍贯、住址往往与地方病有关，如瘿瘤病、大骨节病等。

（二）主诉

主诉是病人就诊时陈述的最主要的症状或体征及其持续时间。如：四肢关节游走性疼痛1个月；又如：发热、咳嗽3天。

由于主诉通常是病人的主要痛苦、就诊的主要原因，往往也是疾病的主要矛盾所在。因此，具有重要的诊断价值。

询问主诉要注意以下3点：

①要把主诉抓准，病人的陈述可能是零乱而主次不分的，而主诉一般只有一个或两三个，因此，医生要善于抓其中的主要症结。

②要将主诉所述症状的部位、性质、程度、时间等询问清楚，不能笼统、含糊。

③主诉不等于疾病的病名。

（三）现病史

现病史是指围绕主诉从起病到此次就诊时疾病的发生、发展和变化，以及治疗的经过。现病史应从发病情况、发病过程、治疗经过、现在症状等四个方面进行询问。

1. 发病情况

主要包括发病时间的新久、发病原因或诱因，最初的症状及其性质、部位，当时曾作何处理等。一般凡起病急、时间短者，多为外感病，多属实证；凡患病已久，反复发作，经久不愈者，多为内伤病，多属虚证，或属虚实夹杂证。如因情志不舒而致胁肋胀痛，急躁易怒者，多属肝气郁结；如因暴饮暴食而致胃脘胀满疼痛者，多属胃有积滞等。综上可见，医生通过询问病人的发病情况，对辨别疾病的病因、病位、病性有重要作用。

2. 病变过程

医生了解病人的病变过程，一般可按疾病时间先后顺序进行询问。如某一阶段出现哪些症状，症状的性质、程度有何变化，何时好转或加重，何时出现新的病情，病情有无变化规律等。通过询问病变过程，对了解疾病邪正斗争情况，以及病情发展趋势有重要的临床意义。

3. 诊治经过

有些病人，尤其是患病较久者，在就诊前已经其他医院诊断和治疗。所以，对初诊者，很有必要询问曾作过哪些检查，结果怎样；作过何种诊断，诊断的依据是什么；经过哪些治疗，治疗的效果及反应如何等。了解既往诊断和治疗的情况，可作为当前诊断与治疗的参考。

4. 现在症状

要询问这次就诊的全部自觉症状，虽也属问现病史范畴，但因其包括的内容较多，是问诊的主要内容，将另列一节专门讨论。

（四）既往史

既往史，又称过去病史，是指除主诉所述疾病以外的患病或健康情况。

由于过去的健康和患病情况，可能与现患疾病有一定的关系，也是辨证分析时的部分依据。如体质素弱者，病情多为虚证；中风病人既往多有眩晕病史，"肝病"则可有"传脾"的症状。

既往史包括：

过去一般健康情况：如强壮、素健，体弱、多病。

传染病史和预防接种史：如是否患过麻疹、白喉、疟疾、痢疾等传染病，何时何地接种过何种预防接种，有无对药物或其他物品的过敏史等。

其他疾病史：过去患过何种其他疾病，是否复发过，现在是否痊愈，现在还有何疾病表现。

（五）个人生活史

主要包括：生活经历、精神情志、饮食起居、婚姻生育。

1. 生活经历

医生询问病人的出生地、居住地及经历地，应注意某些地方病或传染病的流行区域，以便判断所患疾病是否与此相关。

2. 精神情志

人生活在社会之中，不可避免有外界因素的刺激，使精神情志产生变化，以致脏腑气血功能紊乱，而引起疾病的发生。同时，人的精神情志变化，对某些疾病的发展与变化亦有一定影响。因此，了解病人的性格特征，当前精神情志状况及其与疾病的关系等，有助于对病情的诊断，并可提示医生对因精神情志刺激所导致的疾病，在药物治疗的同时，辅以个人生活史思想上开导，将有助于治疗。

3. 饮食起居

饮食嗜好、生活起居如有不当，对身体健康影响很大，甚至引起疾病。

如素嗜肥甘者，多病痰湿；偏食辛辣者，易患热证；贪食生冷者，易患寒证。素日喜热恶凉者，多为素体阴气偏盛；素日喜凉恶热者，反映出素体阳气偏盛。好逸恶劳，脾失健运，易生痰湿；劳倦过度，耗伤精气，易患诸虚劳损；起居无常，饮食无节，易患胃病等。通过了解饮食嗜好、生活起居情况，对分析判断病情有一定意义。

4. 婚姻生育

对成年男女患者，应注意询问其是否结婚，结婚年龄，爱人的健康状况，以及有无传染病或遗传病。育龄期女性应询问初潮年龄或绝经年龄、月经周期、行经天数和带下的量、色、质等变化。已婚女性还应询问妊娠次数、生产胎数，以及有无流产、早产、难产。

（六）家族史

家族史包括询问与病人长期生活相处的父母、兄弟姐妹、爱人、子女等及接触密切的人的健康和患病情况，必要时应注意询问直系亲属的死亡原因。这是由于某些遗传性疾病，常与血缘关系密切；有些传染性疾病，如肺痨等，与生活接触有关。因而询问其家族病史，对诊断现患疾病极有帮助。

四、问现在症状

问病人的现在症状，是问诊的主要内容，是辨证的重要依据。中医学对现在症状的问诊极其重视，所问内容极为详细，对各种症状的临床意义有深刻认识。明代医学家张景岳在总结前人问诊要点的基础上写成《十问歌》，后人又将其略作修改补充为："一问寒热二问汗，三问头身四问便，五问饮食六胸腹，七聋八渴俱当辨，九问旧病十问因，再兼服药参机变，妇女尤必问经期，迟速闭崩皆可见，再添片语告儿科，天花麻疹全占验。"《十问歌》内容言简意赅，可作问诊的参考。但在实际问诊中，还必须根据病人的具体病情灵活而重点地询问，不能千篇一律地机械套问。

具体包括：问寒热、问汗、问疼痛、问头身胸腹不适、问耳目、问饮食口味、问睡眠、问二便、问妇女、问小儿。

（一）问寒热

问寒热，是询问病人有无寒热的感觉。寒与热是临床上常见的症状。寒热的产生，主要取决于病邪的性质和机体的阴阳盛衰两个方面。因此，通过问患者寒热感觉可以辨别病变的寒热性质和阴阳盛衰等情况。所以，寒热是问诊的重点内容之一。

寒：恶寒是病人有寒冷的感觉，虽覆被加衣近火取暖仍不能解其寒。畏寒是病人有寒冷的感觉，但覆被加衣近火取暖能够缓解。

热：即发热，有两层意义，病人体温升高；或体温正常，病人全身或局部有发热的感觉。

临床常见的寒热症状有：恶寒发热、但寒不热、但热不寒、寒热往来等。

1. 恶寒发热

概念：恶寒发热是指病人自觉寒冷同时伴有体温升高。

意义：见于外感表证。外邪袭表，影响卫阳"温分肉"的功能。

产生原因：肌表失煦，则恶寒；正气奋起抗邪，正邪相争则发热。详言之，出现恶寒发热症状的病理变化，是外感表证初起，外邪与卫阳之气相争的反应。外邪束表，郁遏卫阳，肌表失煦故恶寒。卫阳失宣，郁而发热。如果感受寒邪，可导致束表遏阳之势加重，恶寒症状显著；感受热邪，助阳而致阳盛，发热症状显著。

分型：根据恶寒发热的轻重不同和有关兼证，分三种类型。

①恶寒重，发热轻见于表寒证，由外感寒邪所致。

②发热重，恶寒轻见于表热证，由于外感热邪所致。

③发热轻，恶风自汗见于太阳中风证，外感风邪所致。

表证寒热的轻重，除与感受外邪的性质有关外，还与感邪轻重关系密切。一般而言，病邪轻者，则恶寒发热俱轻；病邪重者，则恶寒发热俱重。

2. 但寒不热

概念：病人但感畏寒而无发热。

意义：见于里寒证。

产生原因：多因素体阳虚，不能温煦肌表；或寒邪直接侵袭，损伤机体阳气所致。

特点：病人经常自觉怕冷，但加衣被或近火取暖，可以缓解。

分型：有不同的分型方法。

根据发病的缓急和有关兼症，分为两种类型：

（1）虚寒证

久病体弱畏寒，脉沉迟无力者，属虚寒证。是因久病阳气虚衰，不能温煦肌表所致。

（2）实寒证

新病脘腹或其他局部冷痛剧烈，脉沉迟有力者，属实寒证。是因寒邪直接侵入体内，损伤脏腑或其他局部阳气所致。

根据患者怕冷感觉的不同特点，临床又分为恶风、恶寒、寒战、畏寒等。

（1）恶风

恶风是患者遇风则有怕风颤抖的感觉，避风则缓。多为外感风邪所致。风邪在表，卫分受损，则失其温分肉司开阖的作用，故遇风有冷感而避之可缓。此外，恶风还可见于素体肺卫气虚肌表不固者。

（2）恶寒

恶寒是患者时时觉冷，虽加衣覆被近火取暖仍不能解其寒。多为外感病初起，卫气不能外达，肌表失其温煦而恶寒。此时虽加及衣火，仍不能使肌体的阳气宣达于表，故得温而寒冷感无明显缓解。可见于多种外感病的初期阶段，病性多属于实。

（3）寒战

寒战患者恶寒的同时伴有战栗者，称为寒战，是恶寒之甚。其病机、病性与恶寒同。

应注意，外感病中恶风、恶寒、寒战症状独立存在的时间很短，很快就会出现发热症状，成为恶寒发热或寒热往来。亦有少数病例存在时间较长，一般亦必然会出现发热。这些对于掌握疾病的进程有一定帮助。

（4）畏寒

畏寒是患者自觉怕冷，但加衣被近火取暖可以缓解，称为畏寒，多为里寒证。机体内伤久病，阳气虚于内。或寒邪过盛，直中于里，损伤阳气，温煦肌表无力而出现怕冷的感觉。此时若加衣近火，防止阳气的耗散，或以热助阳，使阳气暂时恢复，肌表得温，畏寒即可缓解。

3. 但热不寒

但热不寒是指病人只发热，不觉寒冷，或反恶热。多属阳盛阴虚的里热证。根据发热的轻重、时间、特点等不同，可分为壮热、潮热、微热三种类型。

（1）壮热

概念：高热（体温39℃以上）持续不退，不恶寒反恶热。

意义：里实热证，多见于外感温热病气分阶段。为风寒之邪入里化热或温热之邪内传于里，邪盛正实，交争剧烈，里热炽盛，蒸达于外所致。

（2）潮热

概念：发热如潮汐之有定时，按时发热或按时热更甚。

分型：外感与内伤疾病中皆可见有潮热。由于潮热的热势高低、持续时间不同，临床上又有以下三种情况：

日晡潮热：日晡（下午3~5时）之时发热明显，或热势更甚，此种潮热多见于《伤寒论》中的阳明腑实证，又称阳明潮热（见于胃肠燥热内结）。

湿温潮热：身热不扬（即肌肤初扪之不觉很热，但扪之稍久即感灼手），午后热甚（见于湿温病）。热势加剧，退后热不净。是湿热病特有的一种热型，亦属潮热的范畴。

阴虚潮热：午后或入夜低热，有热自骨内向外蒸发的感觉（见于阴虚证）。多见胸中烦热，手足心发热，故又称"五心烦热"。严重者有热自骨髓向外透发的感觉，则称为"骨蒸潮热"。是由各种原因致阴液亏少，虚阳偏亢而生内热。

（3）微热

概念：轻度发热，热势偏低，多在37~38℃间。

意义：常见于某些内伤病和温热病的后期。由气虚而引起的长期微热，又称为气虚发热。其特点是长期发热不止，热势较低，劳累后发热明显增重。其主要病机是因脾气虚，中气不足，无力升发敷布阳气，阳气不能宣泄而郁于肌表，故发热。劳则气耗，中气益虚，阳气更不得敷布，故郁热加重。

小儿夏季热：小儿在气候炎热时发热不已，至秋凉时不治自愈，亦属微热。是小儿气阴不足（体温调节机能尚不完善），不能适应夏令炎热气候所致。

4. 寒热往来

寒热往来是指恶寒与发热交替发作。又称往来寒热。是正邪相争、互为进退的病理表现，为半表半里证的特征。临床常见以下两种类型。

（1）寒热往来，发无定时

概念：指病人时冷时热，一日发作多次，无时间规律。

意义：见于少阳证。

病理机制：外感病邪达半表半里阶段时，邪正相争，相持不下，邪胜则恶寒，正胜则发热，所以恶寒与发热交替发作。

（2）寒热往来，发有定时

概念：寒战与高热交替发作，发有定时，每日发作一次，或二三日发作一次，并兼头痛剧烈、口渴、多汗等症。

意义：常见于疟疾。

病理机制：由于疟邪侵入人体，伏藏于半表半里之间，入与阴争则寒，出与阳争则热，故寒战与高热交替出现，休作有时。

（二）问汗

《素问·阴阳别论》说："阳加于阴谓之汗。"故汗是由阳气蒸化津液从玄府达于体表而成，汗是由津液所化。正常汗出有调和营卫，滋润皮肤等作用。正常人在体力活动、进食辛辣、气候炎热、衣被过厚、情绪激动等情况下可见汗出，属生理现象。若当汗出而无汗，不当汗出而汗多，或仅见身体的某一局部汗出，属病理现象。病理性的无汗或有汗，与正气不足和病邪侵扰等因素有密切关系。由于病邪的性质，或正气亏损的程度不同，可出现各种不同情况的病理性汗出。所以，通过询问了解病人汗出的异常情况，对判断病邪的性质及人体阴阳虚衰有重要的意义。

询问时，应注意了解病人有汗无汗，出汗的时间、多少、部位及其主要兼症等。

1. 有汗无汗

在疾病过程中，尤其对外感病人，询问汗的有无，是判断感受外邪的性质和卫阳盛衰的重要依据。

（1）表证有汗

多属外感风邪所致的中风表虚证，或为外感风热所致的表热证。由于风性开泄，热性升散，风热袭表，腠理疏松，故见汗出。如卫阳素虚，肌表不固，则更易汗出。

（2）表证无汗

多属外感寒邪所致的伤寒表实证。因寒性收引，腠理致密，玄府闭塞，因而无汗。

（3）里证汗出

若外邪入里，成为里热证，或因其他原因导致里热炽盛，阳气过亢，迫使津液外出，则见汗多，并常伴发热、口渴等症。

（4）里证无汗

当汗出时而不出汗，见于久病、里证患者，常因阳气不足，蒸化无力，或为津血亏耗，生化乏源所致。

2. 特殊汗出

所谓特殊汗出，是指具有某些特征（出汗的时间、出汗的状况等）的病理性汗出。主要有以下三种。

（1）自汗

病人日间汗出，活动尤甚，兼见畏寒神疲乏力等症，属阳虚。因阳虚（卫阳不足），不能固密肌表，玄府不密，津液外泄，故自汗出；活动则更加损耗阳气，因而汗出尤甚。

（2）盗汗

病人睡时汗出，醒则汗止，兼见潮热、颧红等症，属阴虚。阴虚则虚热内生，睡时卫阳入里，肌表不密，虚热蒸津外泄，故盗汗出。醒后卫阳出表，玄府密闭，故汗止。

（3）大汗

即汗出量多，津液大泄，临床上有虚实之分：病人蒸蒸发热，汗出不已，兼见面赤、口渴饮冷、脉洪大者，属实热证；病人冷汗淋漓，兼见面色苍白、四肢厥冷、脉微欲绝者，属亡阳证。此时汗出常称为"脱汗""绝汗"。见于重病、危证病人。

3. 局部汗出

有些病人的出汗异常，仅表现于身体的某些局部。询问局部的异常出汗情况，亦有助于对疾病的诊断。

头汗：病人仅头部或头颈部出汗较多，又称为"但头汗出"。多因上焦邪热或中焦湿热上蒸，或病危虚阳上越所致。

半身汗：病人仅半侧身体有汗，或为左侧、或为右侧、或为下半身，另一侧则经常无汗者。属患侧（无汗一侧）经络阻闭，气血运行不周所致。可见于中风、痿证、截瘫等病人。

手足心汗：即病人手足心出汗较多。其原因多与脾胃有关。脾主四肢，手足为诸阳之本。脾胃有病，运化失常，津液旁达四肢，而手足心汗出。

（三）问疼痛

疼痛是临床上最常见的一种自觉症状。患病机体各个部位都可发生疼痛。导致疼痛的原因很多，如感受外邪，或气滞血瘀，或痰浊凝滞，或食滞、虫积等，阻滞脏腑、经络，闭塞气机，使气血运行不畅，"不通则痛"，属因实而致痛；若因气血不足，或阴精亏损，使脏腑经络失养，"不荣则痛"，属因虚而致痛。

问疼痛，应注意询问了解疼痛的部位、性质、程度、时间、喜恶等。

1. 疼痛的原因

引起疼痛的原因很多，有外感有内伤，其病机有虚有实。其中因不通则痛者，属实证，不荣则痛者属虚证。

2. 疼痛的性质

由于引起疼痛的病因病机不同，其疼痛的性质亦不同，临床可见如下几类。

（1）胀痛

痛且有胀感，为胀痛。在身体各部位都可以出现，但以胸胁、胃脘、腹部较为多见。多因气机郁滞所致。

（2）刺痛

疼痛如针刺，称为刺痛。其特点是疼痛的范围较小，部位固定不移。多因瘀血所致。全身各处均可出现刺痛症状，但以胸胁、胃脘、小腹、少腹部最为多见。

（3）绞痛

痛势剧烈如绞割者，称为绞痛。其特点是疼痛、有剜、割、绞结之感，疼痛难以忍受。多为有形实邪突然阻塞经络闭阻气机，或寒邪内侵，气机郁闭，导致血流不畅而成。可见于心血瘀阻的心痛，蛔虫上窜或寒邪内侵胃肠引起的脘腹痛等。

（4）串痛

疼痛部位游走不定或走窜攻痛称为串痛。其特点是痛处不固定，或者感觉不到确切的疼痛部位。多为风邪留着机体的经络关节，阻滞气机，产生疼痛。气无形而喜通畅，气滞为痛，亦多见串痛。可见于风湿痹证或气滞证。

（5）掣痛

痛处有抽掣感或同时牵引它处而痛，称为掣痛。其特点是疼痛多呈条状或放射状，或有起止点，有牵扯感多由筋脉失养或经阻滞不通所致。可见于胸痹、肝阴虚、肝经实热等证。

（6）灼痛

痛处有烧灼感，称灼痛。其特点是感觉痛处发热，如病在浅表，有时痛处亦可触之觉热，多喜冷凉。多由火热之邪串人经络，或阴虚阳亢，虚热灼于经络所致。可见于肝火犯络两胁灼痛，胃阴不足脘部灼痛及外科疮疡等证。

（7）冷痛

痛处有冷感，称冷痛。其特点是感觉痛处发凉，如病在浅表，有时触之亦觉发凉，多喜温热。多因寒凝筋脉或阳气不足而致。

（8）重痛

疼痛伴有沉重感，称重痛。多见于头部、四肢及腰部。多因湿邪困阻气机而致。多见于湿证。

（9）空痛

痛而有空虚之感，称空痛。其特点是疼痛有空旷轻虚之感，喜温喜按。多为精血不足而致。可见于阳虚、阴虚、血虚或阴阳两虚等证。

（10）隐痛

痛而隐隐，绵绵不休，称隐痛。其特点是痛势较轻，可以耐受，隐隐而痛，持续时间较长。多因气血不足，或阳气虚弱，导致经脉气血运行滞涩所致。

（11）酸痛

痛而有酸软感觉。多见于湿证，而腰膝酸痛则属肾虚。

3. 疼痛的部位

询问疼痛的部位，可以判断疾病的位置及相应经络脏腑的变化情况。疼痛可以发生在身体的各个部位，常作为患者的主要症状而就诊。在询问疼痛时，除注意疼痛的性质外，还要确定疼痛的部位，这对明确诊断，推论何脏何腑的病变有重要的参考意义。因为一定脏腑组织器官的病变，常引起身体固定部位的疼痛，而疼痛又多发生在脏腑病变所在部位或脏腑经络通过的部位。

临床上将疼痛的部位和性质综合起来加以考虑，可以辨明脏腑部位和病性。如：脘部灼痛，其中脘部代表胃，灼痛代表热，综合起来为：胃热证。

（1）头痛

整个头部或头的前后、两侧部位的疼痛，皆称头痛。无论外感内伤皆可引起头痛。外感多由邪犯脑府，经络郁滞不畅所致，属实。内伤多由脏腑虚弱，清阳不升，脑府失养，或肾精不足，髓海不充所致，属虚。脏腑功能失调产生的病理产物如痰饮、瘀血阻滞经络所致的疼痛，则或虚或实，或虚实夹杂。凡头痛较剧，痛无休止，并伴有外感表现者，为外感头痛。如头重如裹，肢重者属风湿头痛。凡头痛较轻，病程较长，时痛时止者，多为内伤头痛。如头痛隐隐，过劳则甚，属气虚头痛。如头痛隐隐，眩晕面白，属血虚头痛。头脑空痛，腰膝酸软，属肾虚头痛。如头痛晕沉，自汗便溏属脾虚头痛。凡头痛如刺，痛有定处，属血瘀头痛。凡头痛如裹，泛呕眩晕，属痰浊头痛。凡头胀痛，口苦咽干，属肝火上炎头痛。凡头痛，恶心呕吐，心下痞闷，食不下，属食积头痛。

头部不同部位的疼痛，一般与经络分布有关，如头项痛属太阳经病，前额痛属阳明经病，头侧部痛属少阳经病，头顶痛属厥阴经病，头痛连齿属少阴经病。

（2）胸痛

胸痛是指胸部正中或偏侧疼痛的自觉症状。胸居上焦，内藏心肺，所以胸病以心肺病变居多。胸病总由胸部气机不畅所致。胸痛、潮热盗汗，咳痰带血者，属肺阴虚证，因虚火灼伤肺络所致。胸痛憋闷，痛引肩臂者，为胸痹。多因心脉气血运行不畅所致。可见于胸阳不足，痰浊内阻或气虚血瘀等证。胸背彻痛剧烈、面色青灰、手足青至节者，为真心痛。是因心脉急骤闭塞不通所致。胸痛、壮热面赤，喘促鼻煽者，为热邪壅肺，肺失宣降所致。胸痛、潮热盗汗，咳痰带血者，属肺阴虚证，因虚火灼伤肺络所致。胸闷咳喘，痰白量多者，属痰湿犯肺，因脾虚聚湿生痰，痰浊上犯所致。胸胀痛，走窜、太息易怒者，属肝气郁滞，因情志郁结不舒，胸中气机不利所致。胸部刺痛、固定不移者，属血瘀，多为血瘀心脉所致。

（3）胁痛

胁痛是指胁一侧或两侧疼痛。因胁为肝胆所居，又是肝胆经脉循行分布之处。故胁痛多属肝胆及其经脉的病变。胁胀痛、太息易怒者，多为肝气郁结所致。胁肋灼痛，多为肝火郁滞。胁肋胀痛，身目发黄，多为肝胆湿热蕴结，可见于黄疸病。胁部刺痛、固定不移，为瘀血阻滞，经络不畅所致。胁痛，患侧肋间饱满，咳唾引痛是饮邪停留于胸胁所致，可见于悬饮病。

（4）胃脘痛

胃脘，包括整个胃体。胃上口贲门称上脘，胃下口幽门称下脘，界于上下口之间的胃体称中脘。胃脘痛即指胃痛而言。凡寒、热、食积、气滞等病因及机体脏腑功能失调累及于胃，皆可影响胃的气机通畅，而出现疼痛症状。

胃脘痛的性质不同，其致病原因也不同。如胃脘冷痛，疼势较剧，得热痛减，属寒邪犯胃。胃脘灼痛，多食善饥，口臭便秘者，属胃火炽盛。胃脘胀痛，嗳气不舒，属胃腑气滞，多是肝气犯胃所致；胃脘刺痛，固定不移, 属瘀血胃痛; 胃脘胀痛, 嗳腐吞酸, 厌食为食滞胃脘。胃脘隐痛, 呕吐清水, 属胃阳虚; 胃脘灼痛嘈杂, 饥不欲食, 属胃阴虚。

（5）腹痛

腹部范围较广, 可分为大腹、小腹、少腹三部分。脐周围称为脐腹, 属脾与小肠。脐以上统称大腹, 包括脘部、左上腹、右上腹, 属脾胃及肝胆。脐以下为小腹, 属膀胱、胞宫、大小肠。小腹两侧为少腹, 是肝经经脉所过之处。

根据疼痛的不同部位, 可以测知疾病所在脏腑。根据疼痛的不同性质可以确定病因病性的不同。如大腹隐痛、便溏、喜温喜按, 属脾胃虚寒。小腹胀痛, 小便不利多为癃闭, 病在膀胱。小腹刺痛, 小便不利, 为膀胱蓄血。少腹冷痛, 牵引阴部, 为寒凝肝脉。绕脐痛, 起包块, 按之可移者, 为虫积腹痛。凡腹痛暴急剧烈、胀痛、拒按、得食痛甚者, 多属实证。凡腹痛徐缓、隐痛、喜按、得食痛减者, 多属虚证。凡腹痛得热痛减者, 多属寒证。凡腹痛, 痛而喜冷者, 多属热证。

（6）腰痛

根据疼痛的性质可以判断致病的原因。如腰部冷痛, 以脊骨痛为主, 活动受限, 多为寒湿痹证。腰部冷痛, 小便清长, 属肾虚。腰部刺痛, 固定不移, 属闪挫跌扑瘀血。

根据疼痛的部位, 可判断邪留之处。如腰脊骨痛, 多病在骨; 如腰痛以两侧为主, 多病在肾; 如腰脊痛连及下肢者, 多病在下肢经脉。腰痛连腹, 绕如带状, 多病在带脉。

（7）背痛

根据疼痛的部位及性质, 可以判断疼痛的病位和病因。如背痛连及头项, 伴有外感表证, 是风寒之邪客于太阳经; 背冷痛伴畏寒肢冷, 属阳虚; 脊骨空痛, 不可俯仰, 多为精气亏虚, 督脉受损。

（8）四肢痛

四肢痛, 多由风寒湿邪侵犯经络、肌肉、关节, 阻碍其气血运行所致。亦有因脾虚、肾虚者。根据疼痛的部位及性质可以判断病变的原因、部位。如四肢关节痛、串痛, 多为风痹; 四肢关节痛, 周身困重多为湿痹; 四肢关节疼痛剧烈, 得热痛减为寒痹。四肢关节灼痛, 喜冷, 或有红肿, 多为热痹; 如足跟或胫膝隐隐而痛, 多为肾气不足。

（9）周身痛

周身痛是指四肢、腰背等处皆有疼痛感觉。根据疼痛的性质及久暂, 可判断病属外感或内伤。如新病周身酸重疼痛, 多伴有外感表证, 属外邪束表；若久病卧床周身疼痛，属气血亏虚，经脉不畅。

（四）问头身胸腹不适

问头身胸腹不适，是指"十问"中问头身、胸腹部分除疼痛以外的其他不适，如头晕、胸闷、心悸、胁胀、脘痞、腹胀、身重、麻木等等，这些症状在临床上不仅常见，而且各有重要的诊断价值，故应注意询问。

1. 头晕

头晕是患者自觉头脑有晕旋之感，病重者感觉自身或景物旋转，站立不稳。头晕是临床上常见的症状之一，可由很多原因引起。

头晕，《黄帝内经》称之为"眩冒"。在《黄帝内经》中对本病的病因病机作了较多的论述，认为眩晕属肝所主，与髓海不足、血虚、邪中等多种因素有关。如《素问·至真要大论》云："诸风掉眩，皆属于肝。"《灵枢·海论》曰："髓海不足，则脑转耳鸣，胫酸眩冒。"《灵枢·卫气》说："上虚则眩。"《灵枢·大惑论》中说："故邪中于项，因逢其身之虚……入于脑则脑转，脑转则引目系急，目系急则目眩以转矣。"《素问·六元正纪大论》云："木郁之发……甚则耳鸣眩转。"

对本症的询问，应注意了解引发或加重本症的可能因素及兼有症状。如头晕而胀，烦躁易怒，舌红，脉弦数者，多为肝火上炎；头晕胀痛，耳鸣，腰膝酸软，舌红少苔，脉弦细，每因恼怒而加剧者，多为肝阳上亢；头晕面白，神疲体倦，舌淡，脉细，每因劳累而加重者，多为气血亏虚，营血不能上荣，清阳之气不升之故；头晕且重，如物裹缠，胸闷呕恶，舌苔白腻者，多为痰湿内阻，清阳不升所致；若外伤后头晕刺痛者，多属瘀血阻滞，脉络不通。

2. 胸闷

胸部有痞塞满闷之感，谓之胸闷，或称胸痞。本症与心、肺等脏气机不畅有密切关系，如胸闷、心悸、气短者，多属心气不足，心阳不振；胸闷心痛如刺者，多属心血瘀阻；胸闷痰多者，多属痰湿内阻，肺气壅滞。

3. 心悸

是指患者经常自觉心跳、心慌、悸动不安，甚至不能自主的一种症状。多是心神或心脏病变的反映。

由于受惊而致心悸，或心悸易惊，恐惧不安者，称为惊悸。常由外因所引起，如目见异物，遇险临危等心神浮动，心气不定而心悸者，多时发时止。惊悸的全身情况较好，其病情较轻。

心跳剧烈，上至心胸，下至脐腹者，谓之怔忡。怔忡常是惊悸的进一步发展，多由内因所引起，劳累即发，持续时间较长，全身情况较差，其病情较重。

惊悸、怔忡均属心悸，其形成原因较多，如惊骇气乱，心神不安；营血亏虚，心神失养；阴虚火旺，内扰心神；心阳气虚，鼓搏乏力；脾肾阳虚，水气凌心；心脉痹阻，血行不畅等，均可引起心悸。临床上应根据心悸的轻重特点及其兼证之不同来进行辨证。

4. 胁胀

胁的一侧或两侧有胀满不舒的感觉，称为胁胀。

由于肝胆居于右胁，其经脉均分布于两胁，故胁胀多见于肝胆病变。如胁胀易怒，多为情志不舒，肝气郁结；胁胀口苦，舌苔黄腻，多属肝胆湿热。

5. 脘痞

患者自觉胃脘部胀闷不舒，谓之脘痞，或称脘胀。现代中医临床上常称为"胃痞"。《伤寒论》中说："满而不痛者，此为痞""若心下满而硬痛者，此为结胸也，大陷胸汤主之。但满而不痛者，此为痞，柴胡不中与也，半夏泻心汤主之"。

脘痞是脾胃病变的反映，如脘痞，嗳腐吞酸者，多为饮食伤胃；脘痞，膈满，头身困重，呕恶纳呆，多为痰湿中阻；脘痞，嗳气，烦躁易怒，口苦，多属肝胃不和；脘痞，食少，便溏者，多属脾胃虚弱。

6. 腹胀

患者自觉腹部胀满痞塞不舒，如物支撑，称为腹胀。

腹胀有虚实之分：喜按属虚，多因脾胃虚弱，失于健运所致；拒按属实，多因食积胃肠，或实热内结，阻塞气机而引起。

若腹胀如鼓，皮色苍黄，腹壁青筋暴露者，称为臌胀。多因酒食不节，或情志所伤，或虫积血瘕，致使肝、脾、肾功能失常，气、血、水互结，聚于腹内而成。

7. 身重

身体有沉重酸困的感觉，谓之身重。本症大多与肺、脾二脏病变有关。

如风邪外袭，肺失宣降，通调水道功能失司，水泛肌肤而见身重，甚则浮肿；或脾气虚弱，失于健运，脾为湿困，阳气被遏，而见身重困倦，神疲，气短等症。

此外，温热之邪，耗伤气阴，机体失却濡养，也可有身重之感。

8. 麻木

患者肌肤感觉减退，甚至消失，谓之麻木，亦称不仁。

麻木多因气血亏虚，或肝风内动，或湿痰瘀血阻络所致，临床应结合伴随症状进行鉴别。

除疼痛和上述症状外，头身胸腹的不适还有很多，如恶心、神疲、乏力、气坠、心烦、胆怯、身痒等等，都是病人的自觉症状，临床时也应注意询问，并了解其临床意义。

（五）问耳目

耳能闻声辨音，目能视物察色，均为身体的感觉器官。耳与目又分别与内脏、经络有密切联系。如肾开窍于耳，手足少阳经脉分布于耳，耳为宗脉之所聚；肝开窍于目，目为五脏六腑精气所注之处。所以，询问耳目情况，不仅可了解耳目局部有无病变，并且可帮助推断全身生理变化，以及肝、胆、肾、三焦和其他脏腑的病变。

1. 问耳

耳鸣、耳聋、重听都是听觉异常的症状。轻者为重听，重者为耳聋。耳鸣、耳聋可单独出现，也可并见，耳聋常由耳鸣发展而来，诚如《医学入门》所说："耳鸣乃是聋之渐也。"二者症状虽有不同，但病因病机基本一致。临床应注意询问其特点、新久、程度及兼症等，作为辨证的依据。

（1）耳鸣

患者自觉耳内鸣响，如闻蝉鸣或潮水声，或左或右，或两侧同时鸣响，或时发时止，或持续不停，称为耳鸣。临床有虚实之分，若暴起耳鸣声大，用手按而鸣声不减，属实证，多因肝胆火盛上扰清空所致；渐觉耳鸣，声音细小，以手按之，鸣声减轻，属虚证，多由肝肾阴虚、肝阳上扰或肾虚精亏、髓海不充、耳失所养而成。正如《灵枢·海论篇》所说："髓海不足，则脑转耳鸣。"

（2）耳聋

患者有不同程度的听力减退，甚至听觉丧失，不闻外声，谓之耳聋，亦称耳闭。一般耳暴聋者，多属实证。常由肝胆火逆，上壅于耳，清窍失灵而成。若温病出现耳聋，多由热邪蕴结上焦，蒙蔽清窍所致。凡属实证耳聋，多较易治。久病耳渐聋者，属于虚证。多因精气虚衰，不能上充清窍所致。如《灵枢·决气》说："精脱者耳聋"，故较难治。此外，年老耳渐聋者，一般是生理现象，多是精衰气虚之故。

（3）重听

听力减退，听音不清，声音重复，称为重听。日久渐致重听，以虚证居多。常因肾之精气虚衰，耳窍失荣所致。多见于年老体衰的患者。若耳骤发重听，以实证居多。常见原因是痰浊上蒙，或风邪上袭耳窍。

2. 问目

目的病变繁多，将另设专科详细讨论。这里仅简要介绍几个常见症状及其临床意义，应注意结合兼症，以辨证分析。

（1）目痒

是指眼睑、眦内或目珠有痒感，轻者揉拭则止，重者极痒难忍。临床应注意询问目痒程度及兼症，以作辨证依据。一般目痒甚者，多属实证。如两目痒如虫行，畏光流泪，并有灼热之感，是肝经风火上扰所致。若两目微痒而势缓者，多属血虚，目失濡养所致。

（2）目痛

单目或双目疼痛，谓之目痛。目痛原因较为复杂，一般痛剧者，多属实证；痛微者，多属虚证。但临床上实证较多，如目痛难忍，兼面红目赤，口苦，烦躁易怒者，为肝火上炎所致；目赤肿痛，羞明眵多者，是风热之邪上行之象，多为暴发火眼或天行赤眼。若目微赤微痛，时痛时止，并感干涩者，多由阴虚火旺所引起。

（3）目眩

视物旋转动荡，如在舟车之上，或视物昏花迷乱，眼前如有蚊蝇飞动之感，谓之目眩，或称眼花。目眩的病机有虚有实。风火上扰清窍，或痰湿上蒙清窍所引起的目眩属实，多兼有面赤、头胀、头痛、头重等邪壅于上的征象。中气下陷，清阳不升，或肝肾不足，精亏血虚，以致目窍失于充养所致的目眩属虚，常伴有神疲、气短或头晕、耳鸣等虚性征象，多见于年老体弱，或久病体衰之人。

（4）目昏、雀盲、歧视

视物昏暗不明，模糊不清，称为目昏；若白昼视力正常，每至黄昏视物不清，如雀之盲，故称雀盲，或称雀目、鸡盲、夜盲；视一物成二物而不清，谓之歧视，或称视歧。目昏、雀盲、歧视三者均为视力不同程度减退的病变，各有特点，其病因、病机基本相同，多由肝肾亏虚，精血不足，目失充养而致。常见于久病或年老、体弱之人。

（六）问饮食与口味

问饮食及口味，是对病理情况下口渴、饮水、进食、口味等的询问与辨证分析。应注意询问有无口渴、饮水多少、喜冷喜热、食欲情况、食量多少、食物的喜恶、口中有无异常味觉和气味等。

1. 问口渴与饮水

口渴是临床常见的一个自觉症状，饮水是人体内津液的主要来源。口渴与否、饮水多少，与机体内津液的盈亏、输布情况和阴阳的盛衰有着密切关系，故询问病人口渴与饮水的情况，可以了解病人津液的盛衰和输布障碍，以及病性的寒热虚实。如《景岳全书·传忠录》说："渴与不渴，可以察里证之寒热，而虚实之辨亦从以见。"临床上应根据口渴的特点，饮水的多少和有关兼症来加以辨证分析。

（1）口不渴

为津液未伤，见于寒证病人，亦可见于虽非寒证而体内亦无明显热邪的病人。

（2）口渴多饮

即病人口渴明显，饮水量多，是津液大伤的表现。临床常见三种：①实热证：大渴喜冷饮，兼见面赤壮热，烦躁多汗，脉洪大，是里热亢盛、津液大伤、饮水自救的表现；②消渴病烦：渴引饮，小便量多，兼见能食消瘦，病机为肾阴亏虚、阴虚燥热，故开多合少，小便量多；③吐、下、利后，耗伤津液：大汗后，或剧烈吐下后，或大量利尿后，出现口渴多饮。

（3）渴不多饮

口干微渴，兼发热，微恶风寒，咽喉肿痛者，多见于外感温热病早期，伤津较轻；渴喜热饮，饮水不多，多为痰饮内停，或阳气虚弱，水津不能上承所致；口渴而不多饮，兼见身热不扬，头身困重，脘闷，舌苔黄腻者，属湿热证，因湿热内阻，津液气化障碍，不能上承于口，则口渴，内有湿热，则不多饮；口渴饮水不多，也可见于温病营分证；若口渴，但欲漱水不欲咽，兼见舌紫有瘀斑者，属内有瘀血。

2. 问食欲与食量

《灵枢·海论篇》说："胃者水谷之海。"胃主收纳、腐熟水谷，脾主运化、转输水谷精微，两者为后天之本。人的饮食情况与脾胃功能的正常与否关系非常密切。又人以胃气为本，胃气的有无直接关系到疾病的轻重和转归。所以，询问病人的食欲和食量情况，可以了解脾胃功能的强弱、判断疾病的轻重和估计预后的好坏。询问病人的食欲和食量情况，要结合有关兼症加以辨证分析。

（1）食欲减退

又称为"纳呆"或"纳少"，即病人不思进食或甚则厌食。临床常见者有以下 4 种：

①脾胃气虚：食少纳呆，兼见消瘦乏力，腹胀便溏，舌淡脉虚者。此因脾胃腐熟运化功能低下所致，可见于久病虚证和素体气虚之人。

②湿邪困脾：脘闷纳呆，兼见头身困重，便溏苔腻者。因脾喜燥而恶湿，湿邪困脾，脾失运化，则脘闷纳少腹胀。如长夏感受暑湿之邪多见此证。

③肝胆湿热：纳少厌油食，兼见黄疸胁痛，身热不扬者。因湿热内蕴，肝失疏泄，木郁克土，脾失运化，而致纳少。

④食滞内停：厌食，兼见嗳气酸腐，脘腹胀痛，舌苔厚腐者。因暴饮暴食，损伤脾胃，致脾胃腐熟运化功能失常，故纳呆厌食。

此外，如已婚妇女停经，厌食呕吐，脉滑数冲和者，为妊娠恶阻。是因妊娠冲脉之气上逆，胃失和降所致，不严重者属生理现象，不须治疗。

（2）多食易饥

即病人食欲过于旺盛，食后不久即感饥饿，进食量多，身体反见消瘦。临床常见两种：

①胃火亢盛：多食易饥，兼见口渴心烦、舌红苔黄、口臭便秘。因胃火亢盛，腐熟太过，代谢亢进，故多食易饥。

②胃强脾弱：多食易饥，兼见大便溏泄。

（3）饥不欲食

即病人有饥饿感，但不想进食或进食不多。可见于胃阴不足的病人。症见饥不欲食，胃中有嘈杂、灼热感，舌红少苔，脉细数。是因胃阴不足，虚火内扰所致。

（4）偏嗜食物

即病人嗜食某种食物或异物。临床常见的有以下两种：

①小儿嗜食生米、泥土，兼见消瘦、腹胀腹痛，脐周有包块按之可移者，属虫积。因饮食不洁，腹内生虫影响脾失运化，机体失养所致。

②已婚妇女，嗜酸、停经、恶心、脉滑数冲和者，为妊娠，属生理现象，不为病态。

询问食欲与食量时，还应注意进食情况如何。如病人喜进热食，多属寒证；喜进冷食多属热证。进食后稍安，多属虚证；进食后加重，多属实证或虚中夹实证。疾病过程中，食欲渐复，表示胃气渐复，预后良好；反之，食欲渐退，食量渐减，表示胃气渐衰，预后多不良。若病重不能食，突然暴食，食量较多，是脾胃之气将绝的危象，称"除中"。实际上是中气衰败，死亡前兆，属"回光反照"的一种表现。

3. 问口味

口味，即病人口中的异常味觉。因脾开窍于口，其他脏腑之气亦可循经脉上至于口，口中的异常味觉，常是脾胃功能失常或其他脏腑病变的反映，故询问病人口味的异常变化，亦可诊察内在脏腑的疾病。

（1）口淡乏味

因脾胃腐熟运化功能低下，病人食少纳呆，故感口淡乏味，属脾胃气虚。

（2）口甜或黏腻

因甜味入脾，湿热蕴结脾胃，浊气上泛于口，故感口甜或黏腻，属脾胃湿热。

（3）口中泛酸

因酸味入肝，肝热之气上蒸于口，则口中泛酸，属肝胃蕴热。

因暴饮暴食，损伤脾胃，食停胃中不化，胃中浊气上泛，故感口中酸馊，属伤食。

（4）口苦

因苦味入心，心属火，又胆液味苦，故火邪炎上或胆气上泛，皆可使口中味苦，属热证。可见于火邪为病和胆热之证。

（5）口咸

因咸味入肾，肾主水，肾病及寒水上泛皆可使口中味咸，属肾病及寒证。

此外，由于不同地域，生活习惯不同，病人可有饮食嗜味之异；不同脏腑的疾病也可产生不同的饮食嗜味，如肝病嗜酸、心病嗜苦、脾病嗜甜、肺病嗜辛、肾病嗜咸等，可作临床参考。

（七）问睡眠

睡眠是人体生理活动的重要组成部分，人体为了适应自然界昼夜节律性变化，维持体内阴阳的协调平衡，故人的睡眠具有一定的规律。在正常情况下，卫气昼行于阳经，阳气盛则醒；夜行于阴经，阴气盛则眠。即如《灵枢·口问》所说："阳气尽，阴气盛，则目瞑；阴气尽而阳气盛，则寤矣。"睡眠除与人体卫气循行和阴阳盛衰相关外，还与气血的盈亏及心肾功能相关。通过询问睡眠时间的长短、入睡难易、有无多梦等情况，便可了解机体阴阳气血的盛衰、心肾等脏腑功能的强弱。

临床常见的睡眠失常有失眠、嗜睡。同时，睡梦也和疾病的发生发展有关。

1. 失眠

失眠又称"不寐"，临床上以不易入睡、睡后易醒、或彻夜不眠为其症候特点，并常伴有多梦。是阳盛阴虚、阳不入阴、神不守舍、心神不安的病理表现。气血不足、神失所养；阴虚阳亢、虚热内生；肾水不足、心火亢盛等，皆可扰动心神，导致失眠，属虚证。痰火、食积、瘀血等邪火上扰，心神不宁，亦可出现失眠，属实证。可见于心脾两虚、心肾不交、肝阳上亢、痰火扰心、食滞胃腑等证。

2. 嗜睡

嗜睡，又称多眠，是指神疲困倦，睡意很浓，经常不自主地入睡。其轻者神识清楚，呼之可醒而应，精神极度疲惫，困倦易睡，或似睡而非睡的状态，称为"但欲寐"。如日夜沉睡，呼应可醒，神识朦胧，偶可对答，称为"昏睡"。嗜睡则为神气不足而致。湿邪困阻，清阳不升；脾气虚弱，中气不足，不能上荣，皆可使精明之府失于清阳之荣，故出现嗜睡。可见于湿邪困脾、脾气虚弱等证。如若心肾阳衰，阴寒内盛神气不振，出现似睡非睡的但欲寐。可见于心肾阳衰证。若邪扰清窍，热蔽心神，即可出现神识朦胧，昏睡不醒，可见于温热病，热入营血，邪陷心包之证。大病之后，精神疲惫而嗜睡，是正气未复的表现。

3. 睡梦

几乎每个人睡眠时都要做梦。有些梦与疾病有关。人在睡眠时，大脑许多细胞进入"休息"状态，大脑的工作机能大大降低，而体内潜在性病变的异常刺激信号，仍然传入大脑细胞，造成相应部分的脑细胞兴奋活动，产生上述预见性梦境的原因是兴奋"波浪"扩散到皮层有关中枢，相应的脑细胞便会应激而起，使沉睡的大脑"回放"，于是出现这种梦境。

老年人做噩梦，梦见有人追逐，自己身体歪斜扭曲，肢体沉重，情绪激动，醒后心有余悸、大汗、心跳加快。这些都可能与心脑供血不足有关，常是胸痹心痛、中风的先兆。青年人梦见吃饭、饮酒可能与胃病有关。癫痫病人梦见电视机受干扰，与人相撞，从空中坠落，提示不久此病即将大发作。

梦境内容的改变，也可提示疾病的好转或加重。抑郁症病人梦境并不像白天那样抑郁悲观，甚至有欢天喜地的梦。而欢乐梦的消失，烦恼梦的增加，可能是临床症状趋向缓解的先兆。

医生问诊时要认真听取和分析患者对睡梦的描述，病人就诊时应该把自己有关的梦境告诉大夫，以便根据不同梦境的分析，寻找身份内部潜在性病变部位或病变器官，发现早期疾病，进行早期治疗。

有关睡梦与疾病关系的研究工作，已经受到医学、心理学等多学科学者的广泛关注。

（八）问二便

问二便，是询问患者大小便的有关情况，如大小便的性状、颜色、气味、便量多少、排便的时间、两次排便的间隔时间、排便时的感觉及排便时伴随症状等。询问二便的情况可以判断机体消化功能的强弱，津液代谢的状况，同时也是辨别疾病的寒热虚实性质的重要依据。

有关二便的性状、色、味，已分别在望诊、闻诊中叙述。这里主要介绍二便的次数、量的多少、排便时的异常感觉及排便时间等。

1. 问大便

健康人一般一日或两口大便一次，为黄色成形软便，排便顺利通畅，如受疾病的影响，其消化功能失职则有黏液及未消化食物等粪便。气血津液失调，脏腑功能失常，即可使排便次数和排便感觉等出现异常。

（1）便次异常

便次异常，是排便次数增多或减少，超过了正常范围，有便秘与泄泻之分。

①便秘：大便燥结，排出困难，便次减少，甚至数日不便，称为便秘。便秘有寒热虚实之分。

热结便秘：大便干结、小便短赤、舌红苔黄、脉数。此为胃肠积热、耗伤津液、肠道干结所致。

寒结便秘：大便艰涩、排出困难、腹中冷痛、四肢不温、舌淡苔白、脉沉迟。此为寒邪内结、大肠传导失职所致。

气虚便秘：虽有便意，临厕努挣乏力，难于排出，挣则汗出短气，便后乏力，舌淡嫩，脉虚。此为脾肺气虚、大肠传送无力所致。

血虚便秘：大便秘结，面白无华，头晕目眩，心悸失眠，舌质淡嫩，脉细。此为血虚津少，不能下润大肠所致。

气滞便秘：大便秘结，胸腹胀满，嗳气频作，舌苔薄，脉弦。此为气机郁滞，传导失职所致。

②泄泻：大便次数增多，粪便稀薄，甚至泻出如水，称为泄泻。泄泻常见如下证型。

湿盛伤脾：水泻肠鸣，便次频多，脘腹痞闷，肢体困重，舌淡脉缓。此为湿困脾土，不能运化，清浊不分，水液下注所致。

食滞肠胃：泻下稀便，夹有不消化食物，脘腹胀满，嗳腐吞酸，苔厚脉滑。此为宿食停滞，胃肠受阻，传化失常所致。

肝气乘脾：腹痛肠鸣，泻后痛减，胸胁胀闷，每因恼怒紧张而泄泻，脉弦。此因肝失疏泄，横逆犯脾，肝脾不和，脾失升清所致。

脾胃虚弱：大便时溏时泻，食欲不振，食后脘腹胀满，舌淡苔白，脉细弱。此因脾胃气虚，运化无权，清浊不分所致。

肾阳虚衰：黎明之前，腹部作痛，肠鸣即泻，腰膝酸软，形寒肢冷，脉沉细。此因肾阳虚衰，不能温养脾胃，运化失司所致。

（2）便质异常

大便质地除干燥和稀溏等异常之外，还可见如下几种情况：完谷不化，大便中夹有未消化的食物，可见于饮食积滞、脾虚泄泻及肾虚泄泻；时干时稀，可见于肝郁乘脾；先干后溏，可见于脾胃气虚；下痢脓血，为痢疾；便黑如油，先便后血为远血，多为脾不统血；便血鲜红，先血后便为近血，多因肠道湿热，损伤脉络所致。

（3）排便感觉异常

排便感觉异常，是指排便时有明显不适感觉，病因病机不同，产生的感觉亦不同。排便感觉异常是辨证的重要依据，常见以下几种。

肛门灼热：排便时肛门有灼热感，多为大肠湿热。

排便不爽：排便不畅，泻下不爽，多见于肝郁乘脾或大肠湿热。

里急后重：腹痛窘迫，时时欲泻，肛门重坠，便出不爽，多见于痢疾，为湿热气滞所致。

滑泻失禁：大便不能控制，不由自主而滑出，多见于久泻不愈，为脾肾阳虚，肛门失约所致。

肛门重坠：肛门有下坠感，甚则脱肛，多见于中气下陷或湿热下注大肠。

2. 问小便

健康人在一般情况下，一昼夜排尿量约为 1000~1800 毫升，尿次白天 3~5 次，夜间 0~1 次。排尿次数、尿量，可受饮水、气温、出汗、年龄等因素的影响而略有不同。由于水液需经脾之运化，肺之宣降，肾与膀胱的气化，才能变化为尿排出体外。故问小便可了解肺、脾、肾、膀胱等脏腑的病变。

（1）尿量异常

尿量异常，是指昼夜尿量过多或过少，超出正常范围。

①尿量过多：常见于虚寒证及消渴病。虚寒证临床可见小便清长、畏寒肢冷，寒则汗液不泄，水湿下流于膀胱，而尿清长；消渴病临床表现为口渴、多饮、多尿、消瘦，此系肾阴亏虚、开合失司所致。

②尿量减少：常见于实热、伤津及水肿。实热证证见小便短赤、发热面红，此为热盛伤津所致；伤津证表现为小便短少、口燥咽干、皮肤干燥，此为汗吐下伤津、津液不足所致；水肿病则见尿少水肿，多与肺失宣通，脾失运化，肾失气化有关。临床时应当结合其他兼症，辨别是哪一脏的病变。

（2）尿次异常

①小便频数：小便次数增加，时欲小便者，称为小便频数，也称尿频，常见于下焦湿热和下焦虚寒。下焦湿热证的特点是小便频数、短赤而急迫，多因膀胱湿热或小肠湿热、气化不利所致；下焦虚寒则表现为小便频数而色清或夜尿频数，多因肾气不固、膀胱失约所致。

②癃闭：小便不畅，点滴而出为癃；小便不通，点滴不出为闭。癃与闭只有程度的差别，其病机相同，常见以下几种证型。

热结膀胱：小便短赤、排尿不畅或尿有砂石、舌红苔黄、脉数，此因热结膀胱、气化不通所致。

肾阳不足：小便色清、排尿不畅、腰膝酸软、头晕耳鸣、形寒肢冷、脉沉细，此为命门火衰、不能温煦膀胱、膀胱气化失司所致。

热邪壅肺：或癃或闭、咽干烦渴、呼吸短促、苔黄脉数，此因邪热壅肺、肺失宣降、水道不通所致。

瘀血阻滞：或癃或闭、小腹胀满疼痛、舌质暗紫、或有瘀斑、脉涩，此为瘀血阻滞，气滞不通所致。

（3）排尿感异常

①小便涩痛：小便频数涩痛，欲出未尽，小腹拘急，多见于淋证。小便排出砂石者，为石淋；小便浑浊如米泔水或滑腻如膏者，为膏淋；尿血而痛者，为血淋；小腹胀满较重，小便艰涩疼痛，尿有余沥者，为气淋；小便灼热刺痛者，为热淋；小便淋沥不已，遇劳即发者，为劳淋。

②余沥不尽：即小便后点滴不尽，又称尿后余沥。多为肾气虚弱，肾关不固，开合失司所致，常见于老年人或久病体衰者。

③小便失禁：病人在清醒时，不由自主地排尿，称为小便失禁，又称小便不禁。多属肾气不足，下元不固以及下焦虚寒，膀胱失于温煦，不能制约水液所致。若神昏而小便自遗，属于危重症候。

④遗尿：睡眠中不自知排尿，称为遗尿。小儿遗尿多因肾气未充，不能制约膀胱，一般不属病态。成人遗尿多为肾气不固，膀胱失约所致。

（九）问妇女

妇女有月经、带下、妊娠、产育等生理特点，发生疾病时，常能引起上述方面的病理改变。因此，对青春期开始之后的女性患者，除了一般的问诊内容外，还应注意询问其经、带等情况。作为妇科或一般疾病的诊断与辨证依据。

1. 问月经

月经是发育成熟妇女所特有的一种生理现象，《素问·上古天真论》认为女子"二七而天癸至，任脉通，太冲脉盛，月事以时下"。因每月有规律地来潮，故又称为月信、信水等。

月经的正常情况是：初潮年龄为 13~15 岁，周期为 28 天左右，持续时间为 3~5 天，经色正红无块，在妊娠期及哺乳期月经不来潮，绝经期年龄约在 49 岁左右。

根据月经的周期和量、色、质的异常改变，可判断疾病的寒、热、虚、实。

（1）经期异常

月经的周期，是指两次月经相隔的时间，正常约为 28~32 天。经期异常主要表现为月经先期、月经后期和月经先后不定期。

①月经先期

月经周期提前 8~9 天以上称为月经先期。多因邪热迫血妄行或气虚不能摄血所致；

②月经后期

月经周期错后 8~9 天以上，称月经后期。多因血寒、血虚、血瘀而致。

③经期错乱

又称月经先后不定期、月经紊乱。指月经超前与错后不定，相差时间多在8~9天以上者。多因情志不舒，肝气郁结，失于条达，气机逆乱，或者脾肾虚衰，气血不足，冲任失调，或瘀血内阻，气血不畅，经期错乱，故月经先后不定期

（2）经量异常

月经的出血量，称为经量，正常平均约为 50~100 毫升左右，可略有差异。经量的异常主要表现为月经过多、崩漏、月经过少和闭经。

①月经过多：每次月经量超过 100 毫升，称为月经过多。多因血热妄行，瘀血内阻，气虚不摄而致。

②月经过少：每次月经量少于 30 毫升，称为月经过少。多因寒凝，经血不至，或血虚，经血化源不足，或血瘀，经行不畅而致。

③崩漏：月经忽然大下不止谓之"经崩"，长期淋漓不断称为"经漏"。"漏者崩之渐，崩者漏之甚"，所以历代医家都将崩漏并提。临床以血热、气虚最为多见。血得热则妄行，损伤冲任，经血不止，其势多急骤。脾虚，中气下陷，或气虚冲任不固，血失摄纳，经血不止，其势多缓和。此外，瘀血也可致崩漏。

④闭经：成熟女性，月经未潮，或来而中止，停经三月以上，又未妊娠者，称闭经或经闭。经闭是由多种原因造成的，其病机总不外经络不通，经血闭塞，或血虚血枯，经血失其源泉，闭而不行。可见于肝气郁结，瘀血，湿盛痰阻、阴虚、脾虚等证。在问诊时要与妊娠期、哺乳期、绝经期及暗经相鉴别。

（3）经色、经质异常

经色是指月经的颜色，正常月经其色正红。经质是指月经性状，正常经质不稠不稀，不夹杂血块。若色淡红质稀，为血少不荣；经色深红质稠，乃血热内炽；经色紫暗，夹有血块，兼小腹冷痛，属寒凝血瘀。

（4）痛经

凡在经期前后，或行经期间发生阵发性下腹部疼痛、甚至剧痛难忍，并伴随月经呈周期性发作者，称为痛经。凡经前小腹胀痛、行经后痛减者，属实证，多因气滞血瘀，"不通则痛"所致；凡经后小腹隐痛、兼腰部酸痛者，属虚证，多因气血不足或肾虚，胞络失养所致；凡行经小腹冷痛、待热痛减者，属寒证，是因寒凝经脉，胞络收引、拘急所致。

2. 问带下

在正常情况下，妇女可有少量白带分泌，若带下量多、淋漓不断，或色质改变，或有臭味，即为带下病。问带下应注意量的多少，色、质和气味等。

若带下色白、量多、质清稀、无臭味者，称为白带，属寒湿，是脾虚不运、寒湿下注所致。

若带下色黄、量多、质黏稠、味臭秽者，称为黄带，属湿热，是由湿郁化热、湿热下注所致。

若带下色红黏稠、或赤白相间、微有臭味者，称为赤带，多因情志不舒、肝郁化热、损伤胞络所致。

特别强调，若绝经期后仍见赤带淋漓不断者，可以由癌症引起，应及早做专科检查，以防延误病情。

3. 问妊娠

如已婚妇女平素月经正常，突然停经而无病理表现，脉象滑数冲和者，应考虑妊娠。

妊娠妇女出现厌食、恶心、呕吐，甚则反复呕吐不能进食者，称为妊娠恶阻。

如症见神疲倦怠、口淡腹胀者，是因胃气素虚，妊娠后冲脉气盛上冲，胃失和降所致；如症见抑郁易怒、口苦吐酸者，是肝郁化火、肝火犯胃所致；

如症见脘闷纳呆、呕吐痰涎者，是痰浊上逆，胃失和降所致。

妊娠后小腹部下坠疼痛，腰部酸痛，或兼见漏红者，称为"胎动不安"，为堕胎或小产先兆。若兼见面色暗滞，头晕耳鸣、尿频者，为肾虚不能顾护冲任所致；兼见面白无华、神疲倦怠者，为气血亏虚不能养胎所致；若跌扑闪挫而后出现腹痛漏红者，为外伤，损伤冲任所致。

4. 问产后

（1）产后恶露不绝

产后血性恶露淋漓不断，持续二十天以上者为产后恶露不绝，可由气虚、血热、血瘀等因引起。若恶露量多色淡质稀，兼见面色萎黄、神疲乏力者，为气虚下陷不能升摄所致；恶露量多色深红质稠，兼见面赤口渴，便秘尿赤者，为血热妄行所致；恶露紫暗有块，兼见小腹刺痛拒按，舌隐青或有瘀斑者，为瘀血内停所致。

（2）产后发热

产后发热持续不退，甚则壮热者称为产后发热，可由感受外邪、火邪内盛、阴虚生热等因引起。如病人有发热恶寒、头身痛等表证者，为外感所致；病人高热烦躁、口渴饮冷、便秘尿赤者，为火邪内盛所致；病人产后低热，腹痛绵绵、头晕面白、大便干结者，为血虚化燥生热所致。

（十）问小儿

儿科古称"哑科"，不仅问诊困难，而且也不一定准确，故医生主要依靠询问其父母或保育员。问诊时,除了解一般问诊的内容外,还要结合小儿的生理病理特点进行询问。

小儿与成人不同,在生理上具有脏腑娇嫩、生机蓬勃、发育迅速的特点。在病理上则具有发病较快、变化较多、易虚易实的特点。故对小儿的疾病,必须诊断正确、治疗及时,而在问诊时,则应着重询问下列方面。

1. 问出生前后情况

新生儿(出生后至1个月)的疾病多与先天因素和分娩情况有关,故应着重询问母亲妊娠期及产乳期的营养健康状况和是否难产、早产等,以了解小儿的先天情况。

婴幼儿(1个月至3周岁)发育较快,需要营养多,喂养不当易患营养不良、五软五迟、血虚等症。故应重点询问小儿的喂养情况和坐、爬、立、走、出牙、学语的迟早,可了解小儿后天营养是否充足和发育是否正常。

2. 问预防接种、传染病史和传染病接触史

小儿6个月~5周岁之间,先天免疫力已消失,而后天免疫力尚未形成,且接触感染机会较多,易患水痘、麻疹等儿科传染病,故应着重询问预防接种情况、传染病史和传染病接触史。

如小儿已作过某种预防接种或已患过具有长期免疫力的某种传染病,则虽症状相似而不易患该种传染病;

如对某种传染病无免疫力而最近又与该病患儿密切接触,则易患该种传染病。

3. 问易使小儿致病的原因

婴幼儿神志发育不完善,易受惊吓、易致高热出现惊风,出现惊叫、抽搐等症;脾胃嫩弱,消化力差,易于伤食,产生呕吐、腹泻、疳积等症;对外界环境适应力差,易患外感病,故应着重询问小儿的喂养情况、是否受惊、着凉等,以及有无吐泻、惊叫、发热咳喘等表现。

第四章 切 诊

切诊包括脉诊和按诊两部分内容。两者同是运用双手对病员体表进行触、摸、按压，从而获得重要辨证资料的一种诊察方法。脉诊是按脉搏；按诊是在患者身躯上一定的部位进行触、摸、按压，以了解疾病的内在变化或体表反应，从而获得辨证资料的一种诊断方法。

一、脉诊

脉诊，是医者以指腹按一定部位的脉搏诊察脉象。通过诊脉，体察患者不同的脉象，以了解病情，诊断疾病。它是中医学一种独特的诊断疾病的方法。

脉诊在我国有悠久的历史，它是我国古代医学家长期医疗实践的经验总结。《史记》中记载的春秋战国时期的名医扁鹊，便是以精于望、闻、问、切的方法特别是以脉诊著名的。《史记》的作者司马迁说："至今天下言脉者，由扁鹊也。"据历史记载，我国脉诊的渊源很古，例如，传说中的上古医生做贷季、鬼臾区等已经讨论了脉诊。到春秋战国时期，脉诊已经达到相当水平。当时开始出现的重要医学著作《黄帝内经》和稍晚的《难经》中，已经对脉诊有许多详细论述。1973 年湖南长沙马王堆三号汉墓出土的医药文献帛书——《脉法》《阴阳脉症候》，也有用脉诊判断疾病的宝贵材料。这些都说明早在两千多年前，脉学已成为我国古代医学的重要组成部分。

到了汉代，脉诊应用更加普遍。《史记》记载的名医淳于意就曾跟从他的老师公乘阳庆学习脉法达三年之久，并且接受了公乘阳庆传给他的《扁鹊脉书》。从《史记》记载的淳于意看病的"诊籍"（病案）中可以看出，他当时看病必先诊脉。在东汉名医张仲景的《伤寒杂病论》中，可以看出脉诊已经广泛用于临床，并且有进一步的发展和提高。到了晋代，名医王叔和综合前代有关脉学的知识和经验，写成了《脉经》一书，成为我国现存最早的脉学专著。书中把脉分为24种，对每种脉象作了说明，并且叙述了各种切脉方法和多种杂病的脉症，把脉诊和病症进一步结合起来，使脉学成为更加实际的学问。此后，我国古代脉学著述不断增多。许多名医都精通脉学，例如，明代的李时珍对脉学也有深入的研究，著有《濒湖脉学》（公元1564年）等书。据不完全统计，清代以前脉学著述已不下一百种。其中虽有重复，但是仍不同程度地反映了我国古代脉学的发展。

据历史记载，我国古代脉学很早就已经传到国外。隋唐时期，《黄帝内经》《脉经》等书已经传到附近国家如日本等，以后又传到阿拉伯。据研究，古代阿拉伯名医阿维森纳的巨著《医典》中的脉学，明显受我国脉学影响。公元十四世纪，我国脉学传到波斯，当时波斯的一部载有中国医药的百科全书中，就包括脉学，并且特别引述了《脉经》和它的作者王叔和的名字。十七世纪来中国的耶稣会传教士波兰人卜弥格曾经把《脉经》译成拉丁文，于公元1666年出版，并附有铜版，描述我国脉法。值得特别提出的是英国著名医学家芙罗伊尔受我国《脉经》的影响而研究脉学，并且发明一种给医生用的切脉计数脉搏的表。他还写了一本叫做《医生诊脉的表》，于公元1707年在伦敦出版。他的著述和发明被西方认为具有重要历史意义。十七世纪以后，西方译述我国古代脉学著作达十多种。

（一）切脉原理

脉象是脉动应指的形象。脉象的产生与心脏的搏动、心气的盛衰、脉道的通利和气血的盈亏直接有关。人体的血脉贯通全身，内连脏腑，外达肌表，运行气血，周流不休，所以，脉象成为反映全身脏腑功能、气血、阴阳的综合信息。具体分析脉象形成的有关因素，主要有以下几个方面：

1. 心、脉是形成脉象的主要脏器

《素问·六节藏象论》说："心主血，其充在脉"；《灵枢·本神》说："心藏脉，脉舍神"。心脏搏动是生命活动的标志，也是形成脉象的动力。脉象的至数与心脏搏动的频率、节律相应，并受心脏气血的影响。心血和心阴是心脏生理活动的物质基础，心气和心阳视作心脏的功能状态。心阳概括了心搏加强，心率加速，气血运行加快，精神情志兴奋等功能状态；心阴概括了心搏减弱，心率减慢和精神情志宁静、抑制等功能状态。当心气旺盛，血液充盈，心阴心阳调和时，心脏搏动的节奏和谐有力，脉象和缓从容，均匀

有力。反之，可以出现脉象的过大过小，过强过弱，过速过迟或节律失常等变化。同时心神不宁、情绪激动亦可引起脉象动数无序等变化。

脉为血之府，是气血运行的通道，心与脉在组织结构上相互衔接，形成了人体的血液循环系统，在功能上亦相互依存和协调，故称为"心之合"。《灵枢·决气》言脉的生理功能是"壅遏营气，令无所避"。说明脉不仅是运行气血的必要通道，尚有约束和推进血流顺从脉道运行的作用，是气血周流不息、正常循行的重要条件。因此，脉的功能状态能直接影响脉象。

2. 气血是形成脉象的物质基础

气、血是构成人体组织和维持生命活动的基本物质。它们对脉象的影响以气的作用更为重要，这是因为气属阳主动，血液的运行全赖于气的推动，脉的"壅遏营气"则有赖于气的固摄，心搏的强弱和节律亦赖气的调节。具体地说，是宗气的"贯心脉而行血气"的作用。宗气聚于胸中，虚里（左乳下心尖部）搏动状况，可以作为观察和判断宗气盛衰的一个重要标志。脉象与虚里搏动的变化往往一致，所以宗气盛衰亦可在脉象上反映出来。若气血不足，则脉象细弱或虚豁而无力；气滞或血瘀，可以出现脉象细涩而不利；气盛血流薄疾，则脉多洪大滑数；阳气升腾则脉浮而大；气虚下陷则脉沉而细等。

3. 其他脏腑与脉象形成的关系

脉象的形成不仅与心、脉、气、血有关，同时与整体脏腑功能活动的关系亦很密切。

肺主气，司呼吸。肺对脉的影响，首先体现在肺与心，以及气与血的功能联系上。由于气对血有运行、统藏、调摄等作用，所以，肺的呼吸运动是主宰脉动的重要因素。一般情况下，呼吸平缓则脉象徐和；呼吸加快则脉率亦随之急促；呼吸不已则脉动不止，呼吸停息则脉搏亦难以维持，因而前人亦将脉搏称为脉息。另一方面，"肺朝百脉"的功能将肺气与血脉的功能紧密联系。当呼吸匀和深长时，脉象一般呈流利盈实；呼吸急迫浅促，或肺气壅滞呼吸困难时，脉象多呈细涩。总之，肺气对脉率、脉形都有影响。

脾胃的功能是运化水谷精微，为气血生化之源，"后天之本"。气血的盛衰和水谷精微的多寡，表现为脉之"胃气"。脉象中的"胃气"，在切脉时可以感知，主要在切脉的指下具有从容徐和软滑的感觉。脉中的胃气虽可看作脾胃运化功能的反映，但实际上更直接地反映了全身营养状况的优劣和能量的储备状况。所以，脉有胃气为平脉（健康人的脉象），胃气少为病脉，无胃气为死脉。临床上根据胃气的盛衰，可以判断疾病预后的善恶，故又有"脉以胃气为本"之说。

肝藏血，即指肝有贮藏血液、调节血量的作用。肝主疏泄，可使气血调畅，经脉通利，脏腑功能正常。肝的生理功能失调，可以影响气血的正常运行，从而引起脉象的变化。如肝失条达，脉道拘束，故切脉指感如按琴弦；肝阳上亢，血随气逆，脉象弦大有力。

肾藏精，为元气之根，是脏腑功能的动力源泉，亦是全身阴阳的根本。肾气充盛则脉搏重按不绝，尺脉有力，是谓"有根"。若精血衰竭，虚阳浮越则脉象变浮，重按不应指，此属虚大中空的无根脉，提示阴阳离散、病情危笃。

（二）脉诊的临床意义

脉象的形成，既然和脏腑气血关系十分密切，那么，脏腑气血发生病变，血脉运行受到影响，脉象就有变化，故通过诊察脉象，可以判断疾病的病位与推断疾病的预后。

1. 判断疾病的病位、性质和邪正盛衰

疾病的表现尽管极其复杂，但从病位的浅深来说，不在表便在里，而脉象的浮沉，常足以反映病位的浅深，脉浮，病位多在表；脉沉，病位多在里。疾病的性质可分寒证与热证，脉象的迟数，可反映疾病的性质，如迟脉多主寒证，数脉多主热证。在病变过程中，邪正斗争的消长，产生虚实的病理变化，而脉象的有力无力，能反映疾病的虚实症候。徐灵胎说："虚实之要，莫逃于脉。"脉虚弱无力，是正气不足的虚证；脉实有力，是邪气亢盛的实证。

2. 推断疾病的进退预后

脉诊对于推断疾病的进退预后，有一定的临床意义。如久病脉见缓和，是胃气渐复，病退向愈之兆；久病气虚、虚劳，或失血、久泄而见洪脉，则多属邪盛正衰危候。外感热病，热势渐退，脉象出现缓和，是将愈之候；若脉急数，烦躁，则病进。又如战汗，汗出脉静，热退身凉，为病退向愈；若脉急疾，烦躁者则为病进危候。

（三）脉诊的部位

关于脉诊的部位，有遍诊法、三部诊法和寸口诊法三种。

1. 遍诊法

遍诊法，即《素问》三部九候诊法。是遍诊上、中、下三部有关的动脉。上为头部、中为手部、下为足部。在上、中、下三部又各分为天、地、人三候，三三合而为九，故称为三部九候诊法。

上部天是指两侧颞动脉，可以反映头额及颞部的病痛；上部人是指耳前动脉，可以了解目和耳的情况；上部地，是指两颊动脉，可以了解口腔和牙齿的情况。中部天，是手太阴肺经的动脉处，可候肺气；中部人，是手少阴心经的动脉处，可候心气；中部地，是手阳明大肠经的动脉处，候胸中之气。下部天，是足厥阴肝经的动脉处，候肝气；下部人，是足太阴脾经或足阳明胃经的动脉处，候脾胃之气；下部地，是足少阴肾经的动脉处，候肾气。诊察这些脉动部位的脉象，可以了解全身各脏腑、经脉的生理病理状况。《素问·三部九候论》说："人有三部，部有三候，以决死生，以处百病，以调虚实，而除邪疾。"可见三部九候诊法是一种最古老的诊脉方法，其用义是何处脉象有变化，便可提示相应部位、经络、脏腑发生病变的可能，而不是用一处或几处脉象来测知全身情况。

2. 仲景三部诊法

张仲景在《伤寒杂病论》中常用寸口、趺阳、太谿三部诊法。其中以寸口脉候脏腑病变，趺阳脉候胃气，太溪脉候肾气。现在这种方法多在寸口无脉搏或者观察危重病人时运用。如两手寸口脉象十分微弱，而趺阳脉尚有一定力量时，提示患者的胃气尚存，尚有救治的可能；如趺阳脉难以触及时，提示患者的胃气已绝，难以救治。

3. 寸口诊法

寸口又称气口或脉口，其位置在腕后桡动脉所在部位。寸口诊法始见于《黄帝内经》，详于《难经》，推广于晋代王叔和的《脉经》。

（1）诊脉独取寸口的理论依据

寸口脉象为什么能反映五脏六腑的病变？《素问·五脏别论》说："胃者，水谷之海，六腑之大源也，五味入口，藏于胃，以养五脏气，气口亦太阴也。是以五脏六腑之气味，皆出于胃，变见于气口。"《难经·一难》又指出："十二经脉中皆有动脉，独取寸口，以决五脏六腑死生吉凶之法，何谓也？然，寸口者，脉之大会，手太阴之动脉也。"以上说明独取寸口的道理，一是由于寸口位于手太阴肺经的原穴部位，是脉之大会，手太阴肺经起于中焦，所以，在寸口可以观察胃气的强弱；二是脏腑气血皆通过百脉朝会于肺，所以脏腑的生理病理变化能反映于寸口脉象。

（2）寸口脉的分部及脏腑配属

寸口分寸关尺三部，《脉经》："从鱼际至高骨。却行一寸，其中名曰寸口，从寸至尺，名曰尺泽，故曰尺寸，寸后尺前，名曰关。"即以高骨为标际（桡骨茎突），其稍为内方的部位为关，关前（腕端）为寸，关后（肘端）为尺，两手各有寸关尺三部，共六部脉。

寸关尺三部可分浮中沉三候，这是寸口诊法的三部九候。《难经·十八难》说："三部者，寸、关、尺也，九候者，浮、中、沉也"，这就和遍诊法的三部九候名同而实异。

寸关尺分候脏腑，首见于《黄帝内经》，按照《素问·脉要精微论》所叙述的是：

左寸：外以候心，内以候膻中。

右寸：外以候肺，内以候胸中。

左关：外以候肝，内以候膈。

右关：外以候胃，内以候脾。

左尺：外以候肾，内以候腹中。

右尺：外以候肾，内以候腹中。

后世对寸关尺分候脏腑，大致均以《黄帝内经》为依据而略有变更。如《难经》以小肠、大肠配心、肺，以右肾为命门；《脉经》以三焦配右尺；张景岳则以膀胱、大肠配左尺，以三焦、命门、小肠配右尺；《医宗金鉴》则以左寸候心、膻中，右寸候肺、胸，左关候肝、胆、膈，右关候脾胃，两尺候两肾，左尺配小肠、膀胱，右尺配大肠，又以三部分候三焦。

以上所举的几家学说，其分歧点在于大小肠和三焦，而主要的分候五脏的观点是一致的。目前关于寸关尺分配脏腑，多以下列为准：

左寸可候：心与膻中。

右寸可候：肺与胸中。

左关可候：肝，胆与膈。

右关可候：脾与胃。

左尺可候：肾与小腹。

右尺可候：肾与小腹。

这种分配方法是根据《黄帝内经》上竟上、下竟下为原则的，即是体现了上（寸脉）以候上（身躯上部），下（尺脉）以候下（身躯下部）的原则。

但必须指出，寸关尺分配脏腑，其所候的是五脏六腑之气，而不是脏腑之脉出于何部，正如李时珍所说："两手六部皆肺经之脉，特取此以候五脏六腑之气耳，非五脏六腑所居之处也"。

此外，也有不分寸关尺，但分浮中沉，左诊心肝肾，右诊肺脾命门，以候各脏病的，这是因病情危急，而求其根本的一种办法。诊老人、虚人、久病、产后等也可用此法。

（四）脉诊的方法和注意事项

1. 时间

诊脉的时间最好是清晨，《素问·脉要精微论》指出："诊法常以平旦，阴气未动，阳气未散，饮食未进，经脉未盛，经络调匀，气血未乱，故乃可诊有过之脉。"因为清晨时间病人不受饮食、活动等各种因素的影响，体内外环境都比较安静，气血经脉处于少受干扰的状态，故容易鉴别病脉。但也不是说其他时间就不能诊脉，汪机认为："若遇有病，则随时皆可以诊，不必以平旦为拘也。"总的来说，诊脉时要求有一个安静的内外环境。诊脉之前，先让病人休息片刻，使气血平静，诊室也要保持安静，以避免外界环境的影响和病人情绪的波动，并有利于医生体会脉象。在特殊情况下应随时随地诊察病人，又不必拘泥于这些条件。

2. 体位

要让病人取坐位或正卧位，手臂放平和心脏近于同一水平，直腕，手心向上，并在腕关节背垫上布枕，以便于切脉。不正确的体位，会影响局部气血的运行而影响脉象。

3. 指法

医生和病人侧向坐，用左手按诊病人的右手，用右手按诊病人的左手。诊脉下指时，首先用中指按在掌后高骨内侧关脉部位，接着用食指按关前的寸脉部位，无名指按关后的尺脉部位，三指应呈弓形，指头平齐，以指腹按触脉体，因指腹感觉较为灵敏。布指的疏密要和病人的身长相适应，身高臂长者，布指宜疏，身矮臂短者，布指宜密。部位取准之后，三指平布同时用力按脉，称为总按。为了重点地体会某一部脉象，也可用一指单按其中一部脉象，如诊寸脉时，微微提起中指和无名指；诊关脉则微提食指和无名指；诊尺脉，则微提食指和中指，临床上总按、单按常配合使用。

诊小儿脉可用"一指（拇指）定关法"，而不细分三部，因小儿寸口部短，不容三指定寸关尺，且易哭闹，不合作。

4. 举按寻

这是诊脉时运用指力的轻重和挪移，以探索脉象的一种手法。

滑伯仁《诊家枢要》说："持脉之要有三：曰举、按、寻。轻手循之曰举，重手取之曰按，不轻不重，委曲求之曰寻。初持脉，轻手候之，脉见皮肤之间者，阳也，腑也，亦心肺之应也。重手得之，脉伏于肉下者，阴也，脏也，亦肝肾之应也。不轻不重，中而取之，其脉应于血肉之间者，阴阳相适，冲和之应，脾胃之候也。若浮中沉之不见，则委曲求之，若隐若现，则阴阳伏匿之脉也，三部皆然。"用轻指力按在皮肤上叫举，又叫浮取或轻取；用重指力按在筋骨间，叫按，又叫沉取或重取；指力不轻不重，还可亦轻亦重，以委曲求之叫寻。因此诊脉必须注意体会举、按、寻之间的脉象变化。

此外，当三部脉有独异时，还必须逐渐挪移指位，内外推寻。寻者寻找之意，不是中取之义。

5. 平息

一呼一吸叫做一息，诊脉时，医生的呼吸要自然均匀，用一呼一吸的时间去计算病人脉搏的至数，如脉之迟数，均以息计。另外，还提示医生诊脉时，要虚心冷静，思想集中，全神贯注地体会脉象，《素问·脉要精微论》说："持脉有道，虚静为保。"

6. 五十动

每次诊脉，必满五十动。即每次按脉时间，每侧脉搏跳动不应少于五十次，其意义是：一方面借以了解脉搏跳动五十次中有没有出现结、代、促脉。但必要时可以延至第二第三个五十动，总以达到辨清脉象为目的，所以每次候脉时间以 3~5 分钟为宜；另一方面，又提醒医生诊脉时不得三举两按草率从事。

（五）脉象要素及图述

脉象是手指感觉脉搏跳动的形象，或称为脉动应指的形象。脉象的辨识主要依靠手指的感觉，因此，学习诊脉要多练指感。通过反复操练，细心体察，可以对脉搏的部位、至数、力量和形态等方面，形成一个比较完整的指感。同时亦必须加强理性认识，只有从理论上掌握各种脉象的要素，再结合切脉的经验，才能比较清楚地识别各种不同的脉象。

1. 构成脉象的八个要素

脉象的种类很多，文献中常以位、数、形、势四个方面加以分析归纳。位是指脉动部位的浅深；数主要指脉动的频率和节律；形和势是指脉的搏动形态和趋势状态，形与势是难分割的两个概念，它包含着运动体的多种物理量，如脉动的轴向和径向力度，主要由心脏和阻力影响所产生的流利度；由血管壁弹性和张力的影响而产生的紧张度等。近代通过对脉学文献的深入理解和实验研究的资料总结，可将构成各种脉象的主要因素，大致归纳为脉象的部位、至数、长度、宽度、力度、流利度、紧张度、均匀度8个方面：

（1）脉位

指脉动显现部位的浅深。脉位表浅为浮脉；脉位深沉为沉脉。

至数：指脉搏的频率。中医以一个呼吸周期为脉搏的计量单位。一呼一吸为"一息"。一息脉来四~五至为平脉，一息六至为数脉，一息三至为迟脉。

（2）脉长

指脉动应指的轴向范围长短。即脉动范围超越寸、关、尺三部称为长脉，应指不及三部，但见关部或寸部者均称为短脉。

（3）脉力

指脉搏的强弱。脉搏应指有力为实脉，应指无力为虚脉。

（4）脉宽

指脉动应指的径向范围大小，即手指感觉到脉道的粗细（不等于血管的粗细）。脉道宽大的为大脉，狭小的为细脉。

（5）流利度

指脉搏来势的流利通畅程度。脉来流利圆滑者为滑脉；来势艰难，不流利者为涩脉。

（6）紧张度

指脉管的紧急或弛缓程度。脉管绷紧为弦脉；弛缓为缓脉。

（7）均匀度

均匀度包括两个方面，一是脉动节律是否均匀；二是脉搏力度、大小是否一致。一致为均匀；不一致为参差不齐。

掌握上述几项主要因素，就能执简驭繁，知常识变，逐步学会辨识各种脉象的形态特征。

2. 脉象图述

长期以来，历代文献主要以语言、文字，通过比喻和描绘来叙述各种脉象的特征，例如，浮脉"如水漂木"，芤脉"如按葱管"，滑脉"如盘走珠"等等。虽然这些描述形象生动，亦为人们所熟悉，但在概念上尚不够明确和完整。如弦脉的脉象特征，有的形容为"如按琴弦"，也有比喻为"如循长竿末梢"者，在反映弦脉端直以长的特性方面有相似之处，但琴弦和长竿的粗细、质地等方面均有不可比拟的方面，以致后学者往往容易产生误解，有人认为弦脉是粗大的，有人认为是细小的。为了弥补语言文字表述的不足，很早就有人用图像示意方法来表述各种脉象。如宋朝施发的《察病指南》，就是现存最早运用图解来说明脉象特征的，书中绘制脉象示意图33幅。之后明代张世贤著《图注脉诀》，载七表八里九道脉；明代沈际飞编著《人之脉影归指图说》，载有七表八里九道十六怪脉脉图。这些脉象示意图，比较形象地表述各种脉象的主要特点，对当时脉诊的传授和推广起了一定作用。近代刘冠军著《脉诊》一书，所绘制的示意图，吸取了波示图的许多特点。

为了比较全面地反映脉搏在多维空间的动态变化，现代中医教学中介绍脉象特征时，常运用指压（p）-指感（h）趋势图、脉宽图、脉长图、脉波图四组图像组合，表述各种脉象的多种特征。将这四组图综合起来，便可以比较具体地表述二十八脉的形态特征。此类示意图，不仅有助于对各种脉象的理解，而且有助于脉诊客观检测的研究。

（六）正常脉象

正常脉象是指正常人在生理条件下出现的脉象，亦称为平脉。平脉是正常生理功能的反映，具有一定的变化规律和范围，而不是固定不变的一二种脉象。如健康人的脉象，随年龄的增长而产生形态变异，年轻人脉象多带滑，老年人脉象多变弦，所以，滑、弦都可以是相应年龄组的平脉。同一个人在不同季节或昼夜，脉象亦会产生不同程度的变化，尤其人体在受外界条件刺激下产生生理性调节时，脉象的变化更为明显，当然，这种变化往往是暂时的、可逆的。在疾病过程中见到平脉，表明病情轻浅，正气未伤，预后良好，或为邪去正复的征兆。

1. 正常脉象的特点

正常脉象的主要特点是：一息四~五至，相当于70~80次/分；不浮不沉，不大不小，从容和缓，流利有力；寸、关、尺三部均触及，沉取不绝。这些特征在脉学中称为有胃、有神、有根。

（1）有胃

胃为水谷之海，后天之本，是人体营卫气血之源，人之死生，决定于胃气的有无，所谓"有胃气则生，无胃气则死"。脉有胃气表现为：

①脉位居中，不浮不沉；

②脉率调匀，不快不慢；

③脉力充盈，不强不弱；

④脉道适中，不大不小；

⑤脉势和缓，从容、流利。而其中最主要的是和缓、从容、流利，尽管存在人体差异或有生理性变异，但兼有和缓从容流利的指感，就是脉有胃气。胃气充足的脉象即称为平脉，所谓"有胃为平"，平脉是正常生理状态的反映；缺少胃气的脉为病脉，曰"胃少为病"；失去胃气的脉即为死脉，曰"无胃为死"，是病情危重的反映，亦称真藏脉。

（2）有神

脉贵有神，心主血而藏神，脉为血之府，血气充盈，心神便健旺，脉象自然有神，脉神的特征主要是两个方面：①应指有力柔和；②节律整齐。故弦实之中仍有柔和，微弱之中不失有力，多谓脉有神气。观察脉神推测病情还必须与全身情况结合，病人形神充沛，虽见脉神不振，尚有挽回之望；若形神已失，虽脉无凶候，亦不能掉以轻心。

（3）有根

脉之有根关系到肾。肾乃先天之本，元气之根，人身十二经脉全赖肾间动气之生发，肾气犹存，好比树木之有根，枝叶虽枯，根本不坏，当有生机；若久病及肾，本元亏乏，虽有灵丹亦难起沉疴。脉之有根主要表现在尺脉有力、沉取不绝两个方面，所以有"尺以候肾""沉取候肾"的说法。

有胃、有神、有根是从不同侧面强调了正常脉象所必备的条件，三者相互补充而不能截然分开，其临床意义是人体正常生理功能的标志之一。平脉反映机体气血充盈，脏腑功能健旺，阴阳平衡，精神安和的生理状态，是健康的象征。

2. 脉象的生理变异

正常脉象随人体内外因素的影响而有相应的生理性变化。

（1）四季气候

由于受气候的影响，平脉有春弦、夏洪、秋浮、冬沉的变化。因为春天虽然阳气已升，但寒未尽除，气机有约束之象，故脉稍弦；夏天阳气隆盛，脉气来势盛而去势衰，故脉稍洪；秋天阳气欲敛，脉象来势洪盛已减，轻而如毛，故脉稍浮；冬天阳气潜藏，脉气来势沉而搏指。

（2）地理环境

地理环境也能影响脉象，南方地处低下、气候偏温、空气湿润，人体肌腠缓疏，故脉多细软或略数；北方地势高，空气干燥、气候偏寒、人体肌腠紧缩，故脉多表现沉实。

（3）性别

妇女脉象较男子濡弱而略快，妇女婚后妊娠，脉常见滑数而冲和。

（4）年龄

年龄越小，脉搏越快，婴儿每分钟脉搏 120～140 次；5～6 岁的幼儿，每分钟脉搏 90～110 次；年龄渐长则脉象渐和缓。青年体壮脉搏有力；老人气血虚弱，精力渐衰，脉搏较弱。

（5）体格

身躯高大的人，脉的显现部位较长；短小的人，脉的显现部位较短；瘦人肌肉薄，脉常浮；肥胖的人，皮下脂肪厚，脉常沉；凡常见六脉沉细等同，而无病象的，叫做六阴脉；六脉常见洪大等同，而无病象的，叫做六阳脉。

（6）情志

一时性的精神刺激，脉象也发生变化，如喜则伤心而脉缓，怒则伤肝而脉急，惊则气乱而脉动等，当情志恢复平静之后，脉象也就恢复正常。

（7）劳逸

剧烈运动和远行之后，脉多急疾，人入睡之后，脉多迟缓，脑力劳动之人，脉多弱于体力劳动者。

（8）饮食

饭后、酒后脉多数而有力；饥饿时脉象稍缓而无力。

此外，有一些人脉不见于寸口，而从尺部斜向手背，名叫斜飞脉；若脉出现在寸口的背侧，名叫反关脉，还有出现于腕部其他位置的，都是生理特异的脉位，即桡动脉解剖位置的变异，不属病脉。

（七）常见脉象及临床意义

在历代脉学文献中，脉象种类及命名很不一致，如《脉经》提出二十四脉；《诊宗三昧》的分类较繁复，为三十二脉；《景岳全书》的分类为十六脉；《濒湖脉学》分为二十七脉；《诊家正眼》又增加疾脉，合为二十八脉。近代多用二十八种脉的分类方法，总的说来各种脉象都离不开位、数、形、势四个方面和八个要素的变化相兼。如浮沉是脉位的不同，迟数是至数的不同，虚实是力量强弱（气势）的不同。有些脉象，又是几个方面相结合，如洪、细则是形态和气势的不同。

为了便于学习，我们先介绍六纲脉（现代常以浮脉、沉脉、迟脉、数脉、虚脉、实脉为六纲脉），然后再把其他脉象分属于浮脉类（浮脉与洪脉、濡脉、散脉、芤脉、革脉以脉位表浅而相类，故均列入浮脉类）、沉脉类（沉脉与伏脉、牢脉、弱脉以脉位在肌肉深层而相类，故均列入沉脉类）、迟脉类（迟脉与缓脉、涩脉、结脉以至数缓慢而相类，故均列入迟脉类）、数脉类（数脉与疾脉、动脉、促脉以至数快速而相类，故均列入数脉类）、虚脉类（虚脉与细脉、微脉、短脉、代脉以其脉动应指无力相类，故均列入虚脉类）、实脉类（实脉与滑脉、长脉、弦脉、紧脉以其脉动应指有力相类，故均列入实脉类），按类一一介绍。

1. 六纲脉

（1）浮脉

浮脉指脉动显现部位浅表，《黄帝内经》称为毛脉。崔氏《脉诀》云："浮脉轻手可举，泛泛在上，如水漂木。"故可理解为"浅脉"。

脉象特征：轻按即得，重按反减；举之有余，按之不足。

临床意义：浮脉主表证，亦见于虚阳外越证。如邪盛而正气不虚时，脉浮而有力；如虚人外感或邪盛正虚时，脉多浮而无力。外感风寒，则寒主收引，血脉拘急，故脉多浮紧；外感风热，热则血流薄疾，故脉多浮数。

浮脉亦见于里证。久病体虚脉见浮而无力，阳气虚衰，虚阳外越，可见脉浮无根，是病情危重的征象。故《濒湖脉学》说："久病逢之却可惊。"这种浮脉实际上是举之相对有余，按之非常不足，故称虚浮脉。

除病理性浮脉外，桡动脉部位浅表，或因夏秋时令阳气升浮，而出现浮脉，则不属病脉。

（2）沉脉

脉象特征：轻取不应，重按始得；举之不足，按之有余。其脉搏显现的部位较深，可以理解为"深脉"。

临床意义：沉脉为里证的主脉。邪郁于里，气血内困则脉沉有力，属于实证；若脏腑虚弱，正气不足，阳虚气陷不能升举，则脉沉无力。

脉沉而无临床症状者，不一定是病，可见于正常人。如肥胖者肌肉丰厚，脉管深沉，故脉多沉；冬季气血收藏，脉象亦偏沉。

此外，有的人两手六部脉象都沉细，但无病候，称为六阴脉，亦属于正常生理现象。

（3）迟脉

脉象特征：脉来缓慢，一息脉动三到四至（一分钟不满60次）。

临床意义：迟脉为寒证的主脉，亦可见于邪热结聚的里实证。迟而有力为实寒，迟而无力为虚寒。但邪热结聚，经隧阻滞，也可以出现迟脉，其指感迟而有力，伴腹满便秘、发热等胃肠实热证，如《伤寒论》阳明腑实证即属此类，所以，脉迟不可一概认为是寒证。

此外，运动员或经过体力锻炼之人，在静息状态下脉来迟而缓和。正常人入睡后，脉率亦可见迟，都属生理性迟脉。

（4）数脉

脉象特征：脉来急促，一息五到六至（每分钟90次以上）。

临床意义：数脉是热证的主脉。亦可见于虚证。

张景岳说："暴数者多外邪，久数者必虚损。"数而有力为实热；数而无力为虚热。邪热亢盛，气血运行加速则脉数有力；久病阴虚，虚热内生则脉数无力或细数；浮大虚数，数而无力，按之空豁为虚阳外浮。

此外，正常人在运动或情绪激动时，脉率加速。小儿脉率与年龄成反比，即年龄越小，脉率越快。儿童脉搏一息约六至左右（每分钟110次左右）；婴儿脉搏一息约七至左右（每分钟120次左右），均为正常生理脉象。

（5）虚脉

脉象特征：举之无力，按之空豁，应指松软，是一切无力脉的总称。

《脉经》曰："虚脉，迟大而软，按之无力，隐指豁豁然空。"以指感势弱力薄为其特点。但是，临床上虚证有气血阴阳的不同，故虚脉的形态亦不一，主要可分为两类：宽大无力类，如芤、散脉；细小无力类，如濡、弱、微脉。

临床意义：主虚证。多见于气血两虚。气虚无力推动血行，搏击力弱故脉来无力；气虚不敛则脉道松弛，故按之空豁。血虚不能充盈脉道，则脉细无力。迟而无力多阳虚，数而无力多阴虚。

（6）实脉

脉象特征：脉来充盛有力，其势来盛去亦盛，应指幅幅，举按皆然，为一切有力脉的总称。

临床意义：主实证。

由邪气亢甚而正气不虚，正邪相搏，气血壅盛，脉道充满所致，脉实而偏浮数为实热证，实而偏沉迟为寒实证。

如久病出现实脉则预后不良，往往为孤阳外脱的先兆，但必须结合其他症状加以辨别。

实脉见于正常人，必兼和缓之象。为气血超常，脉道充盈，鼓搏力强所致。一般两手六部脉均实大，称为六阳脉。

2. 浮脉类

浮脉与洪脉、濡脉、散脉、芤脉、革脉以脉位表浅而相类，故均列入浮脉类，但各脉的脉象和主病又各有特点。

（1）洪脉（附：大脉）

脉象特征：脉形宽大，来盛去衰，来大去长，应指浮大而有力，滔滔满指，呈波涛汹涌之势。

临床意义：主热甚。多由邪热亢盛，内热充斥而致脉道扩张，气盛血涌所致；若泄利日久或呕血、咳血致阴血亏损，元气大伤亦可出现洪脉，但应指浮取盛大而沉取无根；或见躁疾，此为阴精耗竭，孤阳将欲外越之兆。

此外，夏令阳气亢盛，脉象稍现洪大，为夏令之平脉。

大脉

大脉是指脉体宽大，但无脉来汹涌之势。大脉可见于健康人，其特点为脉大而和缓、从容，寸口三部皆大，为体魄健壮之征象。疾病时出现脉大，提示病情加重，故《素问·脉要精微论》说："大则病进。"脉大而数实为邪实；脉大而无力则为正虚。

（2）濡脉

脉象特征：浮而细软，应指少力，如絮浮水，轻手即得，重按不显，又称软脉。

临床意义：主诸虚或湿困。

多见于崩中漏下、虚劳失精或内伤泄泻，自汗喘息等病证。凡久病精血亏损；脾虚化源不足，营血亏少；阳气虚弱，卫表不固及中气怯弱者，都可以出现濡脉。阴虚不能敛阳故脉浮软；精血不充则细弱。

此外，湿困脾胃，阻遏阳气，也可以出现濡脉。

（3）散脉

脉象特征：浮大无根，应指散漫，按之消失，伴节律不齐和脉力不匀，故曰"散似杨花无定踪"。

临床意义：为元气耗散，脏腑精气欲绝，病情危重的征象。

孕妇临产时出现散脉，为即将分娩的征候；如未至产期，便为即将堕胎之征。

（4）芤脉

脉象特征：浮大中空，按之如葱管，应指浮大而软，按之上下或两边实而中间空。

临床意义：为大失血，伤阴的主脉。多因突然失血过多，血量骤然减少，营血不足，无以充脉；或津液大伤，血液不得充养，阴血不能维系阳气，阳气浮散所致。在血崩、大咯血、外伤性大出血或严重吐泻时均可出现。

（5）革脉

脉象特征：革脉浮，搏指弦，中空外坚如按鼓皮，切脉时手指感觉有一定的紧张度。脉形如弦，按之中空，与芤脉浮虚而软又有不同。

临床意义：是精气不藏，正气不固，气无所恋而浮越于外的表现，所以多见于亡血、失精、半产、漏下等病症。

3. 沉脉类

（1）伏脉

脉象特征：伏为深沉与伏匿之象，脉动部位比沉脉更深，需重按着骨始可应指，甚至伏而不现。

临床意义：常见于邪闭、厥证和痛极的病人。多因邪气内伏，脉气不得宣通所致。暴病出现伏脉为阴盛阳衰，或阴阳乖戾，常为厥脱证之先兆；久病见之为气血亏损，阴枯阳竭之证。故《脉简补义》说"久伏至脱"，指出伏脉是疾病深重或恶化的一种标志。危重病证的伏脉，往往两手寸口脉同时潜伏，甚或太溪和跌阳脉都不显现，与血管病变造成的无脉症不同。无脉症往往发生在肢体的某一局部，出现相应肢体无脉，但其他部位的脉象正常。

（2）牢脉

脉象特征：脉形沉而实大弦长，轻取中取均不应，沉取始得坚着不移，亦称沉弦实脉。

临床意义：由阴寒内积，阳气沉潜所致，多见于阴寒内盛，疝气癥瘕之实证。

（3）弱脉

脉象特征：极软而沉细的脉称为弱脉。切脉时沉取方得，细而无力。

临床意义：主阳气虚衰或气血俱衰，血虚则脉道不充，阳气虚则脉搏无力，多见于久病虚弱之体。

4. 迟脉类

（1）缓脉

脉象特征：缓脉有两种意义，一是脉来和缓，一息四至（每分钟60～70次），可见于正常人。亦称为平缓脉，是脉有胃气的一种表现。

周学霆曰："缓即为有神也"，即指平脉缓和之象。二是脉势纵缓，缓急无力。

王冰曰："缓谓纵缓，非动之迟缓也。"

临床意义：多由脾虚，气血不足，血脉失充，鼓动无力，或为湿邪困阻，阳气受遏，血行缓急所致。

（2）涩脉

脉象特征：形细而行迟，往来艰涩不畅，脉律与脉力不匀，应指如轻刀刮竹，故可理解为不流利脉。

临床意义：主伤精、血少、痰食内停、气滞血瘀等证。涩而有力为实证；涩而无力为虚证。

如精血衰少，津液耗伤，不能濡养经脉，致血行不畅，往来艰涩的涩脉是涩而无力；痰食胶固，脉道不畅，及血瘀气滞，导致血脉痹阻，则脉涩而有力。

（3）结脉

脉象特征：结脉是指脉率比较缓慢而有不规则的歇止。《脉经》载有："结脉往来缓，时一至复来。"《诊家正眼》描述为"迟滞中时见一止"。提示脉象以脉率慢、节律不齐为主要特征。应注意结脉与代脉、促脉的区别。

结：缓而时止，止无定数。

代：缓而时止，止有定数。

促：速而时止，止无定数。

临床意义：主阴盛气结。由气、血、痰、食停滞及寒邪阻遏经络，致心阳被抑，脉气阻滞，故脉来迟滞中止，结而有力；由气虚血弱致脉来迟而中止，则脉结而无力。

5. 数脉类

（1）疾脉

脉象特征：一息七至以上为疾脉。

临床意义：疾而有力，多见于阳亢无制，真阴垂绝之候；疾而虚弱为阳气将绝之征。

（2）动脉

脉象特征：动脉多见于关部，且有滑、数、短三种脉象的特征。《脉经》："动脉见于关上，无头尾，大如豆，厥厥然动摇。"

临床意义：多见于惊恐、疼痛之症。惊则气乱，痛则气结，皆属阴阳相搏之候。

（3）促脉

脉象特征：促脉是指脉率较速或快慢不定，间有不规则的歇止。

临床意义：促脉主阳盛实热或邪实阻滞之证。阳邪亢盛，热迫血行，故脉急数；热灼阴津则津血衰少，心气受损，致急行之血气不相接续，故脉有歇止；若由气滞、血瘀、痰饮、食积阻滞，脉气接续不及，亦可产生间歇。两者均为邪气内扰，脏气失常所致，故其脉来促而有力。

如因脏气衰备，阴液亏耗，真元衰败，致气血运行不相顺接而见脉促者，其脉必促而无力。

6. 虚脉类

（1）细脉

脉象特征：脉细如线，应指明显，切脉指感为脉道狭小，细直而软，按之不绝。

临床意义：主气血两虚，诸虚劳损；又主伤寒、痛甚及湿邪为病。

营血亏虚不能充盈脉道，气不足则无力鼓动血液运行，故脉道细小而软弱无力；又有暴受寒冷或疼痛，脉道拘急而收缩，则脉细而兼弦紧，或湿邪阻遏脉道则脉象细缓。故细脉不得概言为虚。

（2）微脉

脉象特征：极细极软，按之欲绝，若有若无。

临床意义：多为阴阳气血虚甚，鼓动无力所致。久病见之为正气将绝，新病见之为阳气暴脱。

（3）短脉

脉象特征：首尾俱短，不能满部。短脉是指脉来觉短于常度。

临床意义：有力为气郁，无力为气损。气虚不足，无力鼓动血行，故脉短而无力，所谓"短则气病"。也有因气郁血瘀，或痰滞食积，阻碍脉道，以致脉气不伸而见短脉，但短而有力，故短脉不可概作不足论，应注意脉之有力无力。

（4）代脉

脉象特征：代脉一般指有规律的歇止脉，可伴有形态的变化。切脉时脉来迟缓，脉力较弱，呈有规则的歇止，间隔时间较长，故曰"迟中一止，良久复来"。张景岳曰："忽见软弱，乍数乍疏，乃脉形之代。其断而复起，乃至数之代，两者皆称为代。"可见代脉包含了节律、形态和脉力等方面的参差不匀。

临床意义：一般主脏气衰微。气血虚衰而致脉气运行不相连续，故脉有歇止，良久不能自还。若痹病疼痛、跌打损伤或七情过极等而见代脉，则是邪气阻抑脉道，血行涩滞所致，脉代而应指有力。

结代脉并见，常见于心脏器质性病变。

7. 实脉类

（1）滑脉

脉象特征：往来流利，如盘走珠，应指圆滑，往来之间有一种回旋前进的感觉，可以理解为流利脉。

临床意义：主痰饮、食滞、实热诸证。滑脉亦是青壮年的常脉，妇人的孕脉。

《素问·脉要精微论》说："滑者阴气有余也。"痰饮、食滞皆为阴邪内盛，气实血涌，鼓动脉气故脉滑。若邪热波及血分，血行加速，则脉象滑数相兼。张志聪说："邪入于阴，则经血沸腾故滑也。"所以有"滑脉主实"的说法。

滑而和缓之脉为平人之常脉，多见于青壮年。《素问·玉机真藏论》说："脉弱以滑，是有胃气。"张景岳曰："若平人脉滑而冲和，此是荣卫充实之佳兆。"妇人脉滑而停经，应考虑妊娠。过于滑大则为有病。

（2）长脉

脉象特征：脉动应指的范围超过寸、关、尺三部，脉体较长。向前超逾寸部至鱼际者称为溢脉，向后超逾尺部者又称履脉。

临床意义：主阳证、实证、热证。

多由邪气盛实，正气不衰，邪正搏击所致。脉长而洪数为阳毒内蕴；长而洪大为热深、癫狂；长而搏结为阳明热伏；长而弦为肝气上逆，气滞化火或肝火挟痰。细长而不鼓者为虚寒败证。

长脉亦见于正常人，《素问·脉要精微论》说："长则气治。"治者，盛满、调平之意。正常人气血旺盛，精气盛满，脉气盈余，故搏击之势过于本位，可见到长而柔和之脉，为强壮之象征。老年人两尺脉长而滑实多长寿。故长脉亦是气血充盛，气机调畅的反映。

（3）弦脉

脉象特征：端直以长，如按琴弦。切脉应指有挺直和劲急感，故曰"从中直过""挺然于指下"。临床上弦脉的程度随病情而变化，平人脉弦则"轻虚以滑，端直以长"；病轻者"如按琴弦"；病重者"如张弓弦"；若见脉象"如循刀刃"而有锐利坚劲的指感，为无胃气的真脏脉。

临床意义：主肝胆病，诸痛证，痰饮等。亦见于老年健康者。

弦为肝脉。寒热诸邪、痰饮内蓄、七情不遂、疼痛等原因，均可使肝失疏泄，气机失常，经脉拘急，血气敛束不伸，以致鼓搏壅迫，脉来劲急而弦。阴寒为病，脉多弦紧；阳热所伤，脉多弦数；痰饮内蓄，脉多弦滑；虚劳内伤，中气不足，肝木乘脾土，则脉来弦缓；肝病及肾，损及根本，则脉弦细。如脉弦劲如循刀刃，为生气已败，病多难治。戴同文说："弦而软，其病轻；弦而硬，其病重。"是以脉中胃气的多少来衡量病情轻重的经验，临床上有一定意义。

（4）紧脉

脉象特征：脉形紧急，如牵绳转索，或按之左右弹指。紧脉指感比弦脉更加。

临床意义：其形成原因主要为寒邪侵袭人体，阻碍阳气。寒主收引，致脉道紧束而拘急。多见于风寒搏结的实寒证、痛证和宿食内阻等。

（八）脉象的鉴别

1. 类比法

上述病脉中，有些很相似，容易混淆不清，必须加以鉴别。历代医家对脉象的鉴别有丰富的经验，如王叔和已指出了一些相类脉象，李时珍则编了较详细的脉歌，徐灵胎更具体说明了脉象鉴别的方法，即用近似脉象相比的类比法（还有用相反脉象对比的对举法），这是鉴别相似脉的好方法。现将一些相似脉鉴别如下：

浮脉与虚、芤、散脉：四者相类似，其脉位均表浅，但不同的是浮脉举之泛泛有余，重按稍减而不空，脉形不大不小；虚脉形大无力，重按空虚；芤脉浮大无力，中间独空，如按葱管；散脉浮散无力，漫无根蒂，稍用力则按不着。

沉脉与伏、牢脉：三者脉位均在深部，轻取均不应，不同的是沉脉重取乃得；伏脉较沉脉部位更深，着于筋骨，故重按亦无，须推筋着骨始得，甚则渐时伏而不见；牢脉沉取实大弦长，坚牢不移。

迟脉与缓脉：均以息计，迟脉一息不足四至；缓脉稍快于迟，一息四至，脉来有冲和徐缓之象。

数脉与滑、疾脉：滑脉与数脉有相似之处，滑脉流利，圆滑似数。但滑指形与势，数指至数言，一息五至以上。《濒湖脉学》指出："莫将滑数为同类，数脉唯看至数间。"数、疾均以息计，疾脉更快于数，一息七、八至，相当于每分钟脉搏在 140 次以上。

实脉与洪脉：在脉势上都是充实有力，但洪脉状若波涛汹涌，盛大满指，来盛去衰，浮取明显；而实脉长大坚实，应指有力，举按皆然，来去俱盛，故有"浮沉皆得大而长，应指无虚愊愊强"之说。

细脉与微、弱、濡脉：四者都是脉形细小且软弱无力。但细脉形小而应指明显；微脉则极细极软，按之欲绝，有时至数不清，起落模糊；弱脉沉细而无力，濡脉浮细而无力，即脉位与弱脉相反，轻取可以触知，重按反不明显。

芤脉与革脉：都有中空之象，但芤脉浮大无力中空，如按葱管，显示了脉管柔软；革脉浮大搏指，弦急中空，如按鼓皮，显示了脉管较硬。

弦脉与长、紧脉：弦脉与长脉相似，但长脉超过本部，如循长竿，长而不急；弦脉虽长，但脉气紧张，指下如按琴弦。《医述》说："长类于弦而盛于弦，弦脉带急，长脉带缓。"弦脉有似紧脉，二者脉气均紧张，但弦脉如按在琴弦上，无绷急之势；紧脉如按在拉紧的绳索上，脉势绷急，在脉形上紧脉比弦脉大。

短脉与动脉：二者在脉形上均有短缩之象，但短脉是形状短缩且涩常兼迟，不满三部；动脉其形如豆，常兼滑数有力，《医术》说："短类于动而衰于动，动脉形滑而且数，短脉形涩而必迟。"

结、代、促脉：都属于节律失常而有歇止的脉象，这是三者共同之处。但结、促脉都是不规则的间歇，歇止时间短；而代脉则是有规则的歇止，且歇止的时间较长，这是结、促脉与代脉不同之处。结脉与促脉虽都有不规则的间歇，但结脉是迟而歇止，促脉是数而歇止。

2. 对举法

浮脉与沉脉：是脉位浅深相反的两种脉象，浮脉脉位表浅、轻取即得，主表属阳；沉脉脉位深在，轻取不应，重按始得，主里属阴。

迟脉与数脉：是脉搏慢快相反的两种脉象，迟脉搏动比正常脉慢，即一息不足四至；数脉搏动则比正常脉快，即一息五至以上，迟主寒而数主热，亦主虚。

虚脉与实脉：是脉的搏动力量强弱（气势）相反的两种脉象，虚脉三部举按均无力；实脉举按均有力，分主虚实。

滑脉与涩脉：是脉的通畅度相反的两种脉象，滑脉往来流利通畅，指下圆滑；涩脉往来艰难滞涩，极不流利，前人形容涩脉，如轻刀刮竹。所谓轻刀刮竹即脉过指下不平滑之意。

洪脉与细脉：是脉体大小和气势均相反的两种脉象，洪脉脉体阔大，充实有力，来势盛而去势衰；细脉脉体细小如线状，多软弱无力，但应指明显。

长脉与短脉：是脉气长短相反之两种脉象，长脉超过本部，即指脉气搏动范围超过本部的状态，前人比喻如循长竿；短脉则形状短缩，不及本部，即指脉气搏动范围短小，不及本部的状态。

紧脉与缓脉：是脉的紧张力相反的两种脉象，紧脉紧张有力，如按转绳；缓脉势缓，一息四至。

（九）相兼脉与主病

疾病是一个复杂的过程，可以由多种致病因素相兼为患，在疾病过程中邪正斗争的形势会不断地发生变化，疾病的性质和病位亦可随疾病变化而改变。因此，病人的脉象经常是两种或两种以上相兼出现。凡是由两种或两种以上的单因素脉同时出现，复合构成的脉象即称为"相兼脉"或"复合脉"。

相兼脉象的主病，往往等于各个脉所主病的总和，如浮为表，数为热，浮数主表热，以此类推。现将常见的相兼脉及主病列于下：

浮紧脉 主病：表寒，风痹。

浮缓脉 主病：伤寒表虚证。

浮数脉 主病：表热。

浮滑脉 主病：风痰，表证挟痰。

沉迟脉 主病：里寒。

弦数脉 主病：肝热，肝火。

滑数脉 主病：痰热，内热食积。

洪数脉 主病：气分热盛。

沉弦脉 主病：肝郁气滞，水饮内停。

沉涩脉 主病：血瘀。

弦细脉 主病：肝肾阴虚，肝郁脾虚。

沉缓脉 主病：脾虚，水湿停留。

沉细脉 主病：阴虚，血虚。

弦滑数脉 主病：肝火挟痰，痰火内蕴。

沉细数脉 主病：阴虚，血虚有热。

弦紧脉 主病：寒痛，寒滞肝脉。

（十）真脏脉

真脏脉是在疾病危重期出现的脉象，真脏脉的特点是无胃、无神、无根。为病邪深重，元气衰竭，胃气已败的征象，又称"败脉""绝脉""死脉""怪脉"。《素问·玉机真藏论》说："邪气胜者，精气衰也。故病甚者，胃气不能与之俱至于手太阳，故真脏之气独见，独见者，病胜脏也，故曰死。"真脏脉的形态在该文中亦有具体描述："真肝脉至中外急，如循刀刀责责然，如按琴瑟弦……真心脉至坚而搏，如循薏苡子累累然……真肺脉至大而虚，如以毛羽中人肤……真肾脉至搏而绝，如指弹石辟辟然……真脾脉至弱而乍数乍疏……诸真脏脉见者，皆死不治也。"《医学入门·死脉总诀》说："雀啄连来三五啄，屋漏半日一滴落，弹石硬来寻即散，搭指散乱真解索，鱼翔似有又似无，虾蝦静中跳一跃，更有釜沸涌如羹，旦占夕死不须药。"可供参考。

根据真脏脉的主要形态特征，大致可以分成三类：

1. 无胃之脉

无胃的脉象以无冲和之意，应指坚搏为主要特征。如脉来弦急，如循刀刃称偃刀脉；脉动短小而坚搏，如循薏苡子为转豆脉；或急促而坚硬如弹石称弹石脉等。临床提示邪盛正衰，胃气不能相从，心、肝、肾等脏气独现，是病情重危的征兆之一。

2. 无根之脉

无根脉以虚大无根或微弱不应指为主要特征。如浮数之极，至数不清；如釜中沸水，浮泛无根，称釜沸脉，为三阳热极，阴液枯渴之候；脉在皮肤，头定而尾摇，似有似无，如鱼在水中游动，称鱼翔脉。脉在皮肤，如虾游水，时而跃然而去，须臾又来，伴有急促躁动之象称虾游脉，均为三阴寒极，亡阳于外，虚阳浮越的征象。

3. 无神之脉

无神之脉以脉率无序，脉形散乱为主要特征。如脉在筋肉间连连数急，三五不调，止而复作，如雀啄食之状称雀啄脉；如屋漏残滴，良久一滴者称屋漏脉；脉来乍疏乍密，如解乱绳状称解索脉。

以上脉象主要由脾（胃）、肾阳气衰败所致，提示神气涣散，生命即将告终。但是，随着医疗技术的不断提高，通过不断研究和临床实践，对真脏脉亦有了新的认识，其中有一部分是由于心脏器质性病变所造成的，但并非一定为无药可救的死证，应仔细观察，尽力救治。

（十一）诊妇人脉

妇人有经、孕、产育等特殊的生理活动和病变，有关这方面的脉诊简要叙述于下。

1. 诊月经脉

妇人左关、尺脉忽洪大于右手，口不苦，身不热，腹不胀，是月经将至。寸关脉调和而尺脉弱或细涩者，月经多不利。

妇人闭经，尺脉虚细涩者，多为精血亏少的虚闭；尺脉弦涩者，多为气滞血瘀的实闭；脉象弦滑者，多为痰湿阻于胞宫。

2. 诊妊娠脉

已婚妇女平时月经正常，而突然停经，脉来滑数冲和，兼有饮食偏嗜等症状者，是妊娠的表现，即《素问·腹中论》所谓"身有病而无邪脉"。《素问·阴阳别论》说："阴搏阳别，谓之有子。"《素问·平人气象论》说："妇人手少阴脉动甚者，妊子也。"指出妊娠脉象特点是少阴脉（神门及尺部）脉动加强，此为血聚养胎，胎气鼓动肾气所致。如果受孕后因母体气血亏损或胎元不固，或经产妇亦可见脉细软，或不滑利，应当引起重视。

凡孕妇之脉沉而涩，多提示精血不足，胎元已受影响；涩而无力是阳气虚衰，胞中死胎或为痞块

3. 诊临产脉

孕妇即将分娩的脉象特点，历代医家亦有不同的阐述。《诸病源候论》说："孕妇诊其尺脉，急转如切绳转珠者，即产也。"又如《医存》说："妇人两中指顶节之两旁，非正产时则无脉，不可临盆，若此处脉跳，腹连腰痛，一阵紧一阵，乃正产时也。"这种中指指动脉的明显搏动亦称离经脉。

（十二）诊小儿脉

诊小儿脉与诊成人脉有所不同。小儿寸口部位狭小，难以区分寸、关、尺三部，再则小儿就诊时容易惊哭，惊则气乱，气乱则脉无序，故难以诊察。因此，小儿科诊病注重辨形色、审苗窍。后世医家有一指总候三部的方法，是诊小儿脉的主要方法。

一指总候三部的诊脉法简称"一指定三关"。操作方法是：用左手握住小儿的手，对三岁以下的小儿，可用右手大拇指按于小儿掌后高骨部脉上，不分三部，以定至数为主。亦有用食指直压三关，或用食指拦度脉上而辗转以诊之。对四岁以上的小儿，则以高骨中线为关，以一指向两侧滚转寻察三部；七、八岁小儿，则可挪动拇指诊三部；九至十岁以上，可以次第下指，依寸、关、尺三部诊脉；十五岁以上，可按成人三部脉法进行辨析。

小儿脉象一般只诊浮沉、迟数、强弱、缓紧，以辨别阴阳、表里、寒热和邪正盛衰，不详求二十八脉。三岁以下的小儿，一息七、八至为平脉；五、六岁小儿，一息六至为平脉，七至以上为数脉，四、五至为迟脉。数为热，迟为寒，浮数为阳，沉迟为阴。强弱可测虚实，缓紧可测邪正。沉滑为食积，浮滑为风痰。紧主寒，缓主湿，大小不齐多食滞。

（十三）脉症顺逆与从舍

所谓脉症顺逆，是指从脉症的相应、不相应来判断疾病的顺逆。在一般情况下，脉与症是一致的，即脉症相应。但也有时候脉与症不一致，也就是脉症不相应，甚至还会出现相反的情况。从判断疾病逆顺来说，脉症相应者为顺，不相应者为逆。例如，有余病证，脉见洪数实，是谓脉症相应，为顺，表示邪实正盛，正气足以抗邪；若反见细、微、弱的脉象，则为脉症相反，是逆证，说明邪盛正虚，易致邪陷。再如，暴病脉来浮、洪、数、实者为顺，反映正气充盛能抗邪；久病脉来沉、微、细、弱为顺，说明有邪衰正复之机，若新病脉见沉、细、微、弱，说明正气已衰；久病脉见浮、洪、数、实，则表现正衰而邪不退，均属逆证。既然有脉与症不相应的情况，其中必有一真一假，或为症真脉假，或为症假脉真，所以临证时必须辨明脉症的真假以决定取舍，或舍脉从症，或舍症从脉。

舍脉从症：在症真脉假的情况下，必须舍脉从症。例如：症见腹胀满，疼痛拒按，大便燥结，舌红苔黄厚焦躁，而脉迟细者，则症所反映的是实热内结胃肠，是真；脉所反映的是因热结于里，阻滞血脉流行，故出现迟细脉，是假象，此时当舍脉从症。

舍症从脉：在症假脉真的情况下，必须舍症从脉。例如：伤寒，热闭于里，症见四肢厥冷，而脉滑数，脉所反映的是真热；症所反映的是由于热邪内伏，格阴于外，出现四肢厥冷，是假寒，此时当舍症从脉。

脉有从舍，说明脉象只是疾病临床表现的一个方面，因而不能把它作为疾病诊断的唯一依据，只有全面运用四诊，四诊合参，才能从舍得宜而获得正确的诊断。

二、按诊

（一）按诊的方法和意义

按诊是医生用手触、摸、按、压病人某一局部，用以了解冷热、润燥、软硬、压痛、肿块或其它异常变化，从而推断疾病部位、性质和病情轻重的一种诊病方法。按诊是传统"四诊"中切诊的重要组成部分，在辨证中起着至关重要的作用，是四诊中不容忽视的一环。

按诊的运用，早在《黄帝内经》中就有记载，至汉代，张仲景对按诊的论述更多，尤其是胸腹部的按诊，已成为鉴别疾病的重要依据。

按诊在应用中得以发展，后世医家拓宽其应用范围，且在方法上不断创新，并注意配合望、闻、问诊，以辨疾病的寒热虚实。

根据按诊的目的和准备检查的部位不同，应采取不同的体位和手法。诊前首先需选择好体位，然后充分暴露按诊部位。一般病人应取坐位或仰卧位。病人取坐位时，医生可面对病人而坐或站立进行。用左手稍扶病体，右手触摸按压某一局部，多用于皮肤、手足、腧穴的按诊。按胸腹时，病人须采取仰卧位，全身放松，两腿自然伸直，两手臂放在身旁。医生站在病人右侧，用右手或双手对病人胸腹某些部位进行切按。在切按腹内肿块或腹肌紧张度时，可让病人屈膝，使腹肌松弛或做深呼吸，以便于切按。

按诊的手法主要是触、摸、按、叩四法。

触、摸、按三法的区别表现在指力轻重不同，所达部位浅深有别。触者用力轻诊皮肤；摸者稍用力达于肌层；按则重指力诊筋骨或腹腔深部。临床时可综合运用。一般是先触摸，后按压，由轻而重，由浅入深，先远后近，先上后下地进行诊察。《通俗伤寒论》曾说："其诊法，宜按摩数次，或轻或重，或击或抑，以察胸腹之坚软，拒按与否；并察胸腹之冷热，灼手与否，以定病之寒热虚实。"又说："轻手循抚，自胸上而脐下，知皮肤之润燥，可以辨寒热；中手寻扪，问其痛不痛，以察邪气之有无；重手推按，察其硬否，更问其痛否，以辨脏腑之虚实，沉积之何如。"

叩击法有直接叩击法和间接叩击法两种。

按诊时应注意：

必须根据疾病的不同部位，选择适当的体位和方法。

医生举止要稳重大方，态度要严肃认真，手法要轻巧柔和，避免突然暴力或冷手按诊。

注意争取病人的主动配合，使病人能准确地反映病位的感觉。

要边检查边注意观察病人的表情变化，以了解病痛所在的准确部位及程度。

按诊是切诊的一切部分，通过按诊不仅可以进一步探明疾病的部位、性质和程度，同时也使一些病证表现进一步客观化，它是对望、闻、问诊所获资料的补充和完善，为全面分析病情、判断疾病提供重要的指征和依据。因此至今按诊仍是临床诊断疾病不可缺少的一环，应努力挖掘与提高。

（二）按诊的内容

1. 按胸胁

是指根据病情的需要，有目的地对前胸和胁肋部进行触摸、按压或叩击，以了解局部及内脏病变的情况。

胸内藏心肺，胁内包括肝胆，所以胸胁按诊除排除局部皮肤、经络、骨骼之病变外，主要是用以诊察心、肺、肝、胆等脏腑的病变。

（1）按胸部

胸为心肺之所居，按胸部可以了解心肺及虚里的病变情况。

前胸高起，叩之膨膨然，其音清者，多为肺胀，亦见于气胸；若按之胸痛，叩之音实者，常为饮停胸膈或痰热壅肺；胸部外伤则见局部青紫肿胀而拒按。虚里位于左乳下第四、五肋间，乳头下稍内侧，为心尖搏动处，为诸脉之所宗。诊虚里是按胸部的重要内容。按虚里可测知宗气之强弱、疾病之虚实、预后之吉凶。尤以危急病证寸口脉难凭时，诊虚里更具有重要的诊断价值。

古人对此甚为重视，早在《素问·平人气象论》中就有记载："胃之大络，名曰虚里，贯膈络肺，出于左乳下。其动应衣，脉宗气也。盛喘数绝者，则病在中，结而横有积矣，绝不至曰死。"

正常情况下，虚里搏动不显，仅按之应手，其搏动范围直径约2～2.5厘米，动而不紧，缓而不息，动气聚而不散，节律清晰，是心气充盛，宗气积于胸中，为平人无病的征象。诊虚里时，病人取仰卧位，医生其右侧，用右手平抚于虚里部，注意诊察动气之强弱、至数和聚散。

虚里按之其动微弱者为不及，是宗气内虚之征。若动而应衣太过，是宗气外泄之象。按之弹手，洪大而搏，或绝而不应者，是心气衰绝，证属危候。

（2）按胁部

肝胆位居右胁，肝胆经脉分布两胁，故按胁肋主要是了解肝胆疾病。

按胁部除在胸侧腋下至肋弓部位进行按、叩外，还应由中上腹部向肋弓方向轻循，并按至肋弓下，以了解胁内脏器等状况。胁痛喜按，胁下按之空虚无力为肝虚。胁下肿块，刺痛拒按为气滞血瘀。右胁下肿块，按之表面凹凸不平，应注意排除肝癌；疟疾后左胁下可触及痞块，按之硬者为疟母。

2. 按脘腹

是通过触按胃脘部及腹部，了解其凉热、软硬、胀满、肿块、压痛等情况，以辨别不同脏腑组织的发病及证之寒热虚实的诊断方法。

脘腹各部位的划分：膈以下为腹部。上腹部剑突的下方，称为心下。上腹部又称胃脘部。脐上部位称上腹。亦有称脐周部位为脐腹者。脐下部位至耻骨上缘称小腹。小腹的两侧称为少腹。

按脘部主要是诊察胃腑病证。脘部痞满，按之较硬而疼痛者属实证，多因实邪聚结胃脘所致。按之濡软而无痛者属虚证，多因胃腑虚弱所致，脘部按之有形而胀痛，推之漉漉有声者，为胃中有水饮。

按腹部主要是诊断肝、脾、小肠、大肠、膀胱、胞宫及其附件组织的病证。通过腹部的凉热、软硬、胀满、肿块、压痛等异常变化反映出来。

辨凉热：通过探测腹部的凉热，可以辨别病的寒热虚实。腹壁冷，喜暖手按抚者，属虚寒证；腹壁灼热，喜冷物按放者，属实热证。

辨疼痛：凡腹痛，喜按者属虚；拒按者属实。按之局部灼热，痛不可忍者，为内痈。

辨腹胀：腹部胀满，按之有充实感觉，有压痛，叩之声音重浊的，为实满；腹部膨满，但按之不实，无压痛，叩之作空声的为气胀，多属虚满。

腹部高度胀大，如鼓之状者，称为臌胀。它是一种严重的病证，可分水臌与气臌。以手分置腹之两则，一手轻拍，另一手可触到波动感，同时，按之如囊裹水，且腹壁凹痕者，为水臌；以手叩之如鼓，无波动感，按之亦无凹痕者，为气臌。另外，有些高度肥胖的人，亦见腹大如臌，但按之柔软，且无脐突及其他重病征象，当与臌胀鉴别。

辨痞满：痞满是自觉心下或胃脘部痞塞不适和胀满的一种症状。按之柔软，无压痛者，属虚证；按之较硬，有抵抗感和压痛者，为实证。脘部按之有形而胀痛，推之漉漉有声者为胃中有水饮。

辨结胸：胃脘胀闷，按之则痛者属小结胸；胸脘腹硬满疼痛且拒按者，属大结胸。

辨肿块：肿块的按诊要注意其大小、形态、硬度、压痛等情况。

积聚是指腹内的结块，或肿或痛，见症不一。积与聚有别，痛有定处，按之有形而不移的为积，病属血分；痛无定处，按之无形，聚散不定的为聚，病属气分。

左少腹作痛，近之累累有硬块者，肠中有宿粪。右少腹作痛，按之疼痛，有包块应手者，为肠痈。腹中虫块，按诊有三大特征：一是形如筋结，久按会转移；二是细心诊察，觉指下如蚯蚓蠢动；三是腹壁凹凸不平，按之起伏聚散，往来不定。

3. 按肌肤

按肌肤指触摸某些部位的肌肤，通过肌肤的寒热、润燥、滑涩、疼痛、肿胀、疮疡等不同情况反映，来分析疾病的寒热虚实及气血阴阳盛衰的诊断方法。

（1）诊寒热

按肌肤的寒热可了解人体阴阳的盛衰、表里虚实和邪气的轻重。一般来说，肌肤寒冷、体温偏低者为阳气衰少；若肌肤厥冷而大汗淋漓、面色苍白、脉微欲绝者为亡阳之征象。肌肤灼热，体温升高者为阳气盛，多为实热证；若汗出如油，四肢肌肤尚温而脉躁疾无力者，为亡阴之征。身灼热而肢厥为阳热壅盛，格阴于外所致，属真热假寒证。外感病汗出热退身凉，为表邪已解；皮肤无汗而灼热者，为热甚。

身热初按热甚，久按热反转轻者为热在表；久按其热反甚者为热在里。

局部病变从按肌肤之寒热可辨证之阴阳。皮肤不热，红肿不明显，多为阴证；皮肤灼热而红肿疼痛者，多为阳证。

（2）诊润燥滑涩

通过触摸患者皮肤的滑润和燥涩，可以了解汗出与否及气血津液的盈亏情况。一般来说，皮肤干燥者，尚未出汗；干瘪者，为津液不足；湿润者，身已出汗；肌肤滑润者，为气血充盛；肌肤枯涩者，为气血不足。新病皮肤多滑润而有光泽，为气血未伤之表现。久病肌肤枯涩者，为气血两伤；肌肤甲错者，多为血虚失荣或瘀血所致。

（3）诊疼痛

通过触摸肌肤疼痛的程度，可以分辨疾病的虚实。一般来说，肌肤濡软，按之痛减者，为虚证；硬痛拒按者，为实证；轻按即痛者，病在表浅；重按方痛者，病在深部。

（4）诊肿胀

用重手按压肌肤肿胀程度，以辨别水肿和气肿。按之凹陷，不能即起者，为水肿；按之凹陷，举手即起者，为气肿。

（5）诊疮疡

触按疮疡局部的凉热、软硬，来判断证之阴阳寒热。一般来说，肿硬不热者，属寒证；肿处烙手而压痛者，属热证；根盘平塌漫肿者，属虚证；根盘收束而隆起者，属实证。患处坚硬多无脓；边硬顶软的已成脓。至于肌肉深部的脓肿，则以"应手"或"不应手"来决定有脓无脓。方法是两手分放在肿物的两侧，一手时轻时重地加以压力，一手静候深处有无波动感，若有波动感应手，即为有脓。根据波动范围的大小，即可测知脓液的多少。

古代还记载"按尺肤"的诊法。所谓尺肤是指从肘部内侧至掌后横纹处的一段皮肤。尺肤热甚，见于外感疾病时，多属温热证。

4. 按手足

按手足主要为了探明寒热。一般手足俱冷的是阳虚阴盛，属寒；手足俱热的，多为阳盛或阴虚，属热。但也要注意内热炽盛，而阳郁于里不能外达的四肢厥冷，却是里热实证。

诊手足寒热，还可以辨别外感病或内伤病。手足的背部较热的，为外感发热；手足心较热的，为内伤发热。

此外，还有以手心热与额上热的互诊来分别表热和里热的方法。额上热甚于手心热的为表热；手心热甚于额上热的，为里热。

在儿科方面，小儿指尖冷主惊厥。中指独热主外感风寒。中指指尖独冷，为麻疹将发之象。

诊手足的寒温可测知阳气的存亡，这对于决定某些阳衰病证预后良恶，相当重要。阳虚之证，四肢犹温，是阳气尚存，尚可治疗；若四肢厥冷，其病多凶，预后不良。正如《伤寒论·少阴篇》所说"少阴病，下利，若利自止，恶寒而踡卧，手足温者，可治"，"少阴病，恶寒身踡而利，手足逆冷者，不治"。

5. 按俞穴

按俞穴，是指按压身体上某些特定穴位，以了解这些穴位的变化与反应，从而推断内脏的某些疾病。

俞穴的变化主要是出现结节或条索状物，其异常反应主要有压痛或敏感反应。如肺病可在肺俞穴摸到结节，或中府穴有压痛。肝病在肝俞和期门穴有压痛。胃病在胃俞和足三里有压痛。肠痈在上巨虚（阑尾穴）有压痛。

此外，还可以通过指压俞穴作试验性治疗从而协助鉴别诊断。如胆道蛔虫腹痛，指压双侧胆俞则疼痛缓解，其他原因腹痛则无效，以资鉴别。

俞穴按诊的原理，是因为经络的气血在身体表面聚集，注入某些重点的俞穴，所以机体内部的病理变化，也常常在该处产生一定的反应。于是，我们就可以观察这些俞穴的变化反应，来推断体内的疾病。《灵枢·背腧》指出："欲得而验之，按其处，应在中而痛解，乃其腧也。"这种按诊法简便易行，又有治疗作用，值得推广。

第五章　八纲辨证

辨证论治是中医学的特点和精华。对疾病进行辨证诊断，是中医诊断应有的、特殊的内容，它是治疗立法处方的主要依据。掌握了辨证论治，即使没有明确病名诊断，或者虽有病名诊断而目前对该病尚乏特殊疗法，运用辨证论治，也能对这些疾病进行治疗。

症即症状，是病人感到的自身异常变化及医生通过四诊获得的异常征象。症是分析与判断病证的原始依据，主要包括症状（如头痛、咳嗽、胸闷）和体征（如面色白、舌质红、脉弦滑）。

证即症候，是疾病发生和演变过程中某阶段本质的反映，它以一组相关的症状，不同程度地揭示病因、病机、病位、病性、病势；或可认为证是人体生命活动状态的划分。因此，证既可体现疾病某阶段的状态，也可体现亚健康时的状态。如肝胆湿热证，病位在肝胆，病性为湿热，病机为肝胆湿热；气虚证可见于许多疾病某一阶段，亦可见于亚健康者。

病即疾病，是在病因作用下，机体正邪交争，阴阳失调，所出现的具有一定发展规律的全部演变过程，具体表现出若干特定的症状和各阶段相应的症候。

辨证，是在中医理论指导下，对临床病情资料进行综合分析，判断症候为论治提供依据的思维过程，即确定属于何证的过程。它是一种将周围环境、正气强弱与疾病特点加以综合考虑的诊断方法。

证的改变，具体体现了疾病发展、变化过程。这种改变包括：①自然转变：不经人为，过一定时间而自然转变。这些转变，往往遵循一定的规律，如外感病的传变。但是，疾病的发展变化，常常因人、因时、因地而异。②经治疗或调养而转变。正确的调养或治疗，可使疾病向好的方向转变；否则，就会向恶化的方向转变。

在长期临床实践中，历代医家创造了许多辨证方法，如八纲辨证、病因辨证、气血津液辨证、脏腑辨证、六经辨证、卫气营血辨证、三焦辨证、经络辨证等辨证方法，这些辨证方法从不同的方面总结了认识疾病症候的规律，它们各有侧重，各有特点，又相互联系和补充。

表、里、寒、热、虚、实、阴、阳八纲，是中医辨证的纲领，并且较为突出地反映了中医学的辩证法思想。因此，学习和掌握八纲辨证，对整个辨证体系的学习和运用具有指导性意义。

一、八纲辨证的概念与源流

（一）八纲辨证的概念

八纲，就是表、里、寒、热、虚、实、阴、阳八个辨证的纲领。

医生对通过诊法所获得的各种病情资料，运用八纲进行分析综合，从而辨别病变位置的浅深，病情性质的寒热，邪正斗争的盛衰和病证类别的阴阳，以作为辨证纲领的方法，称为八纲辨证。

中医学在历史上所形成的辨证分类方法有多种，其中最基本的方法是八纲辨证。八纲是从各种具体症候的个性中抽象出来的带有普遍规律的共性，即任何一种疾病，从大体病位来说，总离不开表或里；从基本性质来说，一般可区分为寒与热；从邪正斗争的关系来说，主要反映为实或虚；从病证类别来说，都可归属于阳或阴两大类。因此，疾病的病理变化及其临床表现尽管极为复杂，但运用八纲对病情进行辨别归类，则可起到执简驭繁的作用，所以八纲是辨证的纲领。

（二）八纲辨证的源流

《黄帝内经》中并无"八纲"这一名词，但其具体内容已有散在性论述，且基本确定了其相互间的辨证关系。张仲景在《伤寒杂病论》中，已具体运用八纲对疾病进行辨证论治，如方隅在《医林绳墨》曾说："仲景治伤寒，着三百九十七法，一百一十三方……然究其大要，无出乎表里虚实阴阳寒热，八者而已。"到了明代，八纲辨证的概念与内容，已为许多医家所重视和接受。如陶节庵《伤寒六书·伤寒家秘》中说："审得阴阳表里寒热虚实真切，复审汗下吐温和解之法，治之庶无差误。"王执中《伤寒正脉》亦说："治病八字，虚实阴阳表里寒热，八字不分，杀人反掌。"张三锡《医学六要》也说:"锡家世业医,致志三十余年,仅得古人治病大法有八,曰阴、曰阳、曰表、曰里、曰寒、曰热、曰虚、曰实。"张景岳《景岳全书·传忠录》中有"阴阳篇""六变篇"之称,即所谓"二纲六变",并以二纲统六变,他说"阴阳既明,则表与里对,虚与实对,寒与热对,明此六变,明此阴阳,则天下之病,固不能出此八者。"可以非常明显地看出其将二纲六变作为辨证纲领的观点。因此,将表、里、寒、热、虚、实、阴、阳八者作为辨证的纲领,实际上是形成于明代。

二、八纲基本症候

(一)表里辨证

表里是辨别病位外内浅深的一对纲领。表与里是相对的概念,如躯壳与脏腑相对而言,躯壳为表,脏腑为里;脏与腑相对而言,腑属表,脏属里;经络与脏腑相对而言,经络属表,脏腑属里;经络中三阳经与三阴经相对而言,三阳经属表,三阴经属里;皮肤与筋骨相对而言,皮肤为表,筋骨为里等。因此,对于病位的外内浅深,都不可作绝对的理解。

一般而论,从病位上看,身体的皮毛、肌腠、经络相对为外,脏腑、骨髓相对为内。因此从某种角度上说,外有病属表,病较轻浅;内有病属里,病较深重。从病势上看,外感病中病邪由表入里,是病渐增重为势进;病邪由里出表,是病渐减轻为势退。因而前人有病邪入里一层,病深一层,出表一层,病轻一层的认识。

任何疾病的辨证,都应分辨病位的表里,而对于外感病来说,其意义则尤为重要。这是因为内伤杂病的症候一般属于里证范畴,故分辨病位的表里并非必须,而主要辨别"里"的具体脏腑等病位。然而外感病则往往具有由表入里、由轻而重、由浅而深的传变发展过程。所以,表里辨证是对外感病发展阶段性的最基本的认识,它可说明病情的轻重浅深及病机变化的趋势,从而掌握疾病的演变规律,取得诊疗的主动权。同时,从某种意义上说,六经辨证、卫气营血辨证,都可理解为是表里浅深轻重层次划分的辨证分类方法。

1. 表证

表证是外感六淫之邪气经皮毛、口鼻侵入机体，正气（卫气）抗邪所表现轻浅症候的概括。表证主要见于外感疾病初期阶段。

《景岳全书·传忠录》说："表证者，邪气之自外而入者也，凡风寒暑湿燥火，气有不正，皆是也。"因此，对表证的概念应当全面理解，而不能机械地以为皮毛的病变就一定是表证，也不能绝对地以为表证的病位就一定在皮毛。

表证一般具有起病急，病情较轻，病程较短，有感受外邪的因素可查等特点。

临床表现：发热恶寒（或恶风）、头身痛、舌苔薄白、脉浮，兼见鼻塞流涕，喷嚏，咽喉痒痛，咳嗽，有汗或无汗等症

症候类型由于体质强弱不同，感受的邪气类别各异，轻重之别，所以表证的临床表现也很复杂，一般分为三个类型：

（1）表寒证（伤寒证、伤寒表实证）：以感受寒邪为主，故又称伤寒证。其特点是：恶寒重、微发热，无汗，头身痛，苔薄白而润，脉浮紧。

（2）伤风表证（太阳中风证、中风表虚证）：以感受风邪为主，又称太阳中风证。其特点是：恶风、微发热，汗出，脉浮缓。

（3）表热证（外感风热证）：是感受湿热（风热）之邪，又称外感风热证，在温病学中属卫分证。其特点是发热重，微恶寒，口渴，咽痛，舌质正常或尖边稍红，苔薄白而干或苔薄微黄，脉浮数。

2. 里证

里证是泛指病变部位在内，由脏腑、气血、骨髓等受病所反映的症候。故《景岳全书·传忠录》说："里证者，病之在内、在脏也。凡病自内生，则或因七情，或因劳倦，或因饮食所伤，或为酒色所困，皆为里证。"

里证与表证相对而言，其概念非常笼统，范围非常广泛，可以说凡不是表证及半表半里证的特定症候，一般都可属于里证的范畴，即所谓"非表即里"。

里证多见于外感病的中、后期或内伤病。里证的成因，大致有三种情况：一是由外邪不解，内传入里，侵犯脏腑所致；二是外邪直接侵犯脏腑而成；三是情志内伤、饮食劳倦等因素，直接损伤脏腑，使脏腑功能失调，气血逆乱而出现的种种病证。

里证的临床表现多种多样，本章的寒热虚实辨证以及后面的气血津液、脏腑、经络等辨证部分均属里证的范畴。

3. 半表半里证

外邪由表内传，尚未入于里，或里邪透表，尚未至于表，邪正相搏于表里之间，称为半表半里证。其症候为寒热往来，胸胁苦满，心烦喜呕，默默不欲饮食，口苦咽干，目眩，脉弦。半表半里证在六经辨证中称为少阳病证。

（二）寒热辨证

寒热是辨别疾病性质的两个纲领。寒证与热证反映机体阴阳的偏盛与偏衰，阴盛或阳虚的表现为寒证；阳盛或阴虚的表现为热证。《素问·阴阳应象大论》说："阳胜则热，阴胜则寒。"《素问·调经论》说："阳虚则外寒，阴虚则内热。"即是此意。张景岳认为"寒热乃阴阳之化也"。

寒热辨证，不能孤立地根据个别症状作判断，而是通过四诊对与其相适应的疾病本身所反映的各种症状、体征的概括。具体的说，热证是指一组有热象的症状和体征；寒证是指一组有寒象的症状和体征。例如：表寒证，发热，恶寒重，口淡不渴，舌苔薄白润，脉浮紧等一组寒象与体征，故应诊断为表寒证；表热证，恶寒，发热重，口微渴，舌边尖红赤，脉浮数等一组热象与体征，故应诊断为表热证。须注意，恶寒、发热与寒证、热证不同。恶寒、发热只是疾病的现象，疾病所表现寒热征象有真假之别，而寒证、热证则是对疾病本质的判断。

寒热辨证，在治疗上有重要意义，《素问·圣真要大论》说："寒者热之""热者寒之"，即寒证要用热剂，热证要用寒剂，两者治法迥然不同，临床上如寒热不辨，其不良反应立竿见影，后果严重。因此，寒热辨证在八纲辨证中尤其重要。

1. 寒证

寒证是感受寒邪，或阴盛阳虚所表现的症候。多因外感阴寒邪气，或因内伤久病，阳气耗伤，或过服生冷寒凉，阴寒内盛所致。寒证包括表寒、里寒、虚寒、实寒等。

临床表现：各类寒证症候表现不尽一致，但常见的有：恶寒喜暖，面色白，肢冷蜷卧，口淡不渴，痰、涎、涕清稀，小便清长，大便稀溏，舌淡苔白而润滑，脉迟或紧。

2. 热证

热证是感受热邪、或阳盛阴虚，人体的功能活动亢进所表现的症候。多因外感火热之邪，或寒邪化热入里；或因七情过激，郁而化热；或饮食不节，积蓄为热；或房室劳伤，劫夺阴精，阴虚阳亢所致。热证包括表热、里热、虚热、实热等。

临床表现：各类热证的症候表现也不尽一致，但常见的有：恶热喜冷，口渴喜冷饮，面红目赤，烦躁不宁，痰、涕黄稠，吐血衄血，小便短赤，大便干结，舌红苔黄而干、脉数。

（三）虚实辨证

虚实是辨别邪正盛衰的纲领，即虚与实主要是反映病变过程中人体正气的强弱和致病邪气的盛衰。

《素问·通评虚实论》说："邪气盛则实，精气夺则虚。"《景岳全书·传忠录》亦说："虚实者，有余不足也。"实主要指邪气盛实，虚主要指正气不足。所以实与虚是用以概括和辨别邪正盛衰的两个纲领。

由于邪正斗争是疾病过程中的根本矛盾，阴阳盛衰及其所形成的寒热症候，亦存在着虚实之分，所以分析疾病中邪正的虚实关系，是辨证的基本要求，因而《素问·调经论》有"百病之生，皆有虚实"之说。通过虚实辨证，可以了解病体的邪正盛衰，为治疗提供依据。早在长沙马王堆西汉古墓出土的帛书中就有"治病者，取有余而益不足"的记载，实证宜攻邪，即取其有余，虚证宜补正，即益其不足，虚实辨证准确，攻补方能适宜，才能免犯实实虚虚之误。

1. 虚证

虚证是对人体正气虚弱、不足为主所产生的各种虚弱症候的概括。虚证反映人体正气虚弱、不足而邪气并不明显。

人体正气包括阳气、阴液、精、血、津液、营、卫等，故阳虚、阴虚、气虚、血虚、津液亏虚、精髓亏虚、营虚、卫气虚等，都属于虚证的范畴。根据正气虚损的程度不同，临床又有不足、亏虚、虚弱、虚衰、亡脱之类模糊定量描述。

虚证的形成，可以由先天禀赋不足所导致，但主要是由后天失调和疾病耗损所产生。如饮食失调，营血生化之源不足；思虑太过、悲哀卒恐、过度劳倦等，耗伤气血营阴；房事不节，耗损肾精元气；久病失治、误治，损伤正气；大吐、大泻、大汗、出血、失精等致阴液气血耗损等，均可形成虚证。

在此，仅介绍虚证中两大类常见的表现：阳虚证、阴虚证。

（1）阳虚证

临床表现：经常畏冷，四肢不温，口淡不渴，或渴喜热饮，可有自汗，小便清长，大便溏薄，面色淡白，舌淡胖，苔白滑，脉沉迟（或为细数）无力，并可兼有神疲、乏力、气短等气虚的症候。阳虚证多见于病久体弱者，病势一般较缓。

症候分析：虚证的病机主要表现在伤阴及伤阳两个方面。伤阳者，以阳气虚的表现为主。由于阳失温运与固摄的功能，所以见面色淡白，形寒肢冷，神疲乏力，心悸气短，大便溏薄，小便清长等表现。阳虚则阴寒盛，故舌胖嫩，脉虚沉迟。

阳虚可见于许多脏器组织的病变，临床常见者有心阳虚证、脾阳虚证、肾阳虚证、心肾阳虚证、脾肾阳虚证等，其表现有各自脏器的症候特点。

（2）阴虚证

临床表现：以形体消瘦，口燥咽干，潮热颧红，五心烦热，盗汗，小便短黄，大便干结，舌红少津少苔，脉细数等为症候特征，并具有病程长、病势缓等虚证的特点。

症候分析：虚证的病机主要表现在伤阴及伤阳两个方面。伤阴者，以阴虚的表现为主。由于阴不制阳，及失去其濡养滋润的作用，故见手足心热，心烦，颧红，潮热盗汗等症。阴虚则阳偏亢，故舌红干少苔，脉细数。

阴虚证可见于多个脏器组织的病变，常见者有肺阴虚证、心阴虚证、胃阴虚证、肝阴虚证、肾阴虚证、肝肾阴虚证、心肾阴虚证、肺肾阴虚证等。以并见各脏器的病状为诊断依据。

2. 实证

实证是对人体感受外邪，或疾病过程中阴阳气血失调而以阳、热、滞、闭等为主，或体内病理产物蓄积，所形成的各种临床症候的概括。实证以邪气充盛、停积为主，但正气尚未虚衰，有充分的抗邪能力，故邪正斗争一般较为剧烈，而表现为有余、强烈、停聚的特点。

临床表现：由于致病邪气的性质及所在部位的不同，实证的表现亦极不一致，而常见的主要有：发热，烦躁、甚至神昏谵语，胸闷呼吸气粗、痰涎壅盛，腹胀痛拒按、大便秘结，或下利、里急后重，小便不利，或淋沥涩痛，舌质苍老、舌苔厚腻，脉实有力。

实证是非常笼统的概念，范围极为广泛，临床表现十分复杂，其病因病机主要可概括为两个方面：一是风寒暑湿燥火、疫疠以及虫毒等邪气侵犯人体，正气奋起抗邪，故病势较为亢奋、急迫。二是内脏机能失调，气化障碍，导致气机阻滞，以及形成痰、饮、水、湿、瘀血、宿食等，有形病理产物壅聚停积于体内。

由于感邪性质的差异，致病的病理产物不同，以及病邪侵袭、停积部位的差别，因而各自有着不同的症候表现，所以很难以哪几个症状作为实证的代表。临床一般是新起、暴病多实证，病情急剧者多实证，体质壮实者多实证，故《难经·四十八难》有"急者为实""入者为实"的说法，《类经·疾病类》亦说："凡外入之病多有余，如六气所感，饮食所伤之类也。"

（四）阴阳辨证

1. 阴阳是类证的纲领

由于阴、阳分别代表事物相互对立的两个方面，故疾病的性质、临床的症候，一般都可归属于阴或阳的范畴，因而阴阳辨证是基本辨证大法。《素问·阴阳应象大论》说："善诊者，察色按脉，先别阴阳。"《类经·阴阳类》说："人之疾病……必有所本，或本于阴，或本于阳，病变虽多，其本则一。"《景岳全书·传忠录》亦说："凡诊病施治，必须先审阴阳，乃医道之大纲。阴阳无谬，治焉有差？医道虽繁，而可以一言蔽之者，曰阴阳而已。"足见古人对阴阳辨证的重视。

根据阴阳学说中阴与阳的基本属性，临床上凡见兴奋、躁动、亢进、明亮等表现的表证、热证、实证；以及症状表现于外的、向上的、容易发现的；病邪性质为阳邪致病，病情变化较快等等，一般都可归属为阳证。凡见抑制、沉静、衰退、晦暗等表现的里证、寒证、虚证；以及症状表现于内的、向下的、不易发现的；病邪性质为阴邪致病，病情变化较慢等，可归属为阴证。

由于阴阳是对各种病情从整体上作出最基本的概括，八纲中的阴阳两纲又可以概括其余六纲，所以说阴阳是症候分类的总纲，阴阳是辨证归类的最基本纲领。

2. 阴阳有具体的辨证内容

由于中医学中的阴阳不仅是抽象的哲学概念，而且已经有了许多具体的医学内容，如阳气、阴液、心阴、脾阳等，都是有实际内容的医学概念。所以，阴阳辨证又包含有具体的辨证内容，其主要者有阳虚证、阴虚证、阴盛证、阳盛证，以及亡阳证、亡阴证等。此外，阳亢证、虚阳浮越证等，亦可是阴阳失调的病理变化。所谓阴盛证实际是指实寒证，所谓阳盛证实际是指实热证。阳虚证即虚寒证，阴虚证即虚热证，其临床表现详见虚证。

（1）阴盛证（实寒证）

实寒证是寒邪（阴邪）侵袭人体而致的一种病证。

临床表现：畏寒喜暖、四肢欠温，面色苍白，腹痛拒按，肠鸣腹泻，或痰鸣喘嗽、口淡多涎，小便清长，舌苔白厚腻，脉迟或紧而有力。

（2）阳盛证（实热证）

阳热之邪侵袭人体，由表入里所致的实热证。

临床表现：壮热喜冷，口渴饮冷，面红目赤，烦躁或神昏谵语，或腹胀满痛拒按、大便秘结，小便短赤，舌红苔黄而干，脉洪滑数实。

（3）亡阳证

亡阳证是指体内阳气极度衰微而表现出阳气欲脱的危重症候。

临床表现：以冷汗淋漓、汗质稀淡，神情淡漠，肌肤不温，手足厥冷，呼吸气微，面色苍白，舌淡而润，脉微欲绝等为症候特点。

亡阳一般是在阳气由虚而衰的基础上的进一步发展，但亦可因阴寒之邪极盛而致阳气暴伤，还可因大汗、失精、大失血等阴血消亡而阳随阴脱，或因剧毒刺激、严重外伤、瘀痰阻塞心窍等而使阳气暴脱。由于阳气极度衰微而欲脱散，失却温煦、固摄、推动之能，故见冷汗、肢厥、面色苍白、神情淡漠、息弱、脉微等垂危病状。

临床所见的亡阳证，一般是指心肾阳气虚脱。由于阴阳互根之理，故阳气衰微欲脱，可使阴液亦消亡。

（4）亡阴证

亡阴证是指体液大量耗损，阴液严重亏乏而欲竭所表现出的危重症候。

临床表现：以汗热味咸而黏、如珠如油，身灼肢温，虚烦躁扰，恶热，口渴欲饮，皮肤皱瘪，小便极少，面色赤，唇舌干燥，脉细数疾等为症候特点。

亡阴可以是在病久而阴液亏虚基础上的进一步发展，也可因壮热不退、大吐大泻、大汗不止、严重烧伤致阴液暴失而成。由于阴液欲绝，或仍有火热阳邪内炽，故见汗出如油，脉细数疾，身灼烦渴，面赤唇焦等一派阴竭而阳热亢盛的症候。

亡阴所涉及的脏腑，常与心、肝、肾等有关，临床一般不再逐一区分。亡阴若救治不及，势必阳气亦随之而衰亡。

三、八纲症候间的关系

八纲中，表里寒热虚实阴阳，各自概括一方面的病理本质。然而病理本质的各个方面是互相联系着的，即寒热病性、邪正相争不能离开表里病位而存在，反之也没有可以离开寒热虚实等病性而独立存在的表证或里证。因此，用八纲来分析、判断、归类症候，并不是彼此孤立、绝对对立、静止不变的，而是相互间可有兼夹、错杂，可有中间状态，并随病变发展而不断变化。临床辨证时，不仅要注意八纲基本症候的识别，更应把握八纲症候之间的相互关系，只有将八纲联系起来对病情作综合性分析考察，才能对症候有比较全面、正确地认识。

八纲症候间的相互关系，主要可归纳为：

症候错杂：症候错杂是疾病某一阶段的症候，不仅表现为病变部位既有表又有里，而且呈现寒、热、虚、实相互交错，表现为表里同病、寒热错杂、虚实夹杂，临床辨证应对其进行综合考察。

症候转化：八纲中相互对立的症候之间，在一定条件下，可以发生相互转化。症候转化，大多是指一种症候转化为对立的另一种症候，本质与现象均已变换，因此它与症候的相兼、错杂、真假等概念皆不相同。但应看到，在症候转化这种质变之前，往往有一个量变的过程，因而在真正的转化之先，又是可以呈现出相兼、夹杂之类症候关系的。包括：表里出入、寒热转化、虚实转化。

症候真假：某些疾病在病情危重阶段，可以出现一些与疾病本质相反的假象，必须认真辨别，才能去伪存真，抓住疾病的本质，对病情作准确的判断。包括：寒热真假、虚实真假。

（一）症候错杂

1. 表里同病

表证和里证在同一时期出现，称表里同病。出现的原因有两类：一类是外感病，由表证发展至兼见里证；或外感病未愈，复伤于饮食劳倦等。一类是内伤病未愈而又感外邪。

表里同病时，往往出现虚、实、寒、热等各种情况。它们之间的排列组合较为复杂。以表里与虚实或寒热分别组合而言，可见以下8种情况：

（1）表里俱寒：里有寒而表寒外束，或外感寒邪，内伤饮食生冷等，均可引起此证。症状有头痛、身痛、恶寒、肢冷、腹痛、吐泻、脉迟等。

（2）表里俱热：夙有内热，又感风热之邪，可见此证。症状有发热、喘而汗出、咽干引饮、烦躁谵语、便秘尿涩、舌质红、舌苔黄燥或起芒刺、脉数等。

（3）表里俱虚：气血两虚、阴阳双亏时可见此证。症状有自汗、恶风、眩晕、心悸、食少、便溏、脉虚等。

（4）表里俱实：外感寒邪未解，内有痰瘀食积，可见此证。症状有恶寒发热、无汗、身痛头痛、腹部胀满、二便不通、脉实等。

（5）表寒里热：表寒未解而里热已作，或里本有热而表受寒邪，可见此证。症状有恶寒发热、头痛、身痛、口渴引饮、心烦等。

（6）表热里寒：素体阳气不足，或伤于饮食生冷，同时感受温热之邪；或少阴病，始得而发热、脉沉者，可见此证。症状有发热汗出、饮食难化、便溏溲清、舌体胖、苔稍黄等。如（7）表热证未解，过用寒凉药以致损伤脾胃阳气亦属此类。

（8）表虚里实：内有痰瘀食积，但卫气不固，可见此证。症状有自汗恶风、腹胀拒按、纳呆、便秘、苔厚等。

（9）表实里虚：素体虚弱，复感外邪，可见此证。症状有恶寒发热、无汗、头痛身痛、时或腹痛、纳少或吐、自利等。

2. 寒热错杂

寒热错杂可分为表里与上下两部分：

（1）表里的寒热错杂表现为表寒里热及表热里寒（详见表里同病）。

（2）上下的寒热错杂表现为上热下寒及上寒下热。

①上热下寒：患者在同一时间内，上部表现为热，下部表现为寒的症候。如既见胸中烦热，频欲呕吐的上热证，又见腹痛喜暖，大便稀薄的下寒证，即属此类病证。

②上寒下热：患者在同一时间内，上部表现为寒，下部表现为热的症候。例如，胃脘冷痛，呕吐清涎，同时又兼见尿频，尿痛，小便短赤。此为寒在胃而热在膀胱之症候。《景岳全书·传忠录》说："寒在上者，为吞酸，为膈噎，为饮食不化，为嗳腐胀哕""热在下者为腰足肿痛，为二便秘涩，或热痛遗精，或溲浑便赤"。

上热下寒，上寒下热病因多由寒热错杂，病理为阴阳之气不相协调，或为阴盛于上，阳盛于下；或阳盛于上，阴盛于下所致。

3. 虚实夹杂

有实证中夹有虚证，或虚证中夹有实证，以及虚实齐见的，都是虚实夹杂证。例如表虚里实、表实里虚、上虚下实、上实下虚等。虚实错杂的症候，由于虚和实错杂互见，所以在治疗上便有攻补兼施法。但在攻补兼施中，还要分别虚实的孰多孰少，因而用药就有轻重主次之分。俞根初《通俗伤寒论·气血虚实章》说："虚中夹实，虽通体皆现虚象，一二处独见实证，则实证反为吃紧；实中夹虚，虽通体皆现实象，一二处独见虚证，则虚证反为吃紧。景岳所谓'独处藏奸'是也。"例如：妇女干血痨证，形容憔悴，身体尪羸，肌肤甲错，五心烦热，饮食少思，一片虚象显然；但舌质紫暗，边缘有瘀点，月经停久不来，脉象涩而有力，此乃虚中夹实，治当去瘀生新。又如臌胀病久，其证腹大筋露，面色苍黄或黧黑，形瘦肢肿，饮食即胀，二便不利，舌质红绛或起刺，苔干糙黄腻，脉象濡缓或沉细弦数，这是实中夹虚，治当攻补兼施，或少攻多补。此外，还有虚人病实（如虚人病伤寒、食伤），强壮人病虚（如强壮人病失血、劳倦），治疗又当不同。掌握虚实关键的功夫，需要在学习医案和临床实习中不断加以提高。

（二）症候转化

1. 表里出入

疾病在发展过程中，由于正邪相争表证不解，可以内传而变成里证，称为表证入里；某些里证，其病邪可以从里透达向外，称为里邪出表。掌握病势的表里出入变化，对于预测疾病的发展与转归，及时改变治法，及时截断、扭转病势，或因势利导，均具有重要意义。

2. 寒热转化

寒证与热证，有着本质的区别，但在一定的条件下，寒证可以化热，热证可以转寒。

寒证与热证的相互转化，是由邪正力量的对比所决定，其关键又在机体阳气的盛衰。寒证转化为热证，是人体正气尚强，阳气较为旺盛，邪气才会从阳化热，提示人体正气尚能抗御邪气；热证转化为寒证，是邪气衰而正气不支，阳气耗伤并处于衰败状态，提示正不胜邪，病情险恶。

3. 虚实转化

在疾病发展过程中，由于正邪力量对比的变化，实证可以转变为虚证，虚证亦可转化为实证。实证转虚临床常见，基本上是病情转变的一般规律；

虚证转实临床少见，实际上常常是因虚而致实，形成虚实夹杂证。

实证转虚：是病情先表现为实证，由于失治、误治，以及邪正斗争的必然趋势等原因，以致病邪耗伤正气，或病程迁延，邪气渐却，阳气或阴血已伤，渐由实证变成虚证。

虚证转实：是指病情本为虚证，由于积极的治疗、休养、锻炼等，正气逐渐来复，与邪气相争，以祛邪外出，故表现为属实的症候。如腹痛加剧，或出现发热汗出，或咳嗽而吐出痰涎等，此时虽然症状反应激烈、亢奋，但为正气奋起欲驱邪外出，故脉象较前有力，于病情有利。还有一种情况，患者素有虚证，因新感外邪，或伤食、外伤等，以致当前病情表现以实为主，虚证暂时不够明显，辨证诊断为实证。这虽然不是直接由虚证转化为实证，但从虚实症候之间的关系来说，亦可视作是一种虚证转实。另外，本为虚证，由于正气不足，气化失常，以致病理产物等停积体内，而表现某些实的症候者，一般不能理解为是虚证转实，而应属于虚实夹杂的范畴。

（三）症候真假

1. 寒热真假

当疾病发展到寒极或热极的时候，有时会出现与疾病本质相反的一些假象，如"寒极似热"即为真寒假热；"热极似寒"即为真热假寒。

（1）真寒假热

是内有真寒而外见假热的症候。其产生机理是阳气虚衰，阴寒内盛，逼迫虚阳浮越于上或格越于外，亦称戴阳证、阴盛格阳证。其临床表现既有四肢厥冷，下利清谷、小便清长，舌淡苔白等一派真寒之象，又有面赤、身热、口渴，脉大的热象，但面虽赤，仅颧红如妆，时隐时现，与热证之满面通红不同，身虽热而反欲盖衣被，或自感烦热而胸腹必无灼热，下肢必厥冷，口虽渴但不欲饮或不多饮或喜热饮，与热证之渴喜冷饮不同，脉虽浮大但按之必无力，与热证之脉洪大有力不同，由此可以判定其面赤、身热、口渴、脉大均为假热。

（2）真热假寒

是内有真热而外见假寒的症候。其产生机理为邪热内盛，阳气郁闭于内而不能外达，致四肢厥冷，且热越盛肢厥越严重，即所谓"热深厥亦深"亦称阳盛格阴证。其临床表现：高热烦渴饮冷，口鼻气热，咽干口臭，甚则神昏谵语，小便短赤，大便燥结或热痢下重，舌红苔黄而干，脉数有力等一派热证，但又会出现四肢厥冷、脉沉的寒象。虽肢冷而不恶寒、反恶热，且胸腹必灼热，脉虽沉但必数而有力，由此可以判定肢冷、脉沉均为假寒。

寒热真假二者的区别：①了解疾病发展全过程，一般情况下假象多出现在疾病的后期，而真象多始终贯穿疾病全过程。②假象的出现，多在四肢、皮肤和面色方面，而脏腑、气血、津液等方面的内在表现，是如实地反映了疾病的本质，故辨证时应以里证、舌象、脉象等作为诊断的依据。③假象毕竟和真象不同，如假热之面赤，是面色白而仅在颧颊上浅红娇嫩，时隐时现，而真热的面红却是满面通红；假寒常表现为四肢厥冷，而胸腹部却是大热，按之灼手，或周身寒冷而反不欲近衣被；真寒是身蜷卧，欲得衣被。

2. 虚实真假

当病情发展到比较严重阶段或比较复杂时，有时会出现真假疑似的情况，即所谓"至虚有盛候""大实有羸状"。

（1）真虚假实

极虚之病，可能出现虚假的实证表现。《顾氏医镜》："心下痞痛，按之则止，色悴声短，脉来无力，虚也；甚则胀极而不得食，气不舒，便不利，是至虚有盛候。"这是一例久病脾虚腹胀的病例，当虚到极点时，会出现胀满拒食，胸闷气逆，大便不畅等实证症状。但此腹胀不似实证之不减，会时胀时减；腹胀满必不拒按，或按之痛减，或按之软，这与实胀之硬满拒按不同。虽气不舒必有气短息弱；大便虽闭但腹部不硬，且脉必无力、舌体淡胖而苔不厚腻，故此胀为假实。这些假实之症，实因正气虚甚，气机不运所致。

（2）真实假虚

即大实之证，可能会出现虚假的虚证表现。《顾氏医镜》："聚积在中，按之则痛，色红气粗，脉来有力，实也；甚则默默不欲语，肢体不欲动，或眩晕昏花，或泄泻不实，是大实有羸状。"这是一侧腹部有实邪积聚之病例，严重时会出现虚假的虚象。虽默默不语但语必声高有力，不同于虚证之语声低微。少气懒言，虽不欲动，但动辄有力、动之反舒，不似虚证，动则加剧；虽泄泻不实，但泻后多感腹部反舒，不似虚证，泄后更加神倦无力；而且脉必有力，舌质苍老，舌苔厚腻。故其静然少动等均为假虚之象，其机理是实邪壅盛，阻遏气机，而外呈不足之象。

虚实真假辨别要点：

虚实真假总的关键所在，古人多以脉象为根据，如张景岳说："虚实之要，莫逃乎脉。如脉之真有力、真有神者，方是真实证；似有力、似有神者，便是假实证。"李士材主张以沉候分真假，兼察体质和症候的新久及治疗经过等。他说："大概证既不足凭，当参之脉理；脉又不足凭，当取之沉候。彼假证之发现，皆在表也，故浮取而脉亦假焉；真证之隐伏，皆在里也，故沉候脉而脉可辨耳。脉辨已真，犹未敢恃，更察禀之厚薄，证之新久，医之误否，夫然后济以汤丸，可以十全。"

杨乘六更提出注意舌诊以分虚实之真假。他说："证有真假凭诸脉，脉有真假凭诸舌。果系实证，则脉必洪大躁疾而重按有力；果系实火，则舌必干燥焦黄而敛束且坚牢也。岂有重按全无脉者，而尚得谓之实证；满舌俱胖嫩者，而尚得谓之实火哉？"（《古今医案按》）

总的来说，辨别虚实真假，应注意下述几点：

①脉象的有力无力，有神无神；浮候如何，沉候如何。尤以沉取之象为真谛。②舌质的嫩胖与苍老，舌苔的厚腻与否。③言语发声的高亮与低怯。④病人体质的强弱，发病的原因，病的新久，以及治疗经过如何。

上述四点，是辨别真假虚实的要点。此外，还要注意在症候群中的可疑症状与"独处藏奸"的症状，则虚实真假更无遁形了。

四、八纲辨证的意义

八纲是从具体事物中抽象出来的概念，用八纲辨别归纳症候，是分析疾病共性的辨证方法，是八纲概念在中医学中应用的一个方面。

八纲中的表和里，是用以辨别疾病病位最基本的纲领；寒热虚实，是用以辨别疾病病因病性最基本的纲领；阴与阳则是区分疾病类别、归纳症候的总纲。由于八纲是对疾病过程中机体反应状态最一般的概括，是对辨证诊断提出的最基本的原则性要求，通过八纲可找出疾病的关键，掌握其要领，确定其类型，预决其趋势，为治疗指出方向。

八纲辨证是辨证的基础，在诊断疾病的过程中，有执简驭繁、提纲挈领的作用，适用于临床各科、各种疾病的辨证，而其他辨证分类方法则是八纲辨证的具体深化。

八纲辨证是从八个方面对疾病本质作出纲领性的辨别。但是，这并不意味着八纲辨证只是把各种症候简单、截然地划分为八个区域。由于八纲之间不是彼此孤立的，而是相互联系的、可变的，其间可以相兼、错杂、转化，如表里同病、虚实夹杂、寒热错杂、表证入里、里邪出表、寒证化热、热证转寒、实证转虚、因虚致实等，并且有可能出现症候的真假，如真热假寒、真寒假热、真实假虚、真虚假实等。这就大大增加了八纲辨证的复杂程度，从而可组合成许多种较为具体的类证纲领，如表实寒证、表寒里热证等，于是扩大了对病情进行辨证的可行性、实用性。临床上的症候尽管复杂、多变，但都可用八纲进行概括。

当然，八纲辨证对疾病本质的认识，应该说还是不够深刻、具体的，如里证的概念就非常广泛，八纲尚未能提示到底是何脏何腑的病变，又如寒与热不能概括湿、燥等所有的病理性质，虚证、实证也都各有种种不同的具体病变内容。因此，八纲毕竟只是"纲"，八纲辨证是比较笼统、抽象的辨证，临床时不能满足于对八纲的分辨，而应当结合其他辨证分类方法，对疾病的症候进行深入的分析判断。

我们不能把八纲辨证仅仅理解为只是几类较为笼统症候的简单归纳，而应认识到八纲的概念通过其相互关系，较为突出地反映了辩证法的思想，中医学的许多辨证观点都是通过八纲的关系而体现出来的。理解了八纲之间的辨证关系，就可认识到疾病中的各种事物是处在相互联系的矛盾之中、变动之中，矛盾着的事物不仅有对立面的存在，并且是与对立面相对而确定的，彼此间有中间、过渡阶段，而且可以互相转化等等。因此，八纲概念的确立，标志着中医辨证逻辑思维的完善，它反映了逻辑思维的许多基本内容，抓住了疾病中带普遍性的主要矛盾。这对于其他辨证方法的学习，对于临床正确认识疾病过程，具有重要的指导意义。

第六章　病因辨证

　　病因辨证是指分析病证由何种原因引起的辨证方法。宋代陈言根据张仲景《金匮要略》中的"千般疢难，不越三条"，将病因区分为外因、内因、不内外因三类。凡外邪由表入里，侵及脏腑为外因；内脏有病，自内部表现于外为内因；饮食劳倦、虫咬外伤等引起病变，则属不内外因，这种三因分类方法，至今仍被人们采用。病因辨证就是根据病人的发病情况和疾病产生的症状加以分析，推断疾病究竟是由三因中哪个原因所引起，然后进行治疗，设法消除致病因素，以求治愈。

　　中医学中所论的病因，不仅指原始病因，也包括疾病发展至一定阶段的病理产物，如瘀血、痰饮等。由于后世医家对陈言的三因逐渐加以充实发展，病因已有六淫、疫疠、七情、痰饮、瘀血、饮食、劳逸、房室、外伤等。其中的痰饮、瘀血将见于气血津液辨证，此处不予赘述。其他病因引起的病证，现分别列述于下。应当指出，即使病因相同，发病情况也往往因人而异。如徐灵胎曾云："夫七情、六淫之感不殊，而受感人各殊，或气体有强弱，质性有阴阳，生长有南北，性情有刚柔，筋骨有坚脆，肢体有劳逸，年力有老少，奉养膏粱藜藿之殊，心境有忧劳和乐之别，更加天时有寒暖之不同，受病有深浅之各异"，故辨证时必须审慎。

一、六淫辨证

　　六淫，即风、寒、暑、湿、燥、火，在正常的情况下，称为"六气"，是自然界六种不同的气候变化，是万物生长的条件，对人体是无害的。当气候变化异常，六气发生太过或不及，或非其时而有其气（如春天应温而反寒，秋天应凉而反热等），以及气候变化过于急骤（如过剧的暴热、暴冷），在人体正气不足，抵抗力下降时，六气才能成为致病因素，并侵犯人体发生疾病。这种情况下的六气，便称为"六淫"。淫有太过和浸淫的含意，由于六淫是不正之气，所以又称其为"六邪"，是属于外感病的一类致病因素。疠气，即疫疠之气。是一类具有强烈传染性的病邪。在中医文献中，又有"瘟疫""疫毒""疠气""异气""毒气""乖戾之气"等名称。疫疠亦属外感病证，故在此一并讨论。

六淫致病，一般具有下列几个特点：

六淫致病多与季节气候、居住环境有关。如春季多风病，夏季多暑病，长夏初秋多湿病，深秋多燥病，冬季多寒病等。另外，久居湿地常有湿邪为病，高温环境作业又常有燥热或火邪为病等。

六淫邪气除可单独侵袭人体而致病外，还可两种以上同时侵犯人体而致病。如风寒感冒、湿热泄泻、风寒湿痹等。

六淫在发病过程中，不仅可以互相影响，而且可以在一定的条件下相互转化，如寒邪入里可以化热；暑湿日久可以化燥伤阴等。

六淫为病，其受邪途径多侵犯肌表，或从口鼻而入，或两者同时受邪，故又有"外感六淫"之称。

六淫致病从今天的临床实践看，除了气候因素外，还包括了生物（细菌、病毒等）、物理、化学等多种致病因素作用于机体所引起的病理反应在内。这种用六淫来概括病邪，把致病因素与机体反应结合起来研究疾病发生发展的方法，尽管还不十分细致，但却是一个较正确的途径。

疠气致病，具有发病急骤、病情较重、症状相似、传染性强、易于流行等特点。疫疠的发生与流行，与气候因素、环境饮食因素、社会因素以及防控措施有关

（一）风证

风为春季的主气，但当其太过、不及时，四季均可使人患病。且寒、湿、燥、暑、热等外邪，多依附于风而入侵人体。故中医认为，风邪实为外感病证的先导，因而《素问·骨空论》有"风为百病之长""风者，百病之始也"等生动的理论概括。

风邪的性质和致病特点为：

风为阳邪，其性开泄。风邪善动不居，具有升发、向上、向外的特点，故为阳邪。且易侵犯人体的上部（如头面）和肌表，可使皮毛、汗孔开泄，而出现汗出、恶风等病态。由于风性轻扬、无处不到，故风病症状，可表现于身体的任何部分。但初起一般多在上部、外部和体表，《素问·太阴阳

明论》所谓"伤于风者，上先受之"指的就是这个意思。

风邪善行数变。风邪致病，发病速、变化快、病位游走不定。如风痹的关节疼痛，多呈游走性，部位不定。故《素问·风论》说："风者，善行而数变。"

风性主动。动，有动摇不定的含义。如破伤风出现抽搐、痉挛、角弓反张等症状，某些温热病的热盛动风、阴虚风动，以及内伤杂病中的肝阳化风、血虚生风等出现的眩晕、抽搐、筋脉强直等症状皆属于"风胜则动"（《素问·阴阳应象大论》）的表现，所以《素问·至真要大论》说："诸暴强直，皆属于风。"在临床上还有因机体内部的病理变化而出现上述症状，与外界风邪无关，称之为"内风"，将在脏腑辨证中详述，不属本章范畴。

风邪引起的病证有：

1. 伤风

恶风、微发热，头痛，汗出、鼻塞流涕，咽痒咳嗽、失眠多梦、苔薄白，脉浮缓。

2. 风痹

四肢关节及周身关节游走性疼痛。

3. 风水

发热、恶风、头面浮肿，小便不利。

4. 风疹

皮肤瘙痒，漫无定处，皮肤出现丘疹，或红或白，时隐时现，遇风加剧。

5. 风中于络

突然面部麻木不仁，口眼㖞斜，甚则流涎。

6. 破伤风

外伤后颈项拘急，口噤不开，肢体抽搐、痉挛、角弓反张等。

（二）寒证

寒为冬季的主气，也可见于其它季节。寒邪致病有内寒、外寒之别。外寒指外感寒邪而言，伤于肌表者，名"伤寒"，直中脏腑者，名"中寒"。内寒是人体机能衰退，阳气虚弱所致。

寒邪的性质和致病特点：

寒为阴邪，易伤阳气。寒邪犯表，卫阳受损，则出现恶寒、无汗、头痛、身痛、发热等症状。寒邪直中，侵袭脾胃，则中阳受损，或伤及肾阳，会出现畏寒、肢冷、腹痛、下利清谷，小便清长等症状。

寒性凝滞，主痛。寒邪侵袭，或阴寒内盛，皆可导致阳气不振，气血运行不畅，使气血凝滞，脉络不通，可出现疼痛。若上焦阳虚，阴寒阻遏胸阳，可出现胸痹、心痛；中焦脾胃阳虚，可造成胃脘痛、腹痛、泄泻；下焦肾阳不足，会出现腰膝冷痛、精寒不育等。

寒性收引。收引，即收缩拘引之意。寒邪犯及肌肤，则毛窍收缩，出现恶寒、无汗、脉紧等症状；寒邪客于经络关节，则经脉收引，出现筋肉拘急痉挛，关节屈伸不利等症状。

至于内寒，为机体阳气不足，属阳虚证，不入六淫范畴。但内寒与寒邪常相互影响，如阳虚内寒之人易于感受外感；而外寒侵入后，常使阳气受损，导致内寒发生。

寒邪引起的病证主要有：

1. 伤寒

恶寒、发热、无汗、头痛、身痛、或咳嗽气喘、鼻塞，脉浮紧，苔薄白。

2. 中寒

呕吐清水，肠鸣泄泻，脘腹冷痛，痛剧急骤、遇寒加剧，苔白厚，脉沉紧或弦。

3. 寒痹

四肢关节疼痛，拘挛，屈伸不利，遇寒加剧。

（三）暑证

暑为夏季之主气。暑病轻者谓伤暑，重者谓中暑、暑湿。暑纯属外邪，无内暑之说。

暑邪的性质和致病特点：

暑为阳邪。暑系夏日火热之气所化，其性炎热，故为阳邪。人受暑气，多见身热、多汗、心烦、口渴饮冷，脉洪数等症状。

暑性升散，伤津耗气。暑为阳邪，阳性升发，故暑邪易升易散。其侵犯人体，可致腠理开泄而多汗。汗出过多，易伤津液，津伤则口渴喜饮；大汗出往往气随津脱而气虚。

暑多挟湿。夏日炎暑，多雨而潮湿，其致病常见四肢倦怠、胸闷、纳呆、便溏等症状。

暑邪引起的病证主要有：

1. 伤暑

身热，汗多，渴饮、溲赤、疲乏无力、舌红，脉虚数、或纳呆呕恶，脘腹胀满，大便溏泄。

2. 中暑

夏季高温，突然发热，猝然昏倒、汗出不止，手足厥冷，口渴，呼吸急促、甚则昏迷惊厥、舌绛干燥，脉濡数或大而虚。

3. 暑温

发病急骤，初起即高热，汗多，烦渴，舌红苔黄，脉洪数等热入气分症状；传变迅速，重者多有神昏抽搐。

（四）湿证

湿为长夏的主气。有内湿、外湿之分。外湿多因气候潮湿、涉水淋雨、居处潮湿所致。长夏湿气最盛，故多湿病。内湿是疾病病理变化的产物，多由嗜酒成癖或过食生冷，以致脾阳失运，湿自内生。

湿邪的性质和致病特点：

湿性重浊。湿邪犯表，则令人头重身困，四肢酸楚，身不扬；若湿滞经络，流注关节，则关节酸痛、沉重、活动不利，痛处不移；若湿流下焦，则小便混浊、不利、大便溏泄，或下利脓血，甚至妇人带下黏稠腥秽等。

湿性黏滞。湿邪的这一特性主要表现在两方面，一是湿病症状多黏腻不爽，如患者表现为小便不畅，大便黏滞不爽等；二反映在病程上，迁延时日，缠绵难愈，如风湿病、湿温病。

湿为阴邪，阻遏气机，损伤阳气。湿邪黏滞，留滞于脏腑经络，常常阻遏气机，使气机升降无能，出现胸脘痞闷，小便短涩，大便溏而不爽等症状。

湿邪引起的病证主要有：

1. 伤湿

恶寒发热、头胀而痛，胸闷纳呆、脘痞、恶心，或口不渴，肢体困重酸楚，疲乏无力，苔薄白而腻，脉濡或缓。

2. 冒湿

头重如裹，肢体酸楚，周身倦怠等。

3. 湿痹

肢体关节肿痛酸楚沉重，屈伸不利。

4. 湿温

身热不扬，朝轻暮重，汗出而热不解，稽留不退，脘闷食少，便溏不爽，肢体困倦等。

5. 湿疹

又称浸淫疮，详见望诊之望皮肤。

（五）燥证

燥为秋季的主气，有内燥和外燥之分。人体感受自然界燥气而发病，为外燥，多见于秋天，故又名"秋燥"。秋燥分温、凉两类：初秋尚热，易感温燥；深秋气凉，易感凉燥。内燥是疾病病理过程中因津液或精血亏损而形成的，不属本节讨论范围。

燥邪的性质和致病特点：

燥性干涩，易伤津液。临床常见鼻燥咽干、唇裂口渴、干咳少痰、大便干燥、或皮肤干涩皲裂、毛发失荣等症状，所谓"燥盛则干"。

燥易伤肺。肺为娇脏，喜润恶燥，司呼吸，外合皮毛，开窍于鼻。故燥邪伤人，自口鼻而入，最易犯肺。燥伤肺津，多见干咳少痰，或无痰，痰中带血，无汗或少汗，鼻干口燥、咽干便秘等症状。

燥证的临床表现：

①凉燥：头微痛，恶寒，无汗，咳嗽，喉痒，鼻塞，舌白而干，脉象浮。

②温燥：身热有汗，口渴，咽干、咳逆胸痛，甚者痰中带血，以及上气鼻干，舌干苔黄，脉象浮数。

（六）火证

火为热之极。火邪有内火、外火之分。外火多由感受温热之邪而致，或自风、暑、湿、燥、寒五气转化而来。内火是疾病变化的产物，多由脏腑功能失调或情志过激而致。如肾水不足，心火上炎；肝气郁结，郁而化火；思虑劳心，引动心火等。内伤之火证不属本章讨论内容。

火邪的性质和致病特点：

火性上炎。火为阳邪，其性上炎。其伤人多见上部，心火上扰，常见口舌生疮；胃火上窜，可见牙龈肿痛；肝火上炎，多见头痛、口苦、目赤、眩晕。感受火邪，阳热炽盛，出现壮热、烦躁不宁、口渴引饮、或疮疹红肿热痛等症状。

火易伤津、动血、生风。火为阳邪，易伤津耗液，故感受火邪，发热、口渴、喜冷饮、舌红少津、小便短赤、大便燥结等症状最为常见；火热之邪侵犯人体，劫耗阴液，可使筋脉失其滋养濡润，而出现四肢抽搐、目睛上视、颈项强直、角弓反张等症状，亦属于肝风内动的范围；热入血分，则灼伤脉络，迫血妄行，而致各种出血，如吐血、衄血、便血、尿血、皮肤发斑及妇女月经过多、崩漏等症状。

临床常见的火证有：

1. 实火

面红目赤、壮热、口渴喜冷饮、心烦、便秘或泻下黏秽、小便短赤、狂躁不安，甚则神昏谵语、抽搐、斑疹、吐衄。

2. 火毒

出现疮疡疔毒，局部红肿热痛，脓血杂见。同时有壮热、口干舌燥、神昏躁狂，舌红、脉数有力等。

（七）疫疠

"疫"者，传染也，"疠"者，病情危急也。具有传染性极强、发病急、传变迅速等特点，且病情险恶的一类外感病证。类似现代医学中，流行范围广，死亡率较高的一类烈性传染病。

疠气致病，具有发病急聚、病情较重、症状相似、传染性强、易于流行等特点。如大头瘟、蛤蟆瘟、疫痢、白喉、烂喉丹痧、天花、霍乱等。正如《素问·遗篇·刺法论》所说："五疫之至，皆相染易，无问大小，病状相似。"又《诸病源候论·卷十》说："人感乖戾之气而生病，则病气转相染易，乃至灭门。"古人在这里不仅指出了疠气病邪有传染性，同时也指出了疫疠对人类的严重危害。《温疫论·原病》说："疫者，感天地之疠气……此气之来，无论老少强弱，触之者即病，邪从口鼻而入。"这里又明确指出了疠气病邪可通过空气传染，多从口鼻侵入人体而致病。

疫疠一般分三大类：

1. 瘟疫：疫疠之毒而引起的病候

临床表现：初起悚寒而后发热、继而内外俱热而不寒、日晡热甚、身痛，头痛，头汗多，面色垢滞有如烟熏，心烦懊憹，甚则谵语神昏，苔白如积粉。

2. 疫疹：因感染燥热疫毒而引起的发疹性病候

临床表现：初起发热遍体炎炎，头痛如劈，斑疹透露，或红或赤，或紫或黑，脉数，如兼咽喉红肿作痛、舌质鲜红、上有大红点者为烂喉痧；

如兼有面、颈、肩、手等部皮肤先现红疹，继成水泡，随即坏死呈黑色者为疫疔（炭疽）。若病人初起即六脉细数沉伏，面青、肢冷、昏愦、头痛剧、头汗多、腹内绞痛、欲吐不吐、欲泻不泻者为闷疫。

3. **瘟黄病候：因感受瘟毒挟有湿热而引起卒然发黄的病候**

临床表现：初起可见发热恶寒，随即卒然发黄，或四肢逆冷，全身、齿垢、白眼珠黄色深，名急黄。严重者变证蜂起，或神昏谵语，或直视，或遗尿旁流，甚至舌卷囊缩，循衣摸床，这些都是疫毒内锢于五脏，精气耗竭的危候。

（八）六淫病因层次论

中医学认为，破坏人体相对平衡状态，导致疾病发生的原因，称为病因。中医病因学说，从《黄帝内经》的病生于阴阳，到《金匮要略》的三者学说，再到陈无择的三因学说，一直发展到今天，内容不断充实，学说不断完善，体现着整体的思想，强调人体自身是一个有机的整体，强调人体与自然、社会的统一性，而一旦人体自身的统一性遭到破坏，人与自然、社会失去协调统一的关系，则自然界、社会甚至身体自身的某些变化就成为致病因素。

风、寒、暑、湿、燥、火（热）六种正常的自然界气候，是人类赖以生存的必要条件，正常的六气不会使人致病。当自然界六气变化异常，超过了一定的限度，如太过与不及、非其时而有其气、以及气候变化过于急骤，都可能使机体不能适应，则是导致疾病发生的病因，这就是"四时阴阳，生病起于过用"，（《素问·经脉别论》）。此时的六气，便称为"六淫"。

系统学习中医理论，结合临床实践，参考现代医学及相关学科的研究成果，我们认为，研究六淫病因，应从气象因素、生物性致病因子和机体反应性三个层次入手。分述如下。

1. **气象因素**

六气变为六淫，成为病邪，很重要的一个原因是由于自然界阴阳失序，"与道相失"的结果，如《素问·四气调神大论》所谓"贼风数至，暴雨数起，天地四时不相保，与道相失，则未央绝灭。"现代医学气象学认为，气象因素中的气温、气压、湿度、气流等四个因素与人体健康密切相关。而气温与寒、火（热），湿度与燥、湿，气流与风又有密切的关系。近年来，有关六淫与气象因素的相关性研究较多，而其中又以寒邪的研究居多。动物实验显示，一定强度的急性风寒刺激，能明显抑制小鼠单核巨噬系统的免疫功能，从而导致非特异性免疫机能下降。冬春季节最易患呼吸系统疾病，在冬季，主要是气温的变化和平均风速，在春季主要是气压和气温的变化、大风和冷锋面的出现，诱发了儿童急性呼吸道感染发病增加。亦有学者强调，受凉、寒冷、干燥是诱发感冒和呼吸道疾病的重要诱因，寒冷降低了呼吸道黏膜的抵抗力，干燥使鼻黏膜极易发生细小的皲裂，使细菌、病毒等容易入侵。

总之，人类在气象与健康和疾病研究方面取得了长足的进展，不仅关注气象因素对健康影响的大小，更关注其影响的具体模式，如影响持续的时间、滞后效应以及是否存在"收割"效应等等。这些成果对于我们进行中医病因学说的现代研究具有一定的借鉴意义。中医学强调六淫既可单独致病，又可相兼为病，且后者更为多见。而目前对于单一气象因素对健康影响方面的研究较多，而多个气象因素联合作用的研究相对较少。今后应加强这方面的研究。

2. 生物性致病因子

田代华教授指出，古人由于受历史条件的限制，不可能对细菌、病毒等致病微生物有清楚的认识，认为外感致病因素乃是自然界六气变化过于剧烈造成的，所以称之为六淫。如果溯本求源，便可以发现，六淫乃是取象比类得出的结论。古人看到，人体在疾病状态下表现出的某些症状和体征，常与自然界的六气特点相似，于是便采用取象比类的方法各相对应，从而形成了"六淫"的概念。

六淫实际上并不是单纯的气候因素，还包括细菌、病毒等生物致病因素和机体反应在内。临床上六淫为病，从现代医学观点来看，多为感染性疾病。有学者认为，风寒病邪的实质与现代微生物学、气象学、物理学有一定的相关性，风寒环境中生存的各种病原微生物，低温下宿主的免疫功能以及风寒二气的气象性、物理性刺激，直接作用于人体才是风寒邪气致病的真正实质。对湿的现代研究表明，外感湿邪与病毒、细菌等病原体的感染有直接关系。

临床观察发现成人呼吸道病毒感染患者临床症状多见有湿证的表现，证明呼吸道病毒感染与湿有一定的相关性，初步证实病毒感染可降低患者的免疫功能，并能导致自由基的产生和清除失衡，而化湿方药具有直接杀灭病原微生物的作用，还能双向调节机体的免疫功能，对抗自由基损伤。

客观地讲，有关六淫与致病微生物的相关性研究相对较少，有待进一步深化这方面的研究。

3. 机体反应性

中医病因学说的一个重要特点是"辨证求因"，即认为人体是一有机的整体，"有诸内者，必形诸外"。各种不同的致病因素作用于人体后，由于病因的性质不同，会引起不同的病机改变，从而在外部表现出不同的临床症状和体征。因此，通过分析归纳病人外部的症状和体征，就可以推断疾病发生的原因。

因此，中医所说的病因已不是单纯的致病因子，而是致病因子与机体反应相结合的产物，是辨证求出的结果，具有病因和病机的双重含义。对于六淫病因，除了上述两个层次的含义外，更重要的是还要认识到，它还包括由于气象因素、生物因素等而导致机体作出类似自然现象的病理反应，再据其病理反应与自然现象相互类比，进而得出的一种模拟"病因"。如患者发热恶风、头痛、汗出、舌淡红、苔薄白、脉浮缓，其证与自然界"风"的属性相类，因此，辨证求因，得出病因为"风邪"。这种病因对临床治疗有直接指导作用。

中医历来十分重视机体对致病因素的反应性，关于疾病的发生，《黄帝内经》已经认识到是体质因素与致病因素共同作用的结果，所谓"风雨寒热不得虚，邪不能独伤人"（《灵枢经·百病始生》卷十）；"邪之所凑，其气必虚"（《黄帝内经素问·评热病论》卷九）。

体质是指在先天禀赋的基础上，在后天环境的影响下，在生长发育和衰老的过程中，逐步形成的物质、结构、功能、形态等相对稳定的个体特征。它包括个体素质的强弱和体质的特异性两个方面。体质的特异性往往决定了对某些致病因素的易感性。关于这一问题，已有专门论述。

总之，对于六淫病因的认识，不能单纯理解为四时不正之气，也没有必要为六淫病因中是否包括生物致病因素而争论不休，既要注重发挥中医特色，又要以开放的姿态，借鉴现代医学、气象学等相关学科的研究成果，从气象、生物、机体反应性等方面综合理解六淫病因学说，进而完善、充实中医理论，使之与时代共同进步。

二、七情辨证

七情，即喜、怒、忧、思、悲、恐、惊七种情志变化，是机体的精神状态。七情是人体对客观事物的不同反映，在正常的情况下，一般不会使人致病。只有突然、强烈或长期持久的情志刺激，超过了人体本身的正常生理活动范围，使人体气机紊乱、脏腑阴阳气血失调，才会导致疾病的发生，由于它是造成内伤病的主要致病因素之一，故又称"内伤七情"。

中医认为，人的精神活动与内脏密切相关，如《素问·阴阳应象大论》说："人有五脏化五气，以生喜怒思忧恐。"可见情志活动必须以五脏精气作为物质基础。又说心"在志为喜"，肝"在志为怒"，脾"在志为思"，肺"在志为忧"，肾"在志为恐"。喜怒思忧恐，简称"五志"。不同的情志变化对各脏腑有不同的影响，而脏腑气血的变化，也会影响情志的变化，如《素问·调经论》说："血有余则怒，不足则恐。"《灵枢·本神》说："肝气虚则恐，实则怒，心气虚则悲，实则笑不休。"故七情与内脏气血关系密切。

七情致病不同于六淫。六淫侵袭人体，从皮肤或口鼻而入，发病之初均见表证。而七情内伤，则直接影响相应的内脏，使脏腑气机逆乱、气血失调，导致多种病变的发生。

（1）直接伤及内脏

《素问·阴阳应象大论》说："怒伤肝""喜伤心""思伤脾""忧伤肺""恐伤肾"。临床上不同的情志刺激，可对各脏有不同的影响。但并非绝对如此，因为人体是一个有机的整体，如《灵枢·口问》说："心者，五脏六腑之主也……故悲哀愁忧则心动，心动则五脏六腑皆摇。"指出了各种情志刺激都与心脏有关，心是五脏六腑之大主，心神受损可涉及其它脏腑。又如郁怒伤肝，肝气横逆，又常犯脾胃，出现肝脾不调，肝胃不和等证。

心主血而藏神，肝藏血主疏泄，脾主运化而位于中焦，是气机升降的枢纽，为气血生化之源。故情志所伤的病证，以心、肝、脾三脏气血失调为多见。如思虑劳神过度，常损伤心脾，导致心脾气血两虚，出现神志异常和脾失健运等症；郁怒伤肝，怒则气上，血随气逆，可出现肝经气郁的两胁胀痛，善太息等症；或气滞血瘀，出现胁痛，妇女痛经，闭经，症瘕等证。此外，情志内伤还可化火，即"五志化火"，而致阴虚火旺等症，或导致湿、食、痰诸郁为病。

（2）影响脏腑气机

《素问·举痛论》说："怒则气上、喜则气缓、悲则气消、恐则气下……惊则气乱……思则气结。"

怒则气上，是指过度愤怒可使肝气横逆上冲，血随气逆，并走于上。临床可见气逆，面红目赤，或呕血，甚则昏厥猝倒。

喜则气缓，包括缓解紧张情绪和心气涣散两个方面。在正常情况下，喜能缓和紧张，使营卫通利，心情舒畅。《素问·举痛论》说："喜则气和先达，营卫通利，故气缓矣。"但暴喜过度，又可使心气涣散，神不守舍，出现精神不能集中，甚则失神狂乱等症，故《灵枢·本神》说："喜乐者，神惮散而不藏。"

悲则气消，是指过度悲忧，可使肺气抑郁，意志消沉，肺气耗伤。

恐则气下，是指恐惧过度，可使肾气不固，气泄于下，临床可见二便失禁，或恐惧不解则伤精，发生骨酸痿厥、遗精等症。

惊则气乱，是指突然受惊，以致心无所倚，神无所归，虑无所定，惊慌失措。

思则气结，是指思虑过度，伤神损脾。可导致气机郁结。古人认为思发于脾，而成于心，故思虑过度不但耗伤心神，也会影响脾气。思虑过度，则伤心脾，暗耗阴血，心神失养则心悸、健忘、失眠、多梦；气机郁结阻滞，脾之则运化无力，胃受纳腐熟失职，便会出现纳呆，脘腹胀满，便溏等症。

情志异常波动，可使病情加重，或迅速恶化。

根据临床观察，在许多疾病的过程中，若患者有较剧烈的情志波动，往往会使病情加重，或急剧恶化。如有高血压史的患者，若遇事恼怒，肝阳暴张，血压可以迅速升高，发生眩晕，甚至突然昏厥，或昏仆不语，半身不遂，口眼歪斜。

由于七情症候与内伤诸证有密切关系，临床时还须结合脏腑、气血进行辨证。

三、饮食劳伤

饮食、劳逸和房室是人类生存的需要，若失于调节，也可成为疾病因素。

（一）饮食所伤

饮食伤在胃，则胃痛，恶闻食臭，饮食不佳，胸膈痞满，吞酸嗳腐，舌苔厚腻，脉滑有力；饮食伤在肠，则腹痛，泄泻；一般饮食所伤，脉见滑疾或沉实、舌苔厚腻或黄；若不慎误食毒品，则呕吐恶心，或吐泻交作，腹痛如绞。

（二）劳逸所伤

劳力过度，是指较长时间的过度用力而积劳成疾。劳力过度则伤气，久之则气少力衰，神疲消瘦。如《素问·举痛论》说："劳则气耗。"《素问·宣明五气论》说："久立伤骨、久行伤筋。"

劳神过度，是指思虑太过，劳伤心脾而言。《素问·阴阳应象大论》说"脾在志为思"而心主血藏神，所以思虑劳神过度，则耗心血，损伤脾气，可出现心神失养的心悸、健忘、失眠、多梦及脾不健运的纳呆、腹胀、便溏等症。

过逸指过度安逸，不参加劳动，又不运动而言。人体每天需要适当的活动，气血才能流畅。若长期不劳动，又不从事体力锻炼，易使人体气血不畅，脾胃功能减弱，可出现食少乏力，精神不振，肢体软弱，或发胖臃肿，动则心悸、气喘、汗出等症，或继发它病。《素问·宣明五气论》所说"久卧伤气"，即指此言。

（三）房室所伤

房劳过度，是指性生活不节，房事过度而言。肾藏精，主封藏。肾精不宜过度耗泄，若房事过频则肾精耗伤，临床常出现腰膝酸软，眩晕耳鸣，精神萎靡，男子则遗精、早泄，甚则阳痿，女子则月经不调、痛经、闭经等病症。

四、外伤

外伤，指外受创伤，如金刃、跌打、兽类咬伤及毒虫螫伤所引起的局部症状及整体所反映的症候。与此同时，还应查明发病的原因，注意其气血、脏腑、经络所在的病变及其症候发展的趋向。

（一）金刃所伤

金刃伤，指由金属器刃损伤肢体所致的创伤。伤后挟感毒邪溃烂成疮者，称为金疮。

临床表现：局部破损出血，疼痛红肿，若伤筋折骨，流血不止，疼痛尤为剧烈，并常因出血过多，引起面色苍白，头晕，眼黑等虚脱症候，伤处为风邪毒气侵入则表现寒热，筋惕，牙关紧闭不开，面如苦笑，阵发筋肉抽搐、角弓反张，痰涎壅盛等，则为破伤风。

（二）虫兽所伤

虫兽伤即虫兽等各类动物致人的伤害，如蛇伤、犬咬伤、蜂、蚤、蝎、毛虫等昆虫螫刺伤等。虫兽伤分无毒和有毒两种。虫兽伤，人因昆虫螫刺、叮咬，或兽类咬伤从局部感染而发病。

临床表现：轻则局部红肿、疼痛、麻木，或发疹，重则牵引四肢发麻或痛甚，头晕，胸闷，亦有出现瘀斑及出血者；若为狂犬咬伤，病发作时，则有恐水、畏光、畏声等症。

（三）跌扑所伤

跌扑伤，即人因跌扑、殴打、闪压、运动损伤，及从高处坠下而致的创伤。

临床表现：伤处多有疼痛、肿胀、伤筋、破损、出血、骨折、脱臼等，若因挤压，或从高处坠下，皆可引起吐血、下血，若陷骨伤脑，则头晕不举，戴眼直视，口不能语，乃至昏厥等。

五、寄生虫

作为病因，寄生虫属于广义的虫兽所伤。但我们通常所说的虫兽所伤指虫兽等各类动物致人的伤害，如蛇伤、犬咬伤、蜂、蚤、蝎、毛虫等昆虫螫刺伤等，并不包括寄生虫在内。

中医早已认识到寄生虫能引起疾病，并将之称为"虫积"，多由饮食不慎、恣食生冷瓜果及不洁食物等所致湿热内生，蕴酿生虫，久而成积。虫积常见腹痛、食欲不佳、面黄形瘦等症状；严重者，还会出现厥逆、腹胀不通、呕吐、甚至酿成蛊症。寄生于人体内的虫类颇多，一般有蛔虫、蛲虫、绦虫、血吸虫、囊虫等。其发病各有特征，如蛔虫寄生于肠道，则腹痛时作；钩虫病常表现为面黄肌瘦、嗜食异物；蛲虫病患者常主诉肛门、会阴瘙痒，并可在这些部位直接找到白色细小线状蛲虫；绦虫病症状较轻，常因粪便中发现白色带状或虫节片而就医；血吸虫病因其肝脾肿大，血行不畅，而致水液停聚形成"蛊胀"。

第七章　气血津液辨证

气血津液辨证，就是运用脏腑学说中有关气血津液的理论，分析气、血、津液的病变，辨认其所反映的不同症候。

气、血、津液，是构成人体和维持人体生命活动的基本物质。气、血、津液，是人体脏腑、经络等组织器官生理活动的产物，也是这些组织器官进行生理活动的物质基础。

气，是不断运动着的具有很强活力的精微物质；血，基本上是指血液；津液，是机体一切正常水液的总称。从气、血、津液的相对属性来分阴阳，则气具有推动、温煦等作用，属于阳；血和津液，都是液态物质，具有濡养、滋润等作用，属于阴。

气、血、津液的生成及其在机体内进行新陈代谢，都依赖于脏腑、经络等组织器官的生理活动；而这些组织器官进行生理活动，又必须依靠气的推动、温煦，以及血和津液的滋润濡养。因此，无论在生理还是病理的状况下，气血津液与脏腑、经络等组织器官之间，始终存在着互相依存的密切关系。

气、血、津液均为构成人体和维持人体生命活动的最基本物质，都离不开脾胃运化的水谷精气，因而气和血，气和津液，血和津液在生理上相互依存、相互制约、相互为用，病理上相互影响，互为因果。

由于气血津液都是脏腑功能活动的物质基础，而它们的生成及运行又有赖于脏腑的功能活动。因此，在病理上脏腑发生病变，可以影响到气血津液的变化；而气血津液的病变，也必然要影响到脏腑的功能。所以，气血津液的病变，是与脏腑密切相关的。气血津液辨证应与脏腑辨证互相参照。

一、气病辨证

中医认为，气是构成人体的最基本的物质基础，也是人体生命活动的最基本物质。人体的各种生命活动均可以用气的运动变化来解释。

气的生成来自于三个方面：先天之精气，即受之于父母的先天禀赋之气，其生理功能的发挥有赖于肾藏精气；水谷之精气，即饮食水谷经脾胃运化后所得的营养物质；吸入之清气，即由肺吸入的自然界的清气。

作为人体生命活动的基本物质，气的功能主要有以下几个方面：

（1）推动作用

气可以促进人体生长发育，激发各脏腑组织器官的功能活动，推动经气的运行、血液的循行，以及津液的生成、输布和排泄。

（2）温煦作用

气的运动是人体热量的来源。气维持并调节着人体的正常体温，气的温煦作用保证着人体各脏腑组织器官及经络的生理活动，并使血液和津液能够始终正常运行而不致凝滞、停聚。

（3）防御作用

气具有抵御邪气的作用。一方面，气可以护卫肌表，防止外邪入侵；另一方面，气可以与入侵的邪气作斗争，以驱邪外出。

（4）固摄作用

气可以保持脏腑器官位置的相对稳定；并可统摄血液防止其溢于脉外；控制和调节汗液、尿液、唾液的分泌和排泄，防止体液流失；固藏精液以防遗精滑泄。

（5）气化作用

气化作用即在通过气的运动可使人体产生各种正常的变化，包括精、气、血、津液等物质的新陈代谢及相互转化。实际上，气化过程就是物质转化和能量转化的过程。

气的各种功能相互配合，相互为用，共同维持着人体的正常生理活动。比如，气的推动作用和气的固摄作用就是相反相成的，一方面，气推动血液的运行和津液的输布、排泄；另一方面，气又控制和调节着血液和津液的分泌、运行和排泄。推动和固摄的相互协调，使正常的功能活动得以维持。

气的运动被称为气机，气的功能是通过气机来实现的。气的运动的基本形式包括升、降、出、入四个方面，并体现在脏腑、经络、组织、器官的生理活动之中。例如，肺呼气为出，吸气为入，宣发为升，肃降为降。又如，脾主升清，胃主降浊。气机的升降出入应当保持协调、平衡，这样才能维持正常的生理活动。

根据所在的部位、功能及来源的不同，气可分为以下各类：

（1）元气

元气又称原气，是人体生命活动的原动力。元气由先天之精所化生，并受后天水谷精气不断补充和培养。元气根源于肾，通过三焦循行于全身，内至脏腑，外达肌肤腠理。元气的功能是推动和促进人体的生长发育，温煦和激发脏腑、经络、组织器官的生理活动。因此，可以说元气是维持人体生命活动的最基本的物质。

（2）宗气

宗气即胸中之气，由肺吸入之清气和脾胃运化的水谷精气结合而生成。宗气的功能一是上走息道以行呼吸，二是贯注心脉以行气血。肢体的温度和活动能力、视听功能、心搏的强弱及节律均与宗气的盛衰有关。由于宗气积于胸中，临床上常以心尖搏动部位的（虚里）搏动情况和脉象来了解宗气的盛衰。

（3）营气

营气即运行于脉中、具有营养作用的气，主要由脾胃运化的水谷精气所化生。营气的功能表现为注入血脉、化生血液及循脉上下、营养全身两个方面。

（4）卫气

卫气即行于脉外、具有保卫作用的气，与营气一样，也主要是由脾胃运化的水谷精气所化生。卫气的功能包括：护卫肌表，防御外邪入侵；温养脏腑、肌肉、皮毛；调节控制汗孔的开合和汗液的排泄，以维持体温的恒定。

气的病证很多，《素问·举痛论篇》说："百病生于气也。"指出了气病的广泛性。但气病临床常见的症候，可概括为气虚、气陷、气脱、气滞、气逆、气闭六种。

（一）气虚证

概念：指元（真）气不足，气的推动、温煦、固摄、防御、气化等功能减退，或脏腑组织的功能活动减退所表现的虚弱症候。

临床表现：少气懒言、神疲乏力，头晕目眩，自汗，活动时诸症加剧，舌淡嫩苔白，脉虚无力等。

机理分析：本证以全身机能活动低下的表现为辨证要点。人体脏腑组织功能活动的强弱与气的盛衰有密切关系，气盛则机能旺盛，气衰则机能活动减退。由于元气亏虚，脏腑组织机能减退，所以气少懒言，神疲乏力；气虚清阳不升，不能温养头目，则头晕目眩；气虚毛窍疏松，外卫不固则自汗；劳则耗气，故活动时诸症加剧；气虚无力鼓动血脉，血不上营于舌，而见舌淡苔白；运血无力，故脉象按之无力。

辨证要点：少气、乏力、动则加剧，脉虚无力。

（二）气陷证

概念：指气虚无力升举，清阳之气不升而反下陷、内脏位置不能维固而下垂所表现的虚弱症候。临床又称中气下陷证或脾虚气陷证。

临床表现：头晕目花，少气倦怠，久痢久泄，腹部有坠胀感，脱肛或子宫脱垂等。舌淡苔白，脉弱。

机理分析：气陷证，以内脏下垂为主要特征。人体内脏固定于一定位置，是与正气的旺盛、升举有力分不开的。若正气不足，升举无力，往往导致内脏下垂。本证多由气虚进一步发展而来，故兼见头晕目花，少气倦怠，舌淡苔白，脉弱等症状。若中气亏虚，脾运失健，清阳不升，气陷于下，则久泄久痢。胃腑下垂，常感腹部坠胀，肝肾下垂，腹部亦有重坠感，但与胃下垂的部位有所不同，胃下垂多见脐腹中部，肝下垂多见右侧胁下，肾下垂多见少腹两侧。脱肛多见久泄久痢，是中气下陷之象，但也有因小儿正气未充，或大便干燥，排便时用力过度而致者。子宫脱垂为气虚下陷常见之症，若因产后过早过重的劳累而致子宫脱垂并不兼有全身气虚症状者，同样可作气虚下陷的诊断。

辨证要点：气虚证伴有内脏下垂。

（三）气脱证

概念：气脱证指元气亏虚已极、脏腑功能严重衰竭的危重症候。

临床表现：猝然昏倒，面色苍白，呼吸微弱，汗出不止，口开目闭，手撒身软，二便失禁，舌淡，脉浮大无根或脉微欲绝。

气脱一般是气虚或气不固的进一步发展，若由大失血所致者，称为"气随血脱"。气脱与亡阳常同时出现，除肢厥身凉为亡阳的主要特征，气息微弱欲绝为气脱的主要特征外，其余症候均基本相同，故临床又常称为阳气虚脱。

（四）气滞证

概念：气滞证是指某一脏腑或某一部位气机阻滞、运行不畅所表现的症候。

临床表现：胸胁脘腹等部位闷胀、胀痛、窜痛、攻痛、时轻时重，或部位移动，常随嗳气、矢气而减轻、多因情志变化而加重或减轻，脉弦，舌象正常。

引起气滞的原因很多，如情志不舒，饮食失调，感受外邪，或外伤闪挫等，均可引起气机阻滞。此外，痰饮、瘀血、宿食、蛔虫、砂石等病理物质的阻塞，也可使气的运行发生障碍而致气滞。阳气虚弱，阴寒凝滞，亦可使脏腑经络之气机不畅，而成气滞。气滞多见于疾病的早期阶段，故有"初病在气"的说法。

由于气滞的病因不同、部位各异，故其症候的表现有各自特点，临床常见的有肝气郁滞证、胃肠气滞证，肝胃气滞证等。

气滞常可导致血行不畅而形成瘀血，或与血瘀兼并为病而为气血瘀滞证。气机郁滞日久，可以化热、化火。气滞可影响水津的输布而生痰、生湿、水停，而成痰气互结、气滞湿阻、气滞水停等证。

辨证要点：局部闷胀疼痛。

类证鉴别：气滞证与食滞证。

食滞胃肠，阻滞气机，是产生气滞的一个原因，二者均有脘腹胀闷疼痛。但气滞证范围广，无论何处气机郁滞均属该证范畴。而食滞证只限于胃肠，必有嗳腐、厌食及脘腹部的胀闷疼痛、苔厚腻为主要症状。

（五）气逆证

概念：气逆证是指气机升降失常，逆而向上所引起的症候。临床以肺胃之气上逆和肝气升发太过的病变为多见。

临床表现：肺气上逆，则见咳嗽喘息；胃气上逆，则见呃逆、嗳气、恶心、呕吐；肝气上逆，则见头痛，眩晕，昏厥，呕血等。

机理分析：本证以症状表现是气机逆而向上为辨证要点。肺气上逆，多因感受外邪或痰浊壅滞，使肺气不得宣发肃降，上逆而发喘咳。胃气上逆，可由寒饮、痰浊、食积等停留于胃，阻滞气机，或外邪犯胃，使胃失和降，上逆而为呃逆。嗳气、恶心、呕吐。肝气上逆，多因郁怒伤肝，肝气升发太过，气火上逆而见头痛、眩晕、昏厥；血随气逆而上涌，可致呕血。

（六）气闭证

概念：气闭证是指因风、痰、火、瘀之邪气壅盛导致气机逆乱、阴阳乖戾、气机闭塞不通所致的病症。此证或因外感邪气、或因内伤七情过极，发病暴急可见于中风、昏迷、惊风等各种危急病证。

临床表现：突然昏倒，神志不清，气粗痰鸣，牙关紧闭、二便不通等，双手握固，脉滑数、或弦数有力、或伏而难见。

辨证要点：神明失用，九窍不通。

类证鉴别：气闭证与气脱证。

二证一闭一脱，一实一虚临床都具发病急、变化快的特点，均为神志不清或昏迷。然闭证属实，九窍闭阻而牙关紧闭、两手握固，二便不通，呼吸气粗、少汗或无汗，脉多有力。脱证属虚，气脱失固而口开不闭，两手撒开、二便失禁，呼吸微弱，汗出不止，脉多无力至极。

二、血病辨证

血是流行于脉管之中的红色液体，是构成人体和维持人体生命活动的基本物质之一。脉作为血液的循行通道，被称为血之府。

血主要是由营气和津液所组成，其主要来源是摄入的饮食物。饮食的优劣和脾胃功能的强弱，直接影响着血的化生。此外，精血之间相互滋生、相互转化，因此，精气是血化生的另一个来源。

血的主要功能是营养和滋润全身。血循行于脉中，内达脏腑，外至肌肉、皮肤、筋骨，不断地为全身各脏腑器官提供营养，从而维持正常的生理活动。正如《素问·五脏生成篇》所说："肝受血而能视，足受血而能步，掌受血而能握，指受血而能摄。"血又是精神活动的主要物质基础。人的精神、神志、感觉、活动均有赖于血液的营养和滋润。

血液循行于脉管中，周而复始，如环无端。气的推动作用和固摄作用是血液得以正常运行的保证。心主血脉，心气的推动，是血液循行的基本动力；肺朝百脉，运行于全身的血液都要汇聚于肺，合成为宗气后贯注于心脉以推动血液运行；脾气的统摄作用使血液在脉中正常运行而不致溢出脉外；肝的疏泄功能使气血运行通畅，肝的藏血功能则调节着血液的流量。

血行脉中，内流脏腑，外至肌肤，无处不到。若外邪干扰，脏腑失调，使血的生理功能失常，就可出现寒热虚实的病候。兹据临床血病常见症候，概括为血虚、血瘀、血热、血寒四种。

（一）血虚证

概念：是血液亏虚，脏腑百脉失养，表现全身虚弱的症候。

临床表现：面白无华或萎黄，唇色淡白，爪甲苍白，头晕眼花，心悸失眠，手足发麻，妇女经血量少色淡，衍期甚或闭经，舌淡苔白，脉细无力。

机理分析：本证以面色、口唇、爪甲失其血色及全身虚弱为辨证要点。人体脏腑组织，赖血液之濡养，血盛则肌肤红润，体壮身强，血虚则肌肤失养，面唇爪甲舌体皆呈谈白色。血虚脑髓失养，睛目失滋，所以头晕眼花。心主血脉而藏神，血虚心失所养则心悸，神失滋养而失眠。经络失滋致手足发麻，脉道失充则脉细无力。女子以血为用，血液充盈，月经按期而至，血液不足，经血乏源，故经量减少，经色变淡，经期迁延，甚则闭经。

辨证要点：面、唇、甲、舌等皮肤、黏膜组织呈淡白色，兼有以心、肝为主的脏腑组织失养的症候。

引起血虚的原因：一是失血过多，新血一时未及补充；二是生血不足，如脾胃运化功能减退，或进食营养不足，或是肠道有寄生虫，耗吸营养，由于缺乏食物精微，以致生血无源；三是思虑劳神太过，以致阴血暗耗；四是瘀血阻塞脉络，引起新血生化障碍，或造成某些局部供血不足；五是久病、大病等，伤精耗气，化血之源枯竭。

（二）血瘀证

概念：凡离开经脉的血液，未能及时排出或消散，而停留于某一处；

或血液运行受阻，壅积于经脉或器官之内，呈凝滞状态，失却生理功能者，均属瘀血，由瘀血内阻而产生的症候，是为血瘀证。

临床表现机理分析：疼痛如针刺刀割，痛有定处，拒按，常在夜间加重。肿块在体表者，常呈青紫色包块；瘀血凝聚局部，日久不散，便成肿块，紫色主瘀，肿块在肌肤组织之间者，可见青紫色；疼痛状如针刺刀割，痛处不移而固定，在腹内者，可触及较坚硬而推之不移的肿块（称为癥积），出血反复不止，色紫暗或夹有血块，或大便色黑如柏油状，可见面色黧黑，或唇甲青紫，或皮下紫斑，或肌肤甲错，或腹部青筋显露，或皮肤出现丝状红缕（皮肤显露红色脉络），或下肢筋青胀痛，妇女可见经闭。

机理分析：由于瘀血阻塞经脉，不通则痛，故疼痛是瘀血症候中最突出的一个症状。瘀血为有形之邪，阻碍气机运行，故疼痛剧烈如针刺，部位固定不移。由于夜间血行较缓，瘀阻加重，故夜间痛甚。积瘀不散而凝结，则可形成肿块，故外见肿块色青紫内部肿块触之坚硬不消。出血是由于瘀血阻塞络脉，阻碍气血运行，致血涌络破，不循经而外溢，由于所出之血停聚不得，故色呈紫暗，或已凝结而为血块。瘀血内阻，气血运行不利，肌肤失养，则见面色黧黑，肌肤甲错，口唇、舌体、指甲青紫色暗等体征。瘀血内阻，冲任不通，则为经闭。丝状红缕、青筋显露、脉细涩等，皆为瘀阻脉络，血行受阻之象。舌体紫暗，脉象细涩，则为瘀血之症。

辨证要点：刺痛、肿块、出血、皮肤黏膜等组织紫暗及脉涩。

形成瘀血的原因：一是外伤、跌仆及其他原因造成的体内出血，离经之血未能及时排出或消散，蓄积而为瘀血；二是气滞而血行不畅，或是气虚而推运血行无力，以致血脉瘀滞，形成瘀血；三是血寒而使血脉凝滞，或是血热而使血行壅聚或血液受煎熬，以及湿热、痰火阻遏，脉络不通，导致血液运行不畅而形成瘀血。

血瘀证的病变范围：如瘀阻心脉导致胸痹、真心痛；瘀阻脑络可致昏厥、癫狂、头痛；瘀阻肝胆可致黄疸；瘀阻于肺，可为久咳久喘，瘀阻经络可致偏瘫、痹证、痰证；瘀阻五官九窍可致耳目失聪、语言謇涩、二便闭塞。瘀阻水道、水湿停蓄，可为痰为饮。随着瘀血的实质研究，目前对瘀血证的诊断已远远超出传统的中医范畴，很多现代检测指标被列入诊断标准。

（三）血热证

概念：脏腑火热炽盛，热迫血分所表现的症候。本证多由情志不遂、气郁化火，或嗜酒无度、过食辛辣，或房劳过度、阴亏火旺，侵扰血分所致。

临床表现：咳血、吐血、尿血、衄血、便血、月经先期、崩漏、血色一般鲜红质稠，伴有发热、烦渴，舌红绛，脉弦数有力。

机理分析：本证以出血和全身热象为辨证要点。血热迫血妄行，血络受伤，故表现为各种出血及妇女月经过多等。火热炽盛，灼伤津液，故身热、口渴。火热扰乱心神则心烦。热迫血行，壅于脉络则舌红绛，脉滑数。血分火热炽盛，有内伤外感之别。此处所指血热主要为内伤杂病。在外感热病辨证中，有热入血分的"血分证"亦是指血热。但于此处所指的血热在概念上不同。外感热病之血热，详见"卫气营血辨证"。

辨证要点：各种出血加热象。

血分火热炽盛，有内伤外感之别，本条论述的为内伤杂病，外感病血分邪热炽盛，见卫气营血辨证。另外，外科的疖、疮、痈、疔也多由血热引起。

类证鉴别：血热证与温病血分证

二者均为热炽血分、迫血妄行为患，故均以各种出血为主症，并伴见热象。但本证为内伤杂病，一般无高热，病程长，发病缓。温病血分证属外感温病后期的危重阶段，多伴有高热、昏狂谵妄；多有传染性，病程短，发病急，病情凶险。

（四）血寒证

概念：指局部脉络寒凝气滞，血行不畅所表现的症候。常由感受寒邪引起。

临床表现：疼痛多见于手足，肤色紫暗发凉、喜暖恶寒，得温痛减、或少腹疼痛、形寒肢冷、月经衍期，经色紫暗，夹有血块、舌淡暗苔白、脉沉迟涩。

机理分析：寒为阴邪，其性凝敛，寒邪客于血脉，则使气机凝滞。血行不畅，故见手足或少腹冷痛。血得温则行，得寒则凝，所以喜暖怕冷，得温痛减。寒凝胞宫，经血受阻，故妇女经期推迟，色暗有块。舌紫暗，脉沉迟涩，皆为寒邪阻滞血脉，气血运行不畅之征。

辨证要点：手足或少腹的冷痛及肤色、血色的紫暗。

类证鉴别：血寒证与血瘀证

二证均为血行不畅，故以疼痛为其主症。但血瘀证的病变范围极其广泛，从其实质而言，血寒证当属血瘀证的范畴之内。只是血寒证的病因局限于寒邪外侵，病变范围只在手足或冲任二脉，症候的特征是寒象突出。

三、气血同病辨证

气属阳，血属阴，气的功能以推动、温煦为主，血的功能以营养、滋润为主。气血之间存在着气为血帅、血为气母的关系。

1. **气为血帅**

气为血帅指的是气能生血、气能行血及气能统血三个方面。

（1）气能生血

血的化生过程离不开气化。无论是饮食物转化成水谷精微、水谷精微转化成营气和津液、营气和津液转化成血液的过程，还是精转化成血的过程，均需要依靠气的作用。气盛，则生血充足；气虚，则影响血的化生，甚而出现血虚。

（2）气能行血

血液在脉中的循行有赖于气的推动，即所谓"气行则血行，气滞则血瘀"。心气的推动、肺气的宣发布散、肝气的疏泄条达均与血液的运行密切相关，无论哪个环节功能失调，均可导致血行不畅。

（3）气能统血

气对血液具有统摄作用，使之循行于脉中，而不致外溢。气的统摄作用主要是由脾气来实现的。如脾气虚，不能统血，临床上就会出现各种出血病证，被称为"气不摄血"。

2. **血为气母**

血为气母。血是气的载体，同时也是气的营养来源。因此，气不可能在没有血的情况下独自存在。临床上血虚会使气的营养无源，导致气亦虚；血脱则使气无所依附，从而气也随之而脱。

由于气和血具有相互依存，相互资生，相互为用的密切关系，因而在发生病变时，气血常可相互影响，既见气病，又见血病，即为气血同病。

气血同病常见的症候，有气滞血瘀，气虚血瘀，气血两虚，气不摄血，气随血脱等。

（一）气滞血瘀证

概念：是气机郁滞而致血行瘀阻所出现的症候。本证多因情志不遂，或外邪侵袭，或跌仆外伤所致。

临床表现：胸胁胀闷，走窜疼痛、性情急躁、胁下痞块、刺痛拒按、妇女可见经闭或痛经、经色紫暗，夹有血块等，舌紫暗或见紫斑，脉涩。

机理分析：本证以病程较长和肝脏经脉部位的疼痛痞块为辨证要点。肝主疏泄而藏血，具有条达气机，调节情志的功能。情志不遂，则肝气郁滞，疏泄失职，故见性情急躁，胸胁胀满走窜疼痛。气为血帅，气滞则血凝，故见痞块疼痛拒按，以及妇女闭经痛经，经色紫暗有块，乳房胀痛等症。脉弦涩，为气滞血瘀之征。

辨证要点：一是肝经循行部位的胀闷、窜痛、攻痛及痞块。二是刺痛、舌紫暗及脉涩等瘀血内阻体征。

（二）气虚血瘀证

概念：是因气虚运血无力，血行瘀滞而表现的症候。本病多由久病或年高气虚，渐致瘀血内停而引起。另外，中风病，醒后出现的半身不遂、语言謇涩，如兼有气虚的症候也属此证型。

临床表现：面色淡白或晦滞，身倦乏力，少气懒言，疼痛如刺，常见于胸胁，痛处不移，拒按，舌淡暗或有紫斑，脉沉涩。

机理分析：本证虚中夹实，以气虚和血瘀的征候表现为辨证要点。面色谈白，身倦乏力，少气懒言，为气虚之症。气虚运血无力，血行缓慢，终致瘀阻络脉，故面色晦滞。血行瘀阻，不通则痛，故疼痛如刺，拒按不移。临床以心肝病变为多见，故疼痛出现在胸胁部位。

辨证要点：是气虚与血瘀症状并见。

（三）气血两虚证

概念：是指气虚与血虚同时存在的症候。本证可由先天禀赋不足，后天劳倦太过，饮食失调，或久病失养，或失血过多所致。

临床表现：头晕目眩，少气懒言，乏力自汗，心悸失眠，面色淡白或萎黄，舌淡而嫩，脉细弱等。

机理分析：本证以气虚与血虚的征候共见为辨证要点。少气懒言，乏力自汗，为脾肺气虚之象；心悸失眠，为血不养心所致。血虚不能充盈脉络，见唇甲淡白，脉细弱。气血两虚不得上荣于面、舌，则见面色淡白或萎黄，舌淡嫩。

辨证要点：是气虚与血虚症候共见。

（四）气不摄血证

概念：是气虚不能统摄血液而见失血的症候。此证多因久病气虚或慢性失血，气随血耗而成。

临床表现：吐血、便血、皮下瘀斑、崩漏，气短，倦怠乏力，面色淡白而无华，舌淡，脉细弱。

机理分析：本证以出血和气虚证共见为辨证要点。气虚则统摄无权，以致血液离经外溢，溢于胃肠，便为吐血、便血；溢于肌肤，则见皮下瘀斑。脾虚统摄无权，冲任不固，渐成月经过多或崩漏。气虚则气短，倦怠乏力，血虚则面白无华。舌淡，脉细弱，皆为气血不足之证。

辨证要点：是气虚证与出血并见。

（五）气随血脱证

概念：是指大出血时引起气脱的症候。本证多见于肝、胃、肺本有宿痰，而脉道突然破裂，或外伤或崩中等引起的急性大量出血。

临床表现：大出血时突然面色苍白，四肢厥冷，大汗淋漓，甚至晕厥，舌淡，脉微细欲绝，或浮大而散。

机理分析：本证以大量出血时，随即出现气脱之症为辨证要点。气脱阳亡，不能上荣于面，则面色苍白；不能温煦四肢，则手足厥冷；不能温固肌表，则大汗淋漓；神随气散，神无所主，则为晕厥。血失气脱，正气大伤，舌体失养，则色淡，脉道失充而微细欲绝，阳气浮越外亡，脉见浮大而散，证情更为险恶。

辨证要点：大量出血时随即出现气脱证。

类证鉴别：气随血脱证与气不摄血证

二者主症均有出血与气虚证，但病因病机不同：气随血脱证，必以大出血在先，发病急，出血量多而迅速，并有气脱亡阳的危重之证；而气不摄血证则发病缓，出血量较少。从病机而论，气随血脱是出血过多，气无依托而气脱。气不摄血是气虚而统摄血行无权所致。

四、津液病辨证

津液是体内各种正常水液的总称，包括各脏腑组织器官的内在体液及正常的分泌物。与气、血一样，津液也是构成人体和维持人体生命活动的基本物质。

津液的生成是通过胃对饮食的初步消化和小肠的分清别浊、上输于脾而完成的。脾一方面将津液输布到全身以滋润和灌溉各组织器官，另一方面将津液上输入肺，再由肺进一步宣发，将津液经过气化形成汗液排出体外。或经肺的肃降作用，将津液输送到肾和膀胱，经肾的气化作用变为尿液排出体外。

津液有滋润、濡养的作用，可以滋润皮毛、肌肤、眼、鼻、口腔，濡养内脏、骨髓及脑髓；另一方面津液可以化生血液，并有滋养、滑利血脉的作用，是组成血液的主要成分。此外津液的代谢还有助于体温的恒定及体内废物的排出。

津液病变，一般可概括为津液不足和水液停聚的两个方面。

（一）津液不足证

概念：又称津亏、津伤。是指由于津液亏少，全身或某些脏腑组织器官失其濡润滋养而出现的症候，属内燥证。

临床表现：口燥咽干，唇焦或裂，眼球深陷，渴欲饮水、皮肤干燥甚或枯瘪、小便短少而黄，大便干结难解、舌红少津，脉细而数等症。

机理分析：由于津亏则使皮肤口唇咽干失去濡润滋养，故呈干燥不荣之象。津伤则尿液化源不足，故小便短少；大肠失其濡润，故见大便秘结。舌红少津，脉细数皆为津亏内热之象。

辨证要点：是以唇、舌、咽及皮肤干燥，溲少便干为主要症状。

津液不足的产生，原因有生成不足与丧失过多两方面：脾胃虚弱，运化无权，致津液生化减少，或因过分限制饮食及某些疾病（如噎膈、反胃等），引起长期进食减少，使津液化生之源匮乏，均可导致津液生成减少；因热盛伤津耗液、大汗、吐泻、泄利太过等导致津液大量丧失，则均能造成津液不足的症候。

津亏证根据其所反映的脏器不同，临床可分为肺燥津伤、胃燥津亏证，肠燥津亏证等（见脏腑辨证相关内容）。

（二）水液停聚证

凡外感六淫、内伤七情，影响脏腑经脉输布和排泄水液功能，致水液停积于体内的病证，即为水液停聚证。本证的病变很多，水肿与痰饮证是临床最常见的两类症候。

1. 水肿

概念：体内水液停聚，泛滥肌肤引起面目、四肢、胸腹甚至全身浮肿的，称为水肿。

临床辨证，首先区分阳水与阴水，以明虚实。

（1）阳水

发病较急，水肿性质属实者，称为阳水。多为外感风邪，或水湿浸淫等因素引起。

临床表现：眼睑先肿，继而头面，甚至遍及全身，小便短少，来势迅速。皮肤薄而光亮。并兼有恶寒发热，无汗，舌苔薄台，脉象浮紧。或兼见咽喉肿痛，舌红，脉象浮数。或全身水肿，来势较缓，按之没指，肢体沉重而困倦，小便短少，脘闷纳呆，呕恶欲汪，舌苔白腻，脉沉。

机理分析：本证以发病急，来势猛，先见眼睑头面，上半身肿甚者为辨证要点。风邪侵袭，肺卫受病，宣降失常，通调失职，以致风遏水阻，风水相搏，泛溢于肌肤而成水肿。

风为阳邪，上先受之，风水相搏，故水肿起于眼睑头面，继而遍及肢体。若伴见恶寒，发热，无汗，苔薄白，脉浮紧，为风水偏寒之征；如兼有咽喉肿痛，舌红，脉浮数，是风水偏热之象。若由水湿浸渍，脾阳受困，运化失常，水泛肌肤，塞阻不行，则渐致全身水肿。水湿内停，三焦决渎失常，膀胱气化失同，故见小便短少。水湿日甚而无出路，泛溢肌肤，所以肿势日增，按之没指，诸如身重困倦，脘闷纳呆，泛恶欲呕，舌苔白腻，脉象沉缓等，皆为湿盛困脾之象。

（2）阴水

发病较缓，水肿性质属虚者，称为阴水。多因劳倦内伤、脾肾阳衰，正气虚弱等因素引起。

临床表现：身肿，腰以下为甚，按之凹陷不易恢复，脘闷腹胀，纳呆食少，大便溏稀，面色苍白，神疲肢倦，小便短少，舌淡，苔白滑，脉沉缓。或水肿日益加剧，小便不利，腰膝冷痛，四肢不温，畏寒神疲，面色白，舌淡胖，苔白滑，脉沉迟无力。

机理分析：本证以发病较缓，足部先肿，腰以下肿甚，按之凹陷不起为辨证要点。由于脾主运化水湿，肾主水，所以脾虚或肾虚，均能导致水液代谢障碍，下焦水湿泛滥而为阴水。阴盛于下，故水肿起于足部，并以腰以下为甚，按之凹陷不起，脾虚及胃，中焦运化无力，故见脘闷纳呆，腹胀便溏，脾主四肢，脾虚水湿内渍，则神疲肢困。腰为肾之府，肾虚水气内盛，故腰膝冷痛。肾阳不足，命门火衰，不能温养肢体，故四肢厥冷，畏寒神疲。阳虚不能温煦于上，故见面色㿠白。舌淡胖，苔白滑，脉沉迟无力。为脾肾阳虚，寒水内盛之象。

2. 痰饮

痰和饮是由于脏腑功能失调以致水液停滞所产生的病证。

（1）痰证

概念：指水液凝聚而质稠，停于身体各部所引起的病证。

痰之成因非一，有因阴虚火炎，上迫于肺，肺气热则煎熬津液，凝结成痰；有因情志失调，五志化火，津液受灼而痰凝；有因脾胃虚弱，或饮啖过度，致使脾失健运，水液壅滞成痰；有因肾虚水泛，久而成痰；有因外感六淫，使肺脾升降之机失常，水液内聚成痰。

临床表现：咳喘胸闷，喉中痰鸣，咯痰，呕吐痰涎，脘痞纳呆，恶心，眩晕，神昏癫狂，肢体麻木，半身不遂，瘰疬瘿瘤，痰核乳癖，喉有异物感，舌苔白腻或黄腻，脉滑。

机理分析：本证临床表现多端，所以古人有"诸般怪证皆属于痰"之说。在辨证上除掌握不同病变部位反应的特有症状外，一般可结合下列表现作为判断依据：吐痰或呕吐痰涎，或神昏时喉中痰鸣，或肢体麻木，或见痰核，苔腻，脉滑等。痰阻于肺，宣降失常，肺气上逆，则咳嗽咯痰。痰湿中阻，气机不畅，则见脘闷，纳呆呕恶等。痰浊蒙蔽清窍，清阳不升，则头晕目眩。痰迷心神，则见神昏，甚或发为癫狂，痰停经络，气血运行不利，可见肢体麻木。停聚于局部，则可见瘰疬、瘿瘤、乳癖、痰核等。苔白腻，脉滑皆痰湿之征。

辨证要点：痰之症状，变幻不一。因痰或咯吐外出，或凝滞胸膈，或留聚肠胃，或流注经络四肢皮里膜外，随气升降，遍身无处不到，故症状千变万化。种种怪症，皆痰所为，古人曾有怪病皆属于痰之说。总之，痰可分有形、无形两类。有形易于辨别，如咯痰、呕吐痰涎、喉间痰鸣、痰核、大便黏稠如涕等。无形难以确诊，如失眠、癫狂、眩晕、喉间如梗、胸闷短气、脘痞、肢麻不遂等。在临床时，可据症状结合舌苔腻、脉滑等来确诊。

痰证临床表现复杂，故有"百病多因痰作祟""怪病多痰"等说法。从现代医学而言，许多精神、神经疾患的症状异常复杂，如癫痫、癔病、神经官能症、精神分裂症以及各种原因导致的神志不清等，多与中医学的痰证，尤其是无形之痰有关。故在临床时，上述疾病只要具有吐痰涎或痰鸣和苔腻脉滑的症状，均可以从痰论治。

（2）饮证

概念：指水饮质地清稀，停滞于胃肠、心肺、胸胁等处所致的症候。

饮的形成，可直接由外邪侵袭，影响脏腑对水液的气化，以致水液停聚而产生；或因中阳素虚，或复因饮食不慎、外邪内侵，以致水液转输、敷布发生障碍，从而停聚为病。

①饮留胃肠证

概念：指寒饮留滞胃肠所表现的症候。《金匮要略》称此为狭义之痰饮。

临床表现：脘腹胀满、胃中有振水声、呕吐清涎、肠间水声漉漉、头目眩晕、口淡不渴、舌苔白滑、脉沉滑。

辨证要点：本证多因饮食不节，恣饮无度，或劳倦内伤，脾胃受损，中阳不振，脾失健运，水停为饮，留滞胃肠而成。本证以胃肠有水声，脘腹胀满为审证要点。

②饮停于肺证

概念：指寒饮壅阻于肺，肺失肃降所表现的症候。《金匮要略》称此为支饮。属内科肺胀病。本证多因脾肾阳虚，伏饮内停，遇寒则发，缠绵难愈。

临床表现：咳喘上逆，胸闷短气，倚息不得平卧，喉中痰鸣，痰多清稀如水或呈泡沫状，甚则心悸浮肿，舌淡苔白滑，脉弦或紧。

辨证要点：审证要点是喘咳、吐清稀泡沫痰。

③饮停胸胁证

概念：指水饮停于胸胁，气机受阻，表现为胸胁饱胀，咳唾引痛为主症的症候，又称为"悬饮"。本证多因中阳素虚，气不化水，水停为饮，或因外邪侵袭，肺失通调，水液运行输布障碍，停聚为饮，流注胁间而成。

临床表现：胸胁胀闷疼痛，咳唾痛甚，肋间饱满，气息短促，或眩晕，身体转侧或呼吸时胸胁部牵引作痛，舌苔白滑，脉沉弦。

辨证要点：本证以胸胁胀闷疼痛、咳唾引痛为审证要点。

第八章　脏腑辨证

　　脏腑辨证，是在认识脏腑生理功能、病变特点的基础上，将四诊所收集的症状、体征及有关病情资料，进行综合分析，从而判断疾病所在的脏腑部位、病因、病性等，是为临床治疗提供依据的辨证归类方法。简言之，即以脏腑为纲，对疾病进行辨证。

　　脏腑辨证是中医辨证体系中的重要内容之一，也是中医临床各科辨证的必备基础。中医用于临床的辨证方法较多，如八纲辨证、六经辨证、卫气营血辨证及三焦辨证等，尽管各种辨证方法独具特色，各有侧重，但无一不与脏腑密切相关，而且脏腑辨证的内容比较系统、完整，生理、病理概念均较确切，纲目清楚，内容具体，有利于对辨证思维的指导，也有利于对其他辨证方法所述症候实质的理解。因此，脏腑辨证是临床辨证的基本方法，是整个辨证体系中的重要组成部分。

　　在学习脏腑辨证时应注意以下五个方面：

1. 要密切联系中医基础理论的藏象学说

　　"藏象"二字，首见于《素问·六节藏象论》。藏指藏于体内的内脏，象指表现于外的生理、病理现象。藏象包括各个内脏实体及其生理活动和病理变化表现于外的各种征象。藏象学说是研究人体各个脏腑的生理功能、病理变化及其相互关系的学说。它是在历代医家在医疗实践的基础上，在阴阳五行学说的指导下，概括总结而成的，是中医学理论体系中极其重要的组成部分。

　　藏象学说以脏腑为基础。脏腑是内脏的总称，按照生理功能特点，分为五脏、六腑和奇恒之腑；以五脏为中心，一脏一腑，一阴一阳为表里，由经络相互络属。为五脏，即心、肝、脾、肺、肾，其共同特点是能贮藏人体生命活动所必需的各种精微物质，如精、气、血、津液等；六腑，即胆、胃、小肠、大肠、膀胱、三焦，其共同生理特点是主管饮食物的受纳、传导、变化和排泄糟粕；奇恒之腑，即脑、髓、骨、脉、胆、女子胞（子宫），其共同特点是它们同是一类相对密闭的组织器官，却不与水谷直接接触，即似腑非腑；但具有类似于五脏贮藏精气的作用，即似脏非脏。

藏象学说的形成，主要有三个方面：一是来源于古代的解剖知识。如《灵枢·经水》中说："夫八尺之士，皮肉在此，外可度量切循而得之，其死，可解剖而视之。其脏之坚脆，腑之大小，谷之多少，脉之长短，血之清浊……皆有大数。"二是长期对人体生理、病理现象的观察。例如因皮肤受凉而感冒，会出现鼻塞、流涕、咳嗽等症状，因而认识到皮毛、鼻窍和肺之间存在着密切联系。三是长期医疗经验的总结。如从一些补肾药能加速骨折愈合的认识中产生了"肾主骨"之说。

藏象学说是一种独特的生理病理学理论体系。其中脏腑不单纯是一个解剖学的概念，更重要的则是概括了人体某一系统的生理和病理学概念。心、肺、脾、肝、肾等脏腑名称，虽与现代人体解剖学的脏器名称相同，但在生理或病理的含义中，却不完全相同。一般来讲，中医藏象学说中一个脏腑的生理功能，可能包含着现代解剖生理学中的几个脏器的生理功能；而现代解剖生理学中的一个脏器的生理功能，亦可能分散在藏象学说的某几个脏腑的生理功能之中。

人体是一个有机的整体，脏与脏，脏与腑，腑与腑之间密切联系，它们不仅在生理功能上相互制约，相互依存，相互为用，而且以经络为联系通道，相互传递各种信息，在气血津液环周于全身的情况下，形成一个非常协调和统一的整体。

脏腑生理功能及其病理变化是脏腑辨证的理论依据。脏腑病证是脏腑功能失调反映于外的客观征象。由于各脏腑的生理功能不同，所以它反映出来的症状、体征也不相同。根据脏腑不同的生理功能及其病理变化来分辨病证，这是脏腑辨证的理论依据。所以熟悉各脏腑的生理功能及其病变特点，则是脏腑辨证的基本方法。

2. 要从整体观角度分析脏腑病变所属症候

人体是以五脏为中心的有机整体，脏腑之间、脏腑与各组织器官之间，他们在生理上相互联系，在病理上则相互影响。因此，在进行脏腑辨证时，一定要从整体观念出发，分析脏腑病变所属症候，仔细审辨其内在联系。这样，才能全面而正确地判断病情。

3. 要注意八纲、病因、气血津液各种辨证方法与脏腑辨证方法的相互关系

脏腑辨证不单是以辨明病证所在脏腑的病位为满足，还应分辨出脏腑病位上的病因和病性。如在脏腑实证中，有寒、热、痰、瘀、水、湿等不同；在脏腑虚证中，又有阴、阳、气、血虚之别，只有探明病因病性病机，才能为立法、处方、用药提供确切依据。脏腑辨证与病因病性辨证之间，

有着相互交织的"纵""横"关系，临床既可按脏腑病位为纲，区分不同的病因病性，也可在辨别病因病性的基础上，再根据脏腑的病理特点，而确定脏腑病位。因此，八纲、病因、气血津液辨证是脏腑辨证的基础。

4. 要抓住各症候的主要症状，对各种相似的症候进行鉴别诊断

脏腑的症候类型繁多，各症候的临床表现异常复杂。要想准确地掌握各证的临床特点，必须抓准各证的主要脉症，反复地进行鉴别。尤其对类同的症候，要重点审察其同中之异的症状和体征。

5. 要加强对临床病例的分析与讨论

脏腑辨证是临床各科最基本、最普遍的辨证方法。在学习过程中必须加强对临床病例的分析与讨论，才能深刻理解和掌握脏腑辨证的基本规律和思维方法；才能为进一步学习临床各科打下坚实的理论基础，也是提高临床辨证水平的重要途径。

一、心与小肠病辨证

心居于胸腔，横膈膜之上，有心包卫护于外。心为神之主，脉之宗，起着主宰生命活动的作用，故《素问·灵兰秘典论》称之为"君主之官"。

心的生理功能主要有两方面：一是主血脉，二是主神志，并与舌、面等有联系。心与小肠互为表里。

心主血脉包括主血和主脉两个方面。全身的血液都在脉中运行，依赖于心脏的搏动而输送到全身，发挥其濡养的作用。心脏的正常搏动，在中医学理论中认为主要依赖于心气。心气旺盛，才能维持血液在脉内正常地运行，周流不息，营养全身。

心主神志。在中医学理论中，神有广义和狭义之分。广义之神，是指整个人体生命活动的外在表现。狭义之神，即是指心所主的神志，即人的精神、意识、思维活动。在中医学的藏象学说中，将人的精神、意识、思维活动不仅归属于五脏，而且主要归属于心的生理功能。《素问·灵兰秘典论》说："心者，君主之官，神明出焉。"《素问·邪客》说："心者，五脏六腑之大主也，精神之所舍也。"心主神明的生理功能正常，则神志清晰，思维敏捷，精力充沛；如心有病变，影响到神志活动，则可出现精神意识思维方面的异常表现。

心在体合脉，其华在面。脉的生理功能可概括为两个方面：一是气血运行的通道，即血脉对血的运行有一定的约束力，使之循着一定方向、一定路径而循环贯注，流行不止。二是运载水谷精微，以布散周身，滋养脏腑组织器官。这些功能全赖于心主血脉的生理功能。其华在面，是指心的生理功能是否正常，以及气血的盛衰，可以从面部色泽的变化而显露出来。如心气旺盛，血脉充盈，则面部红润光泽；如心气不足，则可见面色发白、晦滞。

心开窍于舌。舌为心之苗窍。舌的功能是主司味觉，表达语言。而味觉的功能正常和语言的正确表达，则有赖于心主血脉和心主神志功能的正常。如心的功能正常，则舌质红润，舌体柔软，语言清晰，味觉灵敏。

心与小肠互为表里。小肠位居腹中，其上口在幽门处与胃之下口相接，其下口在阑门处与大肠之上口相连。小肠的主要生理功能是受盛、化物和泌别清浊。小肠与心相为表里。

小肠主受盛和化物。受盛即接受或以器盛物的意思。化物，具有变化、消化、化生的意思。小肠接受由胃初步消化的饮食物，并对其作进一步消化，将水谷化为精微。《素问·灵兰秘典论》说："小肠者，受盛之官，化物出焉。"

小肠主泌别清浊。小肠将经过进一步消化后的饮食物，分别为水谷精微和食物残渣两部分，并将水谷精微吸收，将食物残渣向大肠输送，同时，也吸收大量的水液，而无用的水液则渗入于膀胱排出体外。因而，小肠的泌别清浊功能，还和大便、小便的质量有关。如小肠的泌别清浊功能正常，则二便正常；反之，则大便稀薄而小便短少。

心的病变主要反映在心脏本身及其主血脉功能的失常，心神的意识思维等精神活动的异常。所以，临床以心悸、怔忡、心痛、心烦、失眠、多梦、健忘、神昏、神识错乱、脉结代或促等为心病的常见症。此外，某些舌体病变，如舌痛、舌疮等症，亦常归属于心。

心病的症候有虚实之分。虚证多由思虑劳神太过，或先天不足，脏气虚弱，久病伤心，导致心气虚、心阳虚、心阴虚、心血虚、心阳暴脱；实证多由痰阻、火扰、寒凝、气郁、瘀血等原因，导致心火亢盛、心脉痹阻、痰迷心窍及痰火扰神证。此外，由于脑为神明之府，且心与小肠相表里，故将瘀阻脑络证、小肠实热证也一并归于心病症候中讨论。

（一）心气虚证

概念：心气虚证是指由于心气不足、鼓动无力、血行不畅、失于充养的症候。本证多由于素体久虚，或久病失养，或因年高脏气衰弱等原因所致。本证以心悸胸闷及气虚证为审证要点。

临床表现：心悸怔忡、胸闷，气短、神疲乏力、动则诸症加剧，自汗；面色淡白，舌淡苔白、脉弱，或数而无力，或结、代。

（二）心阳虚证

概念：心阳虚证是由于心阳虚衰，鼓动无力，虚寒内生所表现的症候。本证常由心气虚进一步发展而来，以心悸、胸闷或痛及阳虚证为审证要点。

临床表现：心悸怔忡、胸闷或疼痛，畏寒肢冷，气短、神疲乏力，自汗，面色淡白，舌淡胖，苔白滑，脉微，或沉迟无力，或结、代。

（三）心阳暴脱证

概念：心阳暴脱证是指心阳衰极，阳气暴脱所表现的危重症候。本证以心阳虚和亡阳的临床表现为诊断依据，常是心阳虚证进一步发展的结果，亦有因寒邪暴伤心阳或痰瘀阻塞心窍所致者。

临床表现：在心阳虚证表现的基础上，更见突然冷汗淋漓、四肢厥冷、呼吸微弱、面色苍白，或心痛剧烈、口唇青紫、脉微欲绝、神志模糊、昏迷不醒。

（四）心血虚证

概念：心血虚证是指由于心血亏虚，不能濡养心脏而表现的症候。本证以心悸、失眠及血虚证为主要辨证依据，多因脾虚生血之源亏乏，或失血过多，或久病失养，或劳心耗血所致。

临床表现：心悸怔忡、失眠多梦、头晕健忘，面色萎黄或淡白，唇、甲淡白，舌淡白、脉细弱。

（五）心阴虚证

概念：心阴虚证是指由于心阴亏损，虚热内扰所表现的症候。本证以心悸失眠及阴虚证为辨证要点，多因思虑劳神太过，暗耗心阴，或因热病后期耗伤阴液，或肝肾等脏阴亏累及于心所致。

临床表现：心悸怔忡、失眠、多梦、五心烦热，午后潮热，盗汗，两颧发红，舌红少津、脉象细数。

（六）心火亢盛证

概念：心火亢盛证是心火内炽所表现的症候。本证以失眠、烦躁、狂谵及舌尖红绛、舌疮、实火内炽为审证要点，常因七情郁结，气郁化火，或火热之邪内侵，或嗜肥腻厚味以及烟酒等物，久而化热生火所致。

临床表现：心胸烦热、夜不成眠，或见狂躁谵语、面赤口渴、溲黄便干、舌尖红绛、或生舌疮、腐烂疼痛、脉数有力。或见吐血、衄血、或见肌肤疮疡、红肿热痛。

心火亢盛证与心阴不足证都能反映心病的常见症状和热象。但前者属实，后者属虚，有着本质的不同，应注意鉴别。

（七）心脉痹阻证

概念：心脉痹阻证是指由于瘀血、痰浊、阴寒、气滞等因素阻痹心脉所反映的症候。本证以心悸怔忡，心胸憋闷作痛为审证依据，多因正气先虚，心阳不振，有形之邪阻滞心脉所致。

临床表现：心悸怔忡、心胸憋闷作痛、痛引肩背内臂时作时止。或见痛如针刺，舌暗或有青紫斑点，脉细涩或结代；或为心胸闷痛，体胖痰多，身重困倦，舌苔白腻，脉沉滑或沉涩；或遇寒痛剧，得温痛减，形寒肢冷，舌淡苔白，脉沉迟或沉紧；或疼痛而胀，胁胀，常喜太息，舌淡红，脉弦。

因其成因之不同，又有瘀阻心脉证、痰阻心脉证、寒凝心脉证、气滞心脉证等名，分别由瘀、痰、寒、气等病因所致，故临床应分辨疼痛特点及兼症以审证求因。

心脉痹阻证由瘀血内阻所致者，症状特点为：痛如针刺，舌紫暗见紫斑紫点，脉细涩。

心脉痹阻证由痰浊停聚所致者，症状特点为：闷痛特甚，体胖痰多，身重困倦，舌苔白腻，脉沉滑。

心脉痹阻证由阴寒凝滞所致者，症状特点为：突发剧痛，得温痛减，畏寒肢冷，舌淡苔白，脉沉迟或沉紧。

心脉痹阻证由阴寒凝滞所致者，症状特点为：胀痛，发作常与精神因素有关，舌淡红，苔薄白，脉弦。

（八）痰迷心窍证

概念：痰迷心窍证是指痰浊蒙蔽心神，表现以神志异常为主症的症候。本证以神志异常伴有痰鸣或吐痰涎、苔腻、脉滑等痰证症状为审证要点，多由感受湿浊之邪，阻遏气机，或因情志不遂，气机郁滞，气不行津，津聚为痰，或痰浊挟肝风内扰，致痰浊蒙蔽心神所致。

临床表现：本证常见于癫、痫及痰厥等病证。

癫证：癫证为精神失常的疾患。多由肝气郁结，气郁生痰，痰浊上蒙心窍所致。临床见精神抑郁，表情淡漠、神志痴呆，喃喃独语，举止失常，苔腻，脉滑。

痫证：临床见突然昏仆，不省人事，口吐涎沫，喉有痰声，四肢抽搐，两目上视，口中如猪羊叫声，醒后如常人，苔腻脉滑。

痰厥：临床见面色晦滞、脘闷呕恶、意识模糊，语言不清，喉中痰鸣，甚则昏不知人，苔白腻脉滑。

（九）痰火扰神证

概念：痰火扰神证是指由于火热痰浊侵扰心神，表现以神志异常为主的症候。本证以神志异常和痰黄稠、舌红苔黄腻、脉滑数等痰火内盛症状为审证要点，多因情志刺激，气机郁滞化火，煎熬津液为痰，或外感湿热之邪，蕴成痰火，或外感热邪，灼津为痰，致痰火内扰引起。

临床表现：外感热病中，可见发热烦躁，面赤口渴，气粗，便秘尿黄，吐痰色黄，或喉间痰鸣，胸闷，或见神昏谵语；内伤杂病中，可见心烦不寐，甚则狂越妄动，打人毁物，胡言乱语，哭笑无常，舌质红，苔黄腻，脉滑数。

（十）瘀阻脑络证

概念：瘀阻脑络证是指由瘀血犯头，阻滞脑络，表现为头痛、头晕为主症的症候，多由头部外伤后，或久病入络，瘀血内停，阻塞脑络所致。本证以头痛、头晕及瘀血证为审证要点。

临床表现：头痛、头晕经久不愈，痛处固定不移，痛如锥刺，或头部外伤后昏不知人，或健忘、失眠、心悸，或见面晦不泽，舌质紫暗，或有瘀点瘀斑，脉细涩。

（十一） 小肠实热证

概念：小肠实热证，是由于心热下移小肠所致的小肠里热炽盛表现的症候，以心火热炽及小便赤涩灼痛为审证要点。

临床表现：心烦失眠、渴喜冷饮，或口舌生疮，或见小便赤涩、尿道灼痛，尿血，舌红苔黄，脉数。

二、肺与大肠病辨证

肺居胸腔，在诸脏腑中，其位最高，故称"华盖"。肺叶娇嫩，不耐寒热，易被邪侵，故又称"娇藏"。肺与大肠相为表里。其主要生理功能有：肺主气、司呼吸，肺主宣发和肃降，肺主通调水道。肺开窍于鼻，在体合皮，其华在毛。肺与大肠相表里。

肺主气的功能包括两个方面，即主呼吸之气和主一身之气。

肺主呼吸之气是说肺有司呼吸的作用。肺是体内外气体交换的主要场所，人体通过肺，从自然界吸入清气，呼出体内的浊气，从而保证人体新陈代谢的正常进行。

肺主一身之气，是指肺有主持并调节全身各脏腑组织器官之气的作用。首先体现在气的生成方面，特别是宗气的生成，主要依靠肺吸入的清气与脾胃运化的水谷精气相结合而成。其次体现在对全身气机具有调节作用。肺有节律的一呼一吸，对全身之气的升降出入运动具有重要调节作用。因此，肺主一身之气的功能异常，可影响宗气的生成和全身气机升降出入运动。

（1）肺主宣发和肃降

肺主宣发，是指肺气具有向上、向外、升宣、发散的生理功能，主要体现在：一是通过肺的宣发，排出体内的浊气。二是将卫气、津液和水谷精微布散周身，外达于皮毛，以充养身体，温润肌腠和皮毛。肃降，即清肃、洁净和下降之意。肺主肃降的功能主要体现在以下三个方面：一是吸入自然界的清气；二是将吸入的清气和脾转输来的津液和水谷精微向下布散；三是肃清肺和呼吸道内的异物，以保持呼吸道的洁净。

（2）肺主通调水道

肺的通调水道功能是指肺的宣发和肃降对于体内的水液代谢起着疏通和调节的作用。主要体现在下述两个方面：一是肺主宣发，不但将津液和水谷精微布散于周身，而且主司腠理的开合，调节汗液的排泄。二是肺气肃降，可将体内的水液不断地向下输送，经肾和膀胱的气化作用，生成尿液而排出体外。所以说"肺主行水""肺为水之上源"。

（3）肺开窍于鼻

鼻是肺的门户，为气体出入的通道，具有通气和主嗅觉的功能，均有赖于肺气的作用来维持。肺气的功能调和，则鼻的通气功能正常，嗅觉灵敏。肺的某些病变，常可影响及鼻，使之产生多种病理表现，如鼻塞流涕、不闻香或鼻衄等。

肺在体合皮，其华在毛。皮毛包括皮肤、汗腺、毫毛等组织，是一身之表，依赖于卫气和津液的温养和润泽，成为抵御外邪侵袭的屏障。肺合皮毛是说肺能输布津液、宣发卫气于皮毛，使皮肤润泽，肌腠致密，抵御外邪的能力增强。由于肺和皮毛相合，所以外邪侵犯皮毛也常常影响肺的功能而招致相应病变。

（4）肺与大肠相表里

大肠居于下腹中，上接小肠，下接肛门。其主要生理功能是传化糟粕。大肠接受经过小肠泌别清浊后所剩下的食物残渣，吸收多余的水分，形成粪便，经肛门而排出体外。《素问·灵兰秘典论》说："大肠者，传导之官，变化出焉。"大肠的这一功能是胃的降浊功能的延伸，同时与肺的肃降有关。

肺的病变主要反映在肺系，呼吸功能活动减退，水液代谢输布失常，以及卫外功能失职等方面。其症状表现以咳嗽，喘促，咯痰，胸痛，喉疼及声音变异，鼻塞流涕，或水肿等为常见。其中尤以咳喘更为多见，《素问·脏气法时论》："肺病者，喘咳逆气"，《中藏经》："肺者……虚实寒热皆令喘嗽"等即言此意。大肠传导功能失常，主要表现便秘与泄泻。

肺病的症候有虚、实两类。虚证多因久病咳喘，或被它脏病变所累，导致肺气虚和肺阴虚。实证多因风、寒、燥、热等外邪侵袭和痰饮停聚于肺而成：风寒犯肺证、风热犯肺证、燥邪犯肺证、寒邪客肺证、痰湿阻肺证、肺热炽盛证、痰热壅肺证。又因肺与大肠相表里，故本节亦讨论肠道湿热证、肠热腑实证、肠燥津亏证、虫积肠道证、大肠虚寒证。

（一） 风寒犯肺证

概念：风寒犯肺证是指由于风寒之邪侵袭肺表，肺卫失宣所表现的症候，多由外感风寒之邪，侵袭肺卫，致使肺气失宣而成。本证以咳嗽，痰液清稀和风寒表证并见为审证要点。

临床表现：咳嗽、咳痰清稀，恶寒微发热，鼻塞，流清涕，无汗，头身痛，舌苔薄白，脉浮紧。

（二） 风热犯肺证

概念：风热犯肺证是指风热邪气侵袭肺系，肺卫受病所表现的症候，乃因外感风热之邪，侵犯肺卫所致。本证以咳嗽和风热表证并见为辨证要点。

临床表现：咳嗽、痰稠色黄，鼻塞，流浊涕，发热微恶风寒，口微渴，或咽喉疼痛，舌尖红，苔薄黄，脉浮数。

（三） 燥邪犯肺证

概念：燥邪犯肺证是指外界燥邪侵犯肺卫，肺系津液耗伤所表现的症候。又称燥气伤肺证，亦称肺燥（外燥）证。据其偏寒、偏热不同，又有温燥、凉燥之分，多因秋令之季，感受燥邪，耗伤肺津，肺胃失和，或因风温之邪化燥伤津所致。初秋感燥，燥偏热，多病温燥；深秋感燥，燥偏寒，多病凉燥。本证以肺系症状及干燥少津为审证要点。

临床表现：干咳少痰，或痰黏难咯，甚则胸痛，痰中带血，或见鼻衄，咯血，口、唇、鼻、咽干燥，便干溲少，苔薄而干燥少津，发热，微恶风寒，无汗脉浮紧、或少汗脉浮数。

（四） 寒邪客肺证

概念：寒邪客肺证，是由寒邪内客于肺所反映的症候，以咳喘突然发作，伴见寒象为特征。

临床表现：咳嗽气喘，痰稀色白，形寒肢凉，舌淡苔白，脉迟缓。

（五）痰湿阻肺证

概念：痰湿阻肺证，是痰湿阻滞肺系所表现的症候。常由脾气亏虚，或久咳伤肺，或感受寒湿等病邪引起。可见于急慢性疾患，而以慢性病为多见。在急性病变中，大多由寒湿外邪侵袭肺脏，使宣降失常，肺不布津，水液停聚而为痰湿。在慢性疾病中，多由脾气亏虚，输布失常，水湿凝聚为痰，上渍于肺，或久咳伤肺，输布水液功能减弱，聚湿酿痰，阻滞肺系所致。本证以咳嗽痰多质黏色白易咯为辨证要点。

临床表现：咳嗽痰多性黏色白易咯，胸闷，甚则气喘痰鸣，舌淡苔白腻，脉滑。

（六）肺热炽盛证

概念：肺热炽盛证是指邪热内盛于肺，肺失清肃而出现的肺经实热症候。简称肺热证或肺火证，多因外感风热入里，或风寒之邪入里化热，蕴结于肺所致，以肺系症状和里实热证并见为审证要点。本证在卫气营血辨证中属气分证，在三焦辨证中属上焦病证。

临床表现：发热，口渴，咳嗽，气喘，鼻煽气灼，胸痛，咽喉红肿疼痛，小便短赤，大便秘结，舌红苔黄，脉数。

（七）痰热壅肺证

概念：痰热壅肺证是指痰热互结，壅闭于肺，致使肺失宣降而表现的肺经实热证。又称痰热阻肺证，多因外邪犯肺，郁而化热，热伤肺津，炼液成痰，或素有宿痰，内蕴日久化热，痰与热结，壅阻于肺所致。本证以咳喘、痰多及里实热证并见为审证要点。

临床表现：咳嗽，咯痰黄稠而量多，或喉中痰鸣，胸闷，气喘息粗，甚则鼻翼煽动，烦躁不安，发热，口渴，或咳吐脓血腥臭痰，胸痛，大便秘结，小便短赤，舌红苔黄腻，脉滑数。

（八）肺气虚证

概念：肺气虚证是指由于肺功能减弱，其主气、卫外功能失职所表现的虚弱症候，多由久病咳喘，耗伤肺气，或因脾虚水谷精气化生不足，肺失充养所致。本证以咳喘无力、吐痰清稀及气虚见症为审证要点。

临床表现：咳喘无力，动则益甚，咳痰清稀，少气短息，语声低怯，或有自汗，畏风，易于感冒，神疲体倦，面色淡白，舌淡苔白，脉弱。

（九）肺阴虚证

概念：肺阴虚证是指由于肺阴不足，失于清肃，虚热内生所表现的症候。若虚热内扰之症不明显，称为津伤肺燥证。多因燥热伤肺，或痨虫蚀肺，耗伤肺阴，或汗出伤津，阴津耗泄，或久咳不愈，耗损肺阴，渐致肺阴亏虚而成。本证以干咳或痰少而黏和阴虚内热见症为辨证要点。

临床表现：干咳少痰，或痰少而黏，不易咯出，或痰中带血，口燥咽干，形体消瘦，五心烦热，午后潮热，盗汗，颧红，声音嘶哑，舌红少津，脉细数。

（十）肠道湿热证

概念：肠道湿热证是指由于湿热侵犯肠道，传导失职，表现为以泄泻下痢为主的症候。亦称大肠湿热证。在三焦辨证中属下焦病证，多因夏秋之季，感受暑湿热邪，侵犯肠道，或饮食不洁，致使湿热秽浊之邪蕴结肠道而成。本证以下痢或泄泻及湿热征象为审证依据。

临床表现：腹痛，下痢脓血，里急后重，或暴注下泻，色黄而秽臭，肛门灼热，身热，口渴，小便短黄，舌质红，苔黄腻，脉滑数。

（十一）肠热腑实证

概念：肠热腑实证是指由于邪热入里，与肠中糟粕相搏，燥屎内结所表现的里实热症候。在六经辨证中称为阳明腑实证，在卫气营血辨证中属气分证，在三焦辨证属中焦病证。多因邪热炽盛，汗出过多，或误用发汗，津液外泄，致使肠中干燥，里热更甚，燥屎内结而成。本证以腹满硬痛、便秘及里热炽盛见症为审证要点。

临床表现：高热，或日晡潮热，脐腹部硬满疼痛，拒按，大便秘结，或热结旁流，气味恶臭，汗出口渴，甚则神昏谵语、狂乱，小便短黄，舌质红，苔黄厚而燥，或焦黑起刺，脉沉数有力，或沉实有力。

（十二）肠燥津亏证

概念：肠燥津亏证是指由于大肠阴津亏虚，传导不利，表现以大便燥结，排便困难为主症的症候。多因素体阴亏，或年老而阴血不足，或吐泻、久病、温热病后期等耗伤阴液，或因失血、妇女产后出血过多，以致阴血津液亏虚、大肠失于濡润所致。本证以大便燥结、难以排出及津亏失润见症为审证要点。

临床表现：大便秘结，干燥难下，数日一行，口干，或口臭，或伴见头晕，舌红少津，苔黄燥，脉细涩。

（十三）虫积肠道证

概念：虫积肠道证，是指蛔虫等积滞肠道而表现的症候。多因误食不洁的瓜果、蔬菜等，虫卵随饮食入口，在肠道内繁殖孳生所致。

临床表现：胃脘嘈杂，面黄形瘦，时作腹痛，或嗜食异物，大便排虫，睡中龂齿，或鼻痒，面部出现白色虫斑，白睛见蓝斑，或突发腹痛，按之有条索状，甚至剧痛而汗出肢厥，呕吐蛔虫。

（十四）大肠虚寒证

概念：大肠虚寒证，是指大肠阳气虚衰所表现的症候。多因禀赋阳虚，或过食生冷，或久病、腹泻持续不愈以致损伤阳气所致。本证的辨证要点为大便异常，包括腹泻或便结，与虚寒象并见。

临床表现：有肠鸣、大便溏泄、失禁，甚则肛门下坠或便后脱肛，腹痛绵绵，喜暖喜按，或畏寒喜暖，肢体不温，疲乏无力，小便清长或有大便秘结难出，舌淡，苔白滑，脉沉弱或迟。

三、脾胃病辨证

脾位于中焦，在横膈之下。其主要生理功能是主运化、升清和统摄血液。脾和胃相为表里。两者均是主要的消化器官。人出生后其生命活动的维持和气血津液的化生，都有赖于脾胃运化的水谷精微，故称脾胃为"气血生化之源""后天之本"。《素问·灵兰秘典论》说："脾胃者，仓廪之官，五味出焉。"脾开窍于口，其华在唇。脾在体合肌肉，主四肢。

（1）脾主运化

运，即转运输送；化，即消化吸收。脾主运化的生理功能包括运化水谷精微和运化水液两个方面。

运化水谷精微，即是指对饮食物的消化和吸收，并转输其精微物质的作用。中医认为，饮食物经脾、胃消化吸收后，须赖于脾的运化功能，才能将水谷转化为精微物质，并依赖于脾的转输和散精功能，才能将水谷精微布散于全身，从而使五脏六腑、四肢百骸等各个组织、器官得到充足的营养，以维持正常的生理功能。脾的运化水谷精微功能旺盛，则饮食水谷方能化为精微，生成精、气、血、津液，以充养人体，进行正常生理活动。反之，若脾失健运，则出现气血生化不足的病变。

脾的运化水液，是指脾对水液的吸收、转输和布散作用。脾的这一功能正常，能防止水液在体内停滞，也就防止湿、痰、饮等病理产物的生成。反之，就会导致水液在体内的停滞，而产生湿、痰、饮等致病因素而发生多种疾病。

（2）脾主升清

"升"即上升之意。"清"是指水谷精微等营养物质。脾主升清概括了脾的生理功能特点，体现在以下两方面：一是将水谷精微物质上输于心、肺，通过心肺的作用化生气血，以营养全身。二是主升提，以维持机体内脏的正常位置。

（3）脾主统血

脾统血是指脾能统摄、控制血液，使之正常地循行于脉内，而不溢出于脉外。如脾气虚弱失去统血的功能，则血不循经而溢于脉外，可出现某种出血证，并伴有一些脾气虚的症状。

（4）脾开窍于口，其华在唇

饮食口味及食欲的正常与否与脾的运化功能有密切关系。脾气健运，则口味和食欲正常。反之，若脾失健运，则可出现食欲的减退或口味的异常，如口淡无味、口甜、口腻等。口唇的色泽与全身的气血是否充盈有关，而脾胃为气血生化之源，所以口唇的色泽是否红润，实际是脾运化功能状态的外在体现。

（5）脾在体合肌肉，主四肢

人体有赖于脾所运化的水谷精微的营养，才能使肌肉丰满发达，四肢活动有力。因此脾的运化功能健全与否，往往直接关系到肌肉的壮实与瘦削以及四肢功能活动正常与否。

胃，居于膈下，腹腔上部，中医将其分为上、中、下三部。胃的上部称上脘，包括贲门；中部称中脘，即胃体部位；下部称下脘，包括幽门。胃的主要生理功能是受纳与腐熟水谷，胃以降为和，与脾相表里。

（6）胃主受纳、腐熟水谷

受纳是接受和容纳的意思。腐熟是饮食物经过胃的初步消化，形成食糜的意思。饮食入口，经过食管，容纳于胃，故称胃为"太仓""水谷之海"。机体的生理活动和气血津液的化生，都需要依靠饮食物的营养，故又称胃为"水谷气血之海"。《素问·玉版》说："人之所受气者，谷也；谷之所注者，胃也；胃者，水谷气血之海也。"容纳于胃中的饮食水谷，经过胃的腐熟后，下传于小肠以进一步消化吸收。

胃的受纳腐熟水谷功能必须与脾的运化功能相配合，故脾胃对饮食水谷的消化吸收功能概括为"胃气"。胃气的盛衰有无，直接关系到人体的生命活动及其存亡。因而又称脾胃为人的"后天之本"。

（7）胃主通降，以降为和

饮食物经过胃的受纳腐熟后，必须下行而入小肠，以便进一步消化吸收。所以说，胃主通降，以降为和。在藏象学说中，胃的通降作用，还概括了小肠将食物残渣下输于大肠，以及大肠传化糟粕的功能在内。

脾的病变主要以运化、升清功能失职，致使水谷、水湿不运，消化功能减退，水湿潴留，化源不足，以及脾不统血，清阳不升为主要病理改变。因此，临床以腹胀或痛，纳少，便溏，浮肿，困重，内脏下垂，出血等为脾病的常见症状。胃病以受纳、腐熟功能障碍及胃失和降，胃气上逆为主要病理改变。临床以食少，脘胀或痛，呕恶，呃逆，嗳气等为常见症状。

脾病的症候有虚实之分。虚证多因饮食、劳倦、思虑过度所伤，或病后失调所致的脾气虚、脾阳虚、脾气下陷、脾不统血等证；实证多由饮食不节，或外感湿热或寒湿之邪内侵，或失治、误治所致的湿热蕴脾、寒湿困脾等证。胃病症候有虚实寒热之别。虚证多因饮食不节，饥饱失常，久病失养，或因吐泻太过，或温热病后期，耗伤阴津，或老年阴血亏少等原因所致的胃阴虚证；实证多由饮食倍伤，或误食不洁之品，或寒邪、热邪犯胃而成的食滞胃脘证、寒滞胃脘证、胃热炽盛证、血瘀胃脘证。

（一）脾气虚证

概念：脾气虚证是指由于脾气不足，运化失职所表现的虚弱症候。亦称脾失健运证。多因饮食不节，或劳倦过度，或忧思日久，损伤脾土，或禀赋不足，素体虚弱，或年老体衰，或大病初愈，调养失慎等所致。本证以食少腹胀、便溏及气虚证为主要辨证依据。

临床表现：腹胀纳少，甚则食后胀甚，大便溏薄，或肢体倦怠，形体消瘦，神疲乏力，少气懒言，面色萎黄，或见肥胖、浮肿，舌淡苔白，脉缓弱。

（二）脾气下陷证

概念：脾气下陷证是指由于脾气亏虚，升举无力而反下陷所表现的症候。又称中气下陷证。多由脾气虚进一步发展，或久泄久痢，或劳累太过，或妇女孕产过多，产后失于调护等原因损伤脾气所造成。本证以脾气虚证与内脏下垂并见为审证要点。

临床表现：脘腹重坠作胀，食后益甚，或便意频数，肛门重坠，或久泄不止，甚或脱肛，或子宫下垂，或小便浑浊如米泔，常伴见头晕目眩，食少便溏，气短乏力，倦怠懒言，面白无华，舌淡苔白，脉缓弱。

（三）脾阳虚证

概念：脾阳虚证是指脾阳虚衰，失于温运，阴寒内生所表现的虚寒症候。又称脾虚寒证。多因脾气虚衰进一步发展而成，也可因饮食失调，过食生冷，或因寒凉药物太过，损伤脾阳，或肾阳不足，命门火衰，火不生土而致。本证以气虚证与虚寒之象并见为辨证要点。

临床表现：纳少腹胀，或腹痛绵绵，喜温喜按，或畏寒肢冷，少气神疲乏力，面白不华或虚浮，或口淡不渴，大便稀溏，或见肢体浮肿，小便短少，或见带下量多而清稀色白，舌质淡胖或有齿痕，苔白滑，脉沉迟无力等。

（四）脾不统血证

概念：脾不统血证是指由于脾气虚弱，不能统摄血液，而致血溢脉外为主要表现的症候。又称气不摄血证。多由久病气虚，或劳倦过度，损伤脾气，以致气虚统血失权所致。本证以脾气虚证和出血并见为审证要点。

临床表现：面色萎黄或苍白无华，神疲乏力，气短懒言，或食少便溏，并见出血，或便血，或溺血，肌衄，鼻衄，或妇女月经过多、崩漏，舌淡，脉细无力等。

（五）寒湿困脾证

概念：寒湿困脾证是指由于寒湿内盛，中阳受困所表现的症候。又称湿困脾阳证、寒湿中阻证。在六经辨证中，一般归属于太阴病证。多因饮食失节，过食生冷，以致寒湿停滞中焦；或因冒雨涉水，久居潮湿，气候阴雨，寒湿内侵伤中；或因嗜食肥甘，湿浊内生，困阻中阳所致。本证以脾胃纳运功能障碍及寒湿内盛的表现为审证要点。

临床表现：脘腹痞闷或痛，腹痛便溏，口腻纳呆，甚则泛恶欲吐，口淡不渴，头身困重，或肢体浮肿，小便短少，或身目发黄，其色晦暗不泽，或妇女白带量多，或舌体胖，苔白腻或白滑，脉缓弱或沉细。

（六）湿热蕴脾证

概念：湿热蕴脾证是指由于湿热内蕴中焦，脾胃纳运功能失职所表现的症候。又称中焦湿热证、脾胃湿热证。多因感受湿热之邪，或因过食辛热肥甘，或嗜酒无度，酿成湿热，内蕴脾胃所致。本证以脾胃运化功能障碍及湿热内蕴表现为审证要点。

临床表现：脘腹痞闷，纳呆呕恶，甚则大便溏泄而不爽，肢体困重，或渴不多饮，身热不扬，汗出不解，或见身目鲜黄，或皮肤发痒，舌质红，苔黄腻，脉濡数。

（七）寒滞胃脘证

概念：寒滞胃脘证是指由于寒邪侵犯胃脘，表现以脘部冷痛为主症的实寒症候。简称胃寒证。多因过食生冷，或脘部受冷，以致寒凝胃脘所致。本证以脘部冷痛及实寒证为审证要点。

临床表现：脘部冷痛，甚则痛势暴急，遇寒加剧，或得温则减，或见恶心呕吐，吐后痛缓，或口淡不渴，或口泛清水，面白或青，肢冷不温，或舌苔白润，脉弦或沉紧。

（八）胃热炽盛证

概念：胃热炽盛证是指由于胃中火热炽盛，胃失和降而表现的实热症候。又简称胃热证、胃火证，或胃实热证。多因过食辛辣温燥之品，化热生火，或情志不遂，气郁化火犯胃，或邪热犯胃，以致胃火过旺而成。本证以胃脘灼热疼痛及实火内炽见症为审证要点。

临床表现：胃脘灼痛，拒按，甚则渴喜冷饮、消谷善饥，或口臭，或见牙龈肿痛溃烂，齿衄，或大便秘结，小便短黄，或舌红苔黄，脉滑数。

（九）胃阴虚证

概念：胃阴虚证是指由于胃阴不足，胃失濡润、和降所表现的症候。虚热证不明显者，常称胃燥津亏证。多因温热病后期，胃阴耗伤，或情志郁结，气郁化火，灼伤胃阴，或因吐泻太过，伤津耗液，或过食辛辣、香燥之品，或用温燥药物太过，耗伤胃阴所致。本证以胃失和降见症与阴亏失润的表现为审证要点。

临床表现：胃脘隐隐灼痛，或胃脘嘈杂，或脘痞不舒，饥不欲食，或干呕呃逆，口燥咽干，或见大便干结，小便短少，舌红少津，苔少或无，脉细而数。

（十）食滞胃肠证

概念：食滞胃肠证是指由于饮食停滞胃肠，以脘腹胀满疼痛，呕泻酸馊腐臭为主症的症候。亦称食滞胃脘证。多因饮食不节，暴饮暴食，或因素体胃气虚弱，稍有饮食不慎即可成滞。本证以脘腹胀满疼痛，呕吐酸腐食臭为审证要点。此外，注意询问有无伤食病史。

临床表现：脘腹胀满疼痛、拒按，厌食，嗳腐吞酸，或呕吐酸腐食物，吐后胀痛得减，或见肠鸣腹痛，泻下不爽，便臭如败卵，或大便秘结，舌苔厚腻，脉滑或沉实。

（十一）血瘀胃脘证

概念：血瘀胃脘证，是指血液瘀积胃脘所表现的症候。凡脾胃之病，或寒凝、气滞等使血瘀于胃脘，皆可引起此证。以胃脘刺痛、舌紫、脉涩为辨证要点。

临床表现：胃脘痛如针刺，固定不移，痛处拒按，疼痛于进食后增剧，食少，消瘦，或见吐血，或大便黑色，舌色紫暗有瘀斑，脉涩。

四、肝胆病辨证

肝位于上腹部，横膈之下。其主要生理功能是主疏泄和藏血，肝开窍于目，在体合筋，其华在爪。肝与胆本身直接相连，又互为表里。肝的经脉循行于胁肋、小腹和外生殖器等部位，故这些部位的病症多从肝论治。

（1）肝主疏泄

肝主疏泄，泛指肝气具有疏通、条达、升发、畅泄等综合生理功能。古人以木气的冲和条达之象来类比肝的疏泄功能，故在五行中将其归属于木，故《素问·灵兰秘典论》说："肝者，将军之官，谋虑出焉。"《素问·六节脏象论》说："肝者，罢极之本，魂之居也。"肝主疏泄的功能主要表现在调节精神情志，促进消化吸收，以及维持气血、津液的运行三方面。

调节精神情志。中医认为，人的精神活动除由心所主外，还与肝的疏泄功能有关。肝的这一功能正常，人体就能较好地协调自身的精神、情志活动，表现为精神愉快、心情舒畅、理智灵敏；疏泄不及，则表现为精神抑郁、多愁善虑、沉闷欲哭、嗳气太息、胸胁胀闷等；疏泄太过，则表现为兴奋状态，如烦躁易怒、头晕胀痛、失眠多梦等。

促进消化吸收。肝的疏泄功能有助于脾胃的升降和胆汁的分泌，以保持正常的消化、吸收功能。如肝失疏泄，可影响脾胃的升降和胆汁的排泄，从而出现消化功能异常的症状，中医称为"肝胃不和"或"肝脾不调"。

维持气血、津液的运行。肝的疏泄功能直接影响着气机的调畅。气是血液运行的动力，气行则血行，气滞则血瘀。若肝失疏泄，气滞血瘀，则可见相应病变。

肝的疏泄功能还有疏利三焦、通调水道的作用。故肝失疏泄，有时还可出现腹水、水肿等。

（2）肝主藏血

肝有贮藏血液和调节血量的功能。当人体在休息或情绪稳定时，机体的需血量减少，大量血液贮藏于肝；当劳动或情绪激动时，机体的需血量增加，肝就排出其所储藏的血液，以供应机体活动的需要。如肝藏血的功能异常，则会引起血虚或出血的病变。若肝血不足，不能濡养于目，则两目干涩昏花，或为夜盲；若失于对筋脉的濡养，则筋脉拘急，肢体麻木，屈伸不利等。

（3）肝开窍于目

目的视觉功能主要依赖肝之阴血的濡养；肝的经脉又上联目系。因此，肝的功能正常与否常常在目上反映出来。例如：肝血不足可出现视物模糊、夜盲；肝阴亏损，则两目干涩、视力减退；肝火上炎，则目赤肿痛。

（4）在体合筋，其华在爪

肝主筋。筋的活动有赖于肝血的滋养。肝血不足，筋失濡养可导致一系列症状。若热邪炽盛，灼伤肝的阴血，可出现四肢抽搐、牙关紧闭、角弓反张等，中医称之为"肝风内动"。

"爪"包括指甲和趾甲，有"爪为筋之余"之说。肝血充足，则指甲红润、坚韧；肝血不足，则爪甲枯槁、软薄，或凹陷变形。

胆居六腑之首，又属于奇恒之腑。胆与肝相连，附于肝之短叶间。胆与肝又有经脉相互络属，而为表里。《素问·本输》称"胆者，中精之府"，内藏清净之液，即胆汁，胆汁直接有助于饮食物的消化。

胆的生理功能是贮藏和排泄胆汁。胆汁的化生和排泄由肝的疏泄功能所控制和调节。其由肝之精气所化生，汇集于胆，泄于小肠，以助饮食物消化吸收。若肝失疏泄，则可导致胆汁生成和排泄异常，影响饮食消化吸收；胆汁外溢则发为黄疸等。

由于胆本身并无传化饮食物的生理功能，且贮藏精汁，故又属奇恒之腑。

根据肝、胆的生理功能及特性，肝病常见精神抑郁，急躁易怒，胸胁少腹胀痛，眩晕，肢体震颤，手足抽搐，以及目疾，月经不调，睾丸疼痛等症状；胆病多表现为口苦，黄疸，惊悸，胆怯及消化异常等。

肝病的症候可以概括为虚实两类，而以实证为多见。实证包括多由情志所伤，致肝失疏泄，气机郁结，气郁化火，气火上逆而致的肝郁气滞证、肝火炽盛证；火劫肝阴，阴不制阳，肝阳上亢而致的肝阳上亢证；阳亢失制，肝阳化风而致的肝风内动证，或寒邪、火邪、湿热之邪内犯而致的寒滞肝脉证、肝胆湿热证。虚证包括多因久病失养，或它脏病变所累，或失血，致使肝阴、肝血不足而致的肝阴虚证、肝血虚证。胆的病变多表现为胆郁痰扰证及肝胆并见的肝胆湿热证。

（一）肝血虚证

概念：肝血虚证是指由于肝血不足，所系组织器官失养所表现的症候。多因脾胃虚弱，化源不足，或因失血、久病，营血亏虚所致。本证以筋脉、目、爪甲失于濡养的见症及血虚表现为审证要点。

临床表现：头晕目眩，视物模糊或夜盲，面白无华，爪甲不荣，或见肢体麻木，关节拘急不利，手足震颤，肌肉瞤动，或见妇女月经量少，色淡，甚则闭经，舌淡，脉细。

（二）肝阴虚证

概念：肝阴虚证是指由于肝之阴液亏损，阴不制阳，虚热内扰所表现的症候。多由情志不遂，气郁化火，火灼肝阴，或温热病后期，耗伤肝阴，或肾阴不足，水不涵木，致使肝阴不足而成。本证以头目、筋脉、肝络失于滋润的见症及阴虚内热的表现为审证要点。

临床表现：头晕眼花，耳鸣如蝉，两目干涩，视力减退，面部烘热或颧红，口咽干燥，或见五心烦热，潮热盗汗，手足蠕动，胁肋隐隐灼痛，舌红少津，脉弦细而数。

（三）肝郁气滞证

概念：肝郁气滞证是指由于肝的疏泄功能异常，疏泄不及而致气机郁滞所表现的症候。又称肝气郁结证，简称肝郁证。多因情志不遂，或突然受到精神刺激，或因病邪侵扰，阻遏肝脉，致使肝气失于疏泄、条达所致。本证以情志抑郁，胸胁或少腹胀痛、窜痛，或妇女月经失调等表现为审证要点。

临床表现：情志抑郁，胸胁或少腹胀满窜痛，善太息，或见咽部异物感，或见瘿瘤，或见瘰疬，或见胁下癥块，妇女可见乳房作胀疼痛，痛经，月经不调，甚则闭经，舌苔薄白，脉弦或涩。病情轻重与情志变化关系密切。

（四）肝火炽盛证

概念：肝火炽盛证是指由于肝经火盛，气火上逆，而表现以火热炽盛于上为特征的症候。又称肝火上炎证，简称肝火证，亦有称肝胆火盛证、肝经实火证者。多因情志不遂，肝郁化火，或因火热之邪内侵，或他脏火热累及于肝以致肝胆气火上逆所致。本证以肝经循行部位表现的实火炽盛症状为审证要点。

临床表现：头晕胀痛，痛势若劈，面红目赤，口苦口干，急躁易怒，或胁肋灼痛，或见耳鸣如潮，甚或突发耳聋，或耳内肿痛流脓，不寐或恶梦纷纭，或吐血、衄血，大便秘结，小便黄短，舌质红，苔黄，脉弦数。

（五）肝阳上亢证

概念：肝阳上亢证是指由于肝肾阴亏，肝阳亢扰于上所表现的上实下虚症候。多因恼怒所伤，气郁化火，火热耗伤肝肾之阴，或因房劳所伤、年老肾阴亏虚，水不涵木，肝木失荣，致使肝阳偏亢所致。本证以头目眩晕、胀痛，头重脚轻，腰膝酸软等为审证要点。

临床表现：眩晕耳鸣，头目胀痛，面红目赤，失眠多梦，或见急躁易怒，或见腰膝酸软，或见头重脚轻，舌红少津，脉弦或弦细数。

（六）肝风内动证

肝风内动证是对内生之风的病机、病状的概括。"内风"所以冠以"肝"，这是由于内风之生成与内脏阴阳失调有关，特别与肝的关系更为密切。《素问·至真要大论》谓："诸风掉眩，皆属于肝。"肝风内动证则是泛指患者出现眩晕欲仆、抽搐、震颤等具有"动摇"特点为主的一类症候。根据病因病性的不同，临床常见有肝阳化风、热极生风、阴虚动风和血虚生风等不同症候。

1. 肝阳化风证

概念：肝阳化风证是指由于肝阳升发，亢逆无制所导致的一类动风症候。多由情志不遂，气郁化火伤阴，或素有肝肾阴亏，阴不制阳，阳亢日久，亢极化风，从而形成本虚标实、上实下虚的动风之证。本证以平素即有头晕目眩等肝阳上亢之状，而又突见动风之象，甚或猝然昏倒，半身不遂为辨证依据。

临床表现：眩晕欲仆，头摇，或见头痛，或见肢体震颤，项强，或见语言謇涩，手足麻木，或见步履不正，或见舌红，苔白或腻，脉弦细有力，甚或突然昏倒，不省人事，喉中痰鸣，口眼㖞斜，半身不遂，舌强不语。

2. 热极生风证

概念：热极生风证是指由于邪热炽盛，伤津耗液，筋脉失养所表现的动风症候。在卫气营血辨证中，归属血分证。多见于外感温热病中，因邪热亢盛，燔灼心肝二经所致。本证以高热兼见动风之象为审证要点。

临床表现：高热，或见烦躁，躁扰如狂，神志昏迷，或见手足抽搐，颈项强直，两目上视，甚则角弓反张，牙关紧闭，或见舌质红绛，苔黄燥，脉弦数。

3. 阴虚动风证

概念：阴虚动风证是指由于阴液亏虚，筋脉失养所表现的动风症候。多因外感热性病后期，阴液耗损，或内伤久病，阴液亏虚，致使筋脉失养而成。本证以手足蠕动、眩晕等动风症状兼有阴虚之表现为审证要点。

临床表现：手足蠕动，眩晕耳鸣，潮热颧红，口燥咽干，形体消瘦，舌红少津，脉细数。

4. 血虚生风证

概念：血虚生风证是指由于血液亏虚，筋脉失养所表现的动风症候。多见于内伤杂病，因久病血虚，或因急性、慢性失血，而致营血亏虚，筋脉失养所致。本证以肢麻振颤、眩晕等动风症状，兼见血虚的表现为审证要点。

临床表现：手足震颤，肌肉𥆧动，肢体麻木，眩晕耳鸣，面色无华，爪甲不荣，舌质淡白，脉细弱。

（七）肝胆湿热证

概念：肝胆湿热证是指由于湿热蕴结肝胆，疏泄功能失职所表现的症候。多因感受湿热之邪，或嗜食肥甘，湿热内生，或由脾胃纳运失常，湿浊内生，土壅侮木，致使湿热蕴阻肝胆所致。由于肝胆位居中焦，故在三焦辨证中属中焦病证范畴。本证以胁肋胀痛，厌食腹胀，身目发黄，阴部瘙痒及湿热内蕴征象为审证要点。

临床表现：胁肋灼热胀痛，或见口苦，或见厌食腹胀，泛呕，大便不调，或见小便短赤，或见寒热往来，身目发黄，鲜如桔色，或带下色黄秽臭，阴部瘙痒或阴囊湿疹或睾丸肿胀热痛，或见舌红苔黄腻，脉弦数或滑数。

（八）寒滞肝脉证

概念：寒滞肝脉证是指由于寒邪侵袭，凝滞肝经，表现以肝经循行部位冷痛为主症的症候，又称寒凝肝经证，简称肝寒证。本证以少腹、阴部、巅顶冷痛，脉弦紧或沉紧等为审证要点。

临床表现：少腹冷痛，阴部坠胀作痛，或阴囊收缩引痛，或见巅顶冷痛，或见得温则减，遇寒加甚，或见形寒肢冷，或见舌淡苔白润，脉象沉紧或弦紧。

（九）胆郁痰扰证

概念：胆郁痰扰证是指由于痰热内扰，胆失疏泄所表现的症候。多因情志忧郁，气郁化火，灼津为痰，痰热互结，内扰心胆，致胆气不宁，心神不安所致。本证以惊悸失眠，眩晕，苔黄腻为审证要点。

临床表现：胆怯易惊，或见惊悸不宁，失眠多梦，烦躁不安，胸胁闷胀，善太息，或头晕目眩，口苦，呕恶，或见舌红，苔黄腻，脉弦数。

五、肾与膀胱病辨证

肾位于腰部，故《素问·脉要精微论》说："腰者，肾之府。"由于肾藏有"先天之精"，为脏腑阴阳之本，生命之源，故称为"先天之本"。肾在五行属水，肾与膀胱互为表里，肾藏精，主生长发育和生殖，肾开窍于耳及二阴，肾在体为骨，其华在发。

（1）肾藏精，主生长发育和生殖

精有精华之意，指人体最重要的物质基础。肾所藏之精包括"先天之精"和"后天之精"。"先天之精"禀受于父母，与生俱来，有赖于后天之精的不断充实壮大，"后天之精"来源于水谷精微，由脾胃化生，转输五脏六腑，成为脏腑之精。脏腑之精充盛，除供应本身生理活动所需外，其剩余部分则贮藏于肾，以备不时之需。当五脏六腑需要时，肾再把所藏的精气重新供给五脏六腑。故肾精的盛衰，对各脏腑的功能都有影响。

肾精的主要生理效应有：

肾藏精，主生长发育。如上所述，肾所藏的精气包括"先天之精"和"后天之精"。"先天之精"禀受于父母，是构成胚胎发育的原始物质，即《素问·本神》所说的"生之来，谓之精"，所以称肾为"先天之本"。"后天之精"是指出生以后，来源于摄入的饮食物，通过脾胃运化功能而生成的水谷之精气，以及脏腑生理活动中化生的精气通过代谢平衡后的剩余部分，藏之于肾，故《素问·上古天真论》说："肾者主水，受五脏六腑之精而藏之。"

肾所藏之精化生为肾气，肾气的充盈与否与人体的生、长、壮、老、死的生命过程密切相关。例如，人在七、八岁时，由于肾气的逐渐充盛，所以有"齿更发长"的变化；发育到青春期，肾气充盛，产生了一种叫做"天癸"的物质，于是男子就能产生精子，女子开始排卵，出现月经，性机能也逐渐成熟而有生殖能力；待到老年，肾气渐衰，性机能和生殖能力随之逐渐减退而消失。

（2）肾主水

肾主水是指肾具有主持全身水液代谢、维持体内水液平衡的作用。人体的水液代谢包括两个方面：一是将来自水谷精微、具有濡养、滋润脏腑组织作用的津液输布全身；二是将各脏腑组织代谢后的浊液排出体外。而水液代谢过程的实现，主要依赖肾的"气化"功能。

肾有司开阖的作用。开，则水液得以排出；阖，则机体需要的水液得以在体内潴留。如果肾的气化正常，则开阖有度，尿液排泄也就正常。如果肾主水的功能失调，开阖失度，就会引起水液代谢紊乱。

（3）肾主纳气

纳即收纳、摄纳的意思。肾主纳气，是指肾有摄纳肺所吸入的清气，从而保证体内外气体正常交换的作用。只有这样才能保持一定的呼吸深度。故肾的纳气功能正常，则呼吸均匀和调。如肾虚不能纳气，可出现呼多吸少，吸气困难，动则喘甚等症，称为"肾不纳气"。

（4）肾开窍于耳及二阴

耳的听觉功能依赖于肾精的充养。肾精充足，则听觉灵敏；肾精不足，则出现耳鸣、听力减退等。二阴是前阴与后阴的总称。前阴包括尿道和生殖器。尿液的贮存和排泄虽为膀胱的功能，但须依赖肾的气化作用才能完成。因此，凡尿频、遗尿或尿少、尿闭多与肾的功能失常有关。后阴指肛门。粪便的排泄虽由大肠所主，但中医认为亦与肾有关。如肾阴不足可致肠液枯涸而便秘；肾阳虚衰，脾失温煦，水湿不运，可致大便泄泻；肾气不固，可致久泄、滑脱。

（5）肾在体为骨，其华在发

肾藏精，精能生髓，髓藏于骨腔中以营养骨骼，称为"肾主骨""肾生骨髓"。肾精充足，则骨髓充盈，骨骼得到骨髓的充分滋养，则坚固有力。如果肾精虚少，骨髓的化源不足，不能营养骨骼，便会出现骨骼软弱无力，甚至发育不良，所以临床所见小儿囟门迟闭、骨软无力，常因肾精不足所致。牙齿与骨一样，也是由肾精所充养，称为"齿为骨之余"。故凡小儿牙齿生长迟缓、成人牙齿松动或早期脱落，中医认为均由肾精不足所致。发的营养虽源于血，但其生机却根源于肾。因为肾藏精，精能化血，精血旺盛，则毛发多而润泽，即所谓"其华在发"。凡久病而见头发稀疏、枯槁、脱落，或未老先衰、早脱、早白者，多属肾精不足和血虚。

膀胱位于小腹中，主要生理功能是贮尿和排尿。其与肾直接相通，又相表里。

尿液为津液所化，在肾的气化作用下，其浊者下输于膀胱，并由膀胱暂时贮存，当贮留至一定程度时，在膀胱气化作用下以排出体外。《素问·灵兰秘典论》说："膀胱者，州都之官，津液藏焉，气化则能出矣。"膀胱的贮尿和排尿功能，全赖于肾的气化功能，膀胱的气化，实际上隶属于肾的蒸腾气化。

肾病主要以人体生长、发育和生殖机能障碍、水液代谢失常、呼吸功能减退和脑、髓、骨、发、耳及二便异常为主要病理变化。所以，临床以腰膝酸软或痛，耳鸣耳聋，齿摇发脱，阳痿遗精，精少，女子经少、经闭不孕，水肿，呼多吸少，二便异常等为肾病的常见症状。膀胱病以排尿异常为主要病理变化，临床常见尿频，尿急，尿痛，尿闭等症。由于肾与膀胱相表里，因而肾病也常影响膀胱气化失常而发生小便异常，如遗尿、小便失禁等。

肾病多虚证，其证多因禀赋不足，或幼年精气未充，或老年精气亏损，或房事不节等导致肾的阴、阳、精、气亏损而致的肾阳虚证、肾阴虚证、肾精不足证、肾气不固证、肾不纳气证为常见。膀胱病多见湿热证，至于膀胱虚证多责之于肾虚。

（一）肾阳虚证

概念：肾阳虚证是指由于肾阳虚衰，温煦失职，气化失权所表现的一类虚寒症候。多因素体阳虚，或年高命门火衰，或久病伤阳，它脏累及于肾，或因房事太过，日久损及肾阳所致。本证以性与生殖机能减退，二便失司，并伴见形寒肢冷，腰膝酸冷等虚寒之象为审证要点。

临床表现：面色㿠白或黧黑，腰膝酸冷，形寒肢冷，尤以下肢为甚，神疲乏力，男子阳痿，早泄、精冷，女子宫寒不孕，性欲减退，或见五更泄泻、完谷不化，或小便频数、清长，夜尿多，或尿少，周身浮肿，舌淡，苔白，脉沉细无力，尺部尤甚。

（二）肾阴虚证

概念：肾阴虚证是指由于肾阴亏损，失于滋养，虚热内生所表现的症候。多因虚劳久病，耗损肾阴，或温热病后期，消灼肾阴，或房事不节，情欲妄动，阴精内损，皆可导致肾阴虚损。本证以腰膝酸痛，眩晕耳鸣，男子遗精，女子月经失调，并伴见虚热之象为辨证依据。

临床表现：腰膝酸软而痛，眩晕耳鸣，齿松发脱，健忘，男子遗精，早泄，或见女子经少或经闭，崩漏，失眠，口咽干燥，五心烦热，潮热盗汗，或骨蒸发热，午后颧红，形体消瘦，小便黄少，舌红少津，少苔或无苔，脉细数。

（三）肾精不足证

概念：肾精不足证是指由于肾精亏损，表现以生长发育迟缓，生殖机能低下，早衰为主症的一类症候。多因先天禀赋不足，或后天失养，元气不充，或因久病劳损，房事不节，耗伤肾精所致。本证多以小儿生长发育迟缓，成人生殖机能低下及早衰而且无明显的寒象与热象为诊断要点。

临床表现：小儿发育迟缓，身体矮小，囟门迟闭，骨骼痿软，智力低下，男子精少不育，女子经闭不孕，性机能低下；成人早衰，耳鸣耳聋，健忘恍惚，神情呆钝，两足痿软，动作迟钝，发脱齿摇，舌淡，脉细弱。

（四）肾气不固证

概念：肾气不固证是指由于肾气亏虚，封藏固摄功能失职所表现的症候。因年高体弱，肾气亏虚，或先天禀赋不足，肾气不充，或久病劳损，耗伤肾气所致。本证以膀胱或肾不能固摄的临床表现为审证要点。

临床表现：腰膝酸软，神疲乏力，耳鸣失聪，小便频数而清，或尿后余沥不尽，或遗尿，或夜尿频多，或小便失禁，男子滑精、早泄，女子月经淋漓不尽，或带下清稀而量多，或胎动易滑，舌淡，苔白，脉弱。

（五）肾不纳气证

概念：是指由于肾气虚衰，降纳无权，表现以短气喘息为主的症候。又称肺肾气虚证。多因久病咳喘，耗伤肺气，病久及肾，或劳伤太过，或先天元气不足，老年肾气虚，致使肾气不足，纳气无权而成。本证以久病咳喘，呼多吸少，动则益甚和肺肾气虚表现为辨证要点。

临床表现：喘息短气，呼多吸少，动则喘息尤甚，或见语声低怯，自汗乏力，或见腰膝酸软，或见舌淡脉弱，或喘息加剧，冷汗淋漓，肢冷面青，脉大无根，或气短息促，面赤心烦，咽干口燥，舌红，脉细数。

（六）膀胱湿热证

概念：膀胱湿热证是指由于湿热蕴结膀胱，气化不利所表现的以小便异常为主症的一类症候。在三焦辨证中属下焦病证范畴。多因外感湿热之邪，侵及膀胱，或饮食不节，滋生湿热，下注膀胱，致使膀胱气化功能失常所致。本证以尿频尿急，排尿灼痛，并伴见湿热之象为审证依据。

临床表现：尿频尿急，小腹胀痛，尿道灼痛，小便黄赤短少，或浑浊，或尿血，或有砂石，可伴有发热，或见腰部胀痛，舌红，苔黄腻，脉滑数。

六、脏腑兼病辨证

人体各脏腑之间，即脏与脏、脏与腑、腑与腑之间，是一个有机联系的整体。它们在生理上既分工又合作，共同完成各种复杂的生理功能，以维持生命活动的正常进行，因而在发生病变时，它们之间又相互影响，或由脏及脏，或由脏及腑，或由腑及腑等。凡两个或两个以上脏腑同时发病者，称为脏腑兼病。

脏腑兼病，并不等同于两个以上脏器症候的简单相加，而是在病理上有着一定内在联系且又相互影响的规律，如具有表里关系的脏腑之间，兼病则较为常见；脏与脏之间的病变，可有生克乘侮的兼病关系等。因此，辨证时应当注意辨析脏腑之间有无先后、主次、因果、生克等关系，这样才能明确其病理机制，作出恰当的辨证施治。

脏腑兼病在临床上比单纯脏腑病证更为多见，其症候也较为复杂。除在前面脏腑辨证中涉及到的一些证型如胃肠病证、肝胆湿热证等属脏腑兼病证型外，这里再将其他脏腑兼病证型作一介绍。

（一）心肾不交证

概念：心肾不交证是指由于心肾水火既济失调所反映的心肾阴虚阳亢症候。多因思虑劳神太过，或情志忧郁，郁而化火，耗伤心肾之阴，或因虚劳久病，房事不节等导致肾阴亏耗，虚阳亢动，上扰心神所致。本证以惊悸失眠，多梦遗精，腰膝酸软，伴见阴虚之象为辨证依据。

临床表现：心烦少寐，惊悸多梦，头晕耳鸣，健忘，腰膝酸软，或遗精，五心烦热，或潮热盗汗，口咽干燥，舌红少苔或无苔，脉细数。

（二）心肾阳虚证

概念：心肾阳虚证是指由于心肾阳气虚衰，温运无力，致血行瘀滞，水湿内停所表现的虚寒症候。多因心阳虚衰，病久及肾，或因肾阳亏虚，气化失权，水气上泛凌心所致。本证以心悸怔忡，肢体浮肿，并伴见虚寒之象为辨证依据。

临床表现：心悸怔忡，形寒肢冷，神疲乏力，肢体浮肿，小便不利，或甚则唇甲青紫。舌质淡暗青紫，苔白滑，脉沉细微。

（三）心肺气虚证

概念：心肺气虚证是指由于心肺两脏气虚，表现以心悸、咳喘为主症的症候。多因久病咳喘，耗伤肺气，波及于心，或因老年体虚，劳倦太过等，生气之源亏乏所致。本证以咳喘，心悸，并伴见气虚的表现为辨证要点。

临床表现：胸闷，心悸，咳喘，或气短，动则尤甚，吐痰清稀，头晕神疲，语声低怯，自汗乏力，面色淡白，舌淡苔白，脉沉弱或结代。

（四）心脾两虚证

概念：心脾两虚证是指由于心血不足、脾虚气弱而表现的心神失养，脾失健运、统血的虚弱症候。多因久病失调，或思虑过度，或因饮食不节，损伤脾胃，或因慢性失血，血亏气耗，渐而导致心脾气血两虚。本证以心悸失眠，食少腹胀，慢性出血，并伴见气血亏虚的表现为审证要点。

临床表现：心悸怔忡，失眠多梦，头晕，健忘，食欲不振，腹胀便溏，或气短神疲乏力，面色萎黄或淡白，唇、甲无华，或见皮下出血，女子月经量少色淡、淋漓不尽，舌质淡嫩，脉细弱。

（五）心肝血虚证

概念：心肝血虚证是指由于心肝两脏血亏，表现出心神及所主官窍组织失养为主的血虚症候。多因思虑过度，暗耗心血，或失血过多，或脾虚化源不足所致。本证以神志、目、筋、爪甲失养之状，并伴见血虚之象为审证要点。

临床表现：心悸健忘，失眠多梦，头晕目眩，面白无华，两目干涩，视物模糊，或肢体麻木，震颤拘挛，或女子月经量少色淡，甚则经闭，爪甲不荣，舌质淡白，脉细。

（六）脾肺气虚证

概念：脾肺气虚证，是指由于脾肺两脏气虚，出现脾失健运，肺失宣降的虚弱症候。多因久病咳喘，耗伤肺气，子病及母，或饮食不节，脾胃受损，累及于肺所致。本证以食少便溏，咳喘短气，伴见气虚之象为辨证要点。

临床表现：食欲不振，腹胀便溏，久咳不止，气短而喘，声低懒言，乏力少气，吐痰清稀而多，或见面浮肢肿，面白无华，舌质淡，苔白滑，脉细弱。

（七）肺肾阴虚证

概念：肺肾阴虚证是指肺肾之阴液亏损，虚火内扰，肺失清肃，肾失滋养的虚热症候。多因燥热、痨虫耗伤肺阴，病久及肾，或久病咳喘，肺阴亏损，累及于肾，或房劳太过，肾阴耗伤，不能上滋肺金所致。本证以咳嗽少痰，腰膝酸软，遗精，并伴见虚热之象为辨证依据。

临床表现：咳嗽痰少，或痰中带血，口燥咽干，或声音嘶哑，腰膝酸软，或见骨蒸潮热，盗汗颧红，形体消瘦，男子遗精，女子月经不调，舌红少苔，脉细数。

（八）肝火犯肺证

概念：肝火犯肺证是指由于肝经气火上逆犯肺，而使肺失清肃所表现的症候。按五行理论又称"木火刑金"证。多因郁怒伤肝，气郁化火，或邪热蕴结肝经，上犯于肺所致。本证以咳嗽，或咳血，胸胁灼痛，易怒，并伴见实火内炽之象为辨证依据。

临床表现：胸胁灼痛，急躁易怒，或头胀头晕，面红目赤，烦热口苦，咳嗽阵作，或见甚则咳血，痰黄稠黏，舌质红，苔薄黄，脉象弦数。

（九）肝胃不和证

概念：肝胃不和证是指由于肝气郁滞，横逆犯胃，胃失和降而表现以脘胁胀痛为主的症候。又称肝气犯胃证、肝胃气滞证。多因情志不舒，肝气郁结，横逆犯胃所致。本证以胸胁、胃脘胀痛，或窜痛，呃逆嗳气为审证要点。

临床表现：胃脘、胁肋胀满疼痛，或为窜痛，呃逆嗳气，吞酸嘈杂，或情绪抑郁，或烦躁易怒，善太息，食纳减少，舌苔薄白或薄黄，脉弦或弦数。

（十）肝郁脾虚证

概念：肝郁脾虚证是指肝失疏泄，脾失健运而表现以胸胁胀痛、腹胀、便溏等为主症的症候。又称肝脾不和证。多因情志不遂，郁怒伤肝，肝失条达而横乘脾土，或饮食、劳倦伤脾，脾失健运而反侮于肝，肝失疏泄而成。本证以胸胁胀满，腹痛肠鸣，纳呆便溏为审证依据。

临床表现：胸胁胀满窜痛，善太息，情绪抑郁，或急躁易怒，或纳呆腹胀，便溏不爽，肠鸣矢气，或腹痛欲泻，泻后痛减，或大便溏结不调，舌苔白，脉弦或缓弱。

（十一）肝肾阴虚证

概念：肝肾阴虚证是指由于肝肾阴液亏虚，阴不制阳，虚热内扰所表现的症候。在三焦辨证中属下焦病证。多因久病失调，阴液亏虚，或因情志内伤，阳亢耗阴，或因房事不节，肾之阴精耗损，或温热病日久，肝肾阴液被劫，皆可导致肝肾阴虚。本证以腰膝酸软，胁痛，耳鸣遗精，眩晕，并伴见虚热之象为辨证依据。

临床表现：头晕目眩，耳鸣健忘，失眠多梦，或胁痛，或腰膝酸软，口燥咽干，五心烦热，盗汗颧红，或男子遗精，或女子月经量少，舌红少苔，脉细而数。

（十二）脾肾阳虚证

概念：脾肾阳虚证是指由脾肾阳气亏虚，温化失权，表现以泄泻或水肿为主症的虚寒症候。本证多由脾、肾久病耗气伤阳，或久泄久痢，或水邪久踞，以致肾阳虚衰不能温养脾阳，或脾阳久虚不能充养肾阳，终则脾肾阳气俱伤而成，以泻痢浮肿，腰腹冷痛，并伴见虚寒之象为审证依据。

临床表现：面色㿠白，形寒肢冷，腰膝或下腹冷痛，久泄久痢不止，或五更泄泻，完谷不化，粪质清冷，或面浮身肿，或小便不利，甚则腹胀如鼓，或舌质淡胖，舌苔白滑，脉沉迟无力。

七、脏腑辨证相关概念辨析

（一）心气虚、心阳虚、心阳暴脱三证鉴别

心气虚、心阳虚与心阳暴脱是由于心脏阳气虚衰，功能减退以及阳气暴脱所表现的症候，三者程度不同，往往由心气虚发展而来。多由久病体虚，禀赋不足，或年高脏气衰弱等因素引起。

主要临床表现：心悸怔忡，胸闷气短，活动后加重，汗出，神倦，面

色淡白，舌淡苔白，脉虚为心气虚。如兼有畏寒肢冷，面色苍白，心痛，舌淡胖，苔白滑，脉微细或结代，为心阳虚。如若突然出现冷汗淋漓，四肢厥冷，面色苍白，口唇青紫，呼吸微弱，神志模糊甚至昏迷，舌淡或紫暗，脉微欲绝，为心阳暴脱。

病机分析：心气虚则心中空虚惕惕而动，故见心悸怔忡；心气不足则胸中宗气运转无力，故胸闷气短；汗为心液，心气虚则易于汗出；气虚不能养神，故神倦；动则耗气，心气更虚，故活动后诸症加重；气虚则血运无力，不能上荣于面与舌，故面淡白，舌淡苔白，血行失其鼓动故脉虚。病情进一步发展，损伤心阳，阳虚不运，气机郁滞，心脉痹阻，故心痛；阳气不能温煦肢体故畏寒肢冷，面色苍白；舌淡胖，苔白滑，为阳虚寒盛之象；阳虚无力推动血行，脉道失充，故脉微细或结代。心阳暴脱不附阴，宗气泄，故呼吸微弱，阳气衰亡不能固表则冷汗淋漓，不能温煦肢体故四肢厥冷，阳气亡，无力推动血行，血不荣肌肤故面色苍白，口唇青紫，脉微欲绝，神随气散所致神志模糊，甚至昏迷。

相似症候的辨别：心气虚、心阳虚、心阳暴脱有相同点也有不同点，临床上应加以鉴别。心气虚的诊断要点是心悸、气短、神倦等心脏及全身功能衰弱的表现；简单地讲，是心的症状加上气虚症状。心阳虚是在心气虚的基础上有虚寒症状，即心的症状加上阳虚的症状，特点是出现寒、冷、清、紫、瘀等症状。心阳暴脱的诊断依据则为心的症状加亡阳症状。心阳暴脱往往由心气虚、心阳虚发展而来，特点是在心气虚、心阳虚的基础上症情加重，并出现心神涣散、模糊、丧失的症状。

辨证注意点：心气虚、心阳虚、心阳暴脱均有心的症状，主要包括：一是心悸怔忡；二是胸闷气短，动则加剧，这一特点是心的气虚、阳虚所特有的；三是出现心神涣散、丧失之症，这是心阳暴脱的特有症状。一旦见到心神涣散，则为危重急证，必须立刻挽救，不可耽误！有了心的症状，即可辨证为心病。属哪种病情，则要看属气虚，抑或阳虚。抓住了病位在心，再抓住病情为气虚或阳虚，辨证便不难成立。

（二）心血虚与心阴虚二证鉴别

心血虚与心阴虚是指由于心血不足与心阴不足，不能濡养心脏而表现的症候。常由于先天禀赋不足，或失血过多，或久病耗血或情志不遂，气火内郁，暗耗阴血等引起。

主要临床表现：心悸怔忡，失眠多梦是心血虚与心阴虚共有的症状。

心血虚兼有眩晕，健忘，面色苍白或萎黄，口唇爪甲色淡，脉细弱等；心阴虚兼见潮热，盗汗，五心烦热，颧红，咽干，舌红苔少，脉细数等。

病机分析：心阴心血不足则心失所养，故见心悸怔忡；血虚少、阴不足皆能使心神失养故失眠多梦；血虚不能儒养脑髓，故眩晕健忘；不能上荣于面则面色苍白或萎黄，口唇爪甲色淡，不能充盈脉道则脉象细弱。阴虚阳亢，虚热内生，故见五心烦热，潮热，寐则阳气入阴，营阴受蒸外流为盗汗；虚热上炎则颧红，阴不上承则咽干，舌红苔少，脉细数为阴虚内热之象。

相似症候的辨别：同心气虚、心阳虚一样，有了心的定位症状，如心悸怔忡，便可以认定心脏功能异常，可与其他脏腑区别开来，不同脏腑均有各自的定位症状。

心血虚、心阴虚证的定位症状多见以下几种：心悸怔忡、失眠多梦，这组症状在心的阴血虚方面比较多见。如果舌红、赤、脉细数，或有盗汗测可辨为心阴虚。缺少红、赤、热、汗的症状，或见有脉细、舌淡、面色不华，则可辨为心血虚。

辨证注意点：有心的定位症状，再加上阴虚或血虚症状，单纯的心阴虚，心血虚辨证不难作出。心的定位症状除去心悸、怔忡，还有神：失眠、多梦、神志异常；心所在部位：胸闷、胸痛；汗：盗汗，大汗；舌：舌体运动及色泽变化等。但是常见的，比较肯定的，是前面几项。胸、汗、舌的变化，也可由其他脏腑所引起。

此外，当心血虚兼见心烦、烦热、盗汗等症，可辨作心阴血两虚。

（三）痰火扰神与痰迷心窍二证鉴别

两证均有神志异常及痰浊内盛的症状。

不同之处是痰迷心窍无火热之症候，以神志昏蒙、淡漠、抑郁、痴呆等相对静止的症状为特征，属阴证。痰火扰神则火热症候明显，以躁狂谵妄，面赤，发热等燥热的症状为特征，属阳证。

（四）风寒束肺、寒邪客肺、饮停于肺、痰湿阻肺、肺阴虚五证比较

五证均可见肺脏阴液受损之咳嗽、咯痰等，不同点在于：

风寒束肺证为实证，主症见咳嗽痰液稀白，兼见鼻塞流清涕，恶寒发

热无汗，苔白脉浮紧；

寒邪客肺证为实证，主症见咳嗽气喘痰液稀白，兼见形寒肢凉不发热，舌淡苔白，脉迟缓；

饮停于肺证为本虚标实证，主症见咳嗽气喘，痰液清稀，色白量多呈泡沫状，喉中痰鸣倚息不能平卧，兼见胸闷，甚则心悸，下肢浮肿，舌淡苔白滑，脉弦；

痰湿阻肺证中外感急性发作属实，慢性发作为本虚标实证，主症见咳嗽痰多质黏，色白易吐，兼见胸闷，甚则气喘痰鸣，舌淡苔白腻，脉滑；

阴虚证为虚证，主症见咳嗽，痰少而黏，或痰中夹血，兼见潮热，面色潮红，形体消瘦，口渴咽干，舌红少苔，脉细数。

（五）脾气虚、脾阳虚、脾气下陷、脾不统血四证鉴别

四者均属脾虚症候，皆以脾虚气弱的临床表现为基本见症，其不同之处在于：

脾气虚证以脾气虚弱，健运失权为主要病理变化；脾阳虚证是在脾气虚证的基础上，具有阳虚生寒，水湿内停的见症；脾气下陷证是在脾气虚的基础上，具有升举无力，内脏下垂的见症；脾不统血证是在脾气虚的基础上，具有统血失权的出血见症。

（六）寒湿困脾证与湿热蕴脾证的鉴别

二证均有脘腹痞闷，纳呆呕恶，肢困便溏等湿邪阻遏中焦的表现。不同之处是湿热蕴脾证是湿中夹热，故见身热不畅，渴不欲饮，身目鲜黄、尿黄，舌红苔黄腻，脉濡数。寒湿困脾证则是湿中夹寒，故见腹痛喜温，口淡不渴、身目黄而晦暗，苔白腻等。

（七）胃气虚证与胃阳虚证的鉴别

二者均可见胃之腐熟功能减弱而致的胃失和降表现，其区别在于：

胃气虚证是因胃气不足，受纳、腐熟功能减弱而致胃失和降之胃脘隐痛或痞胀，按之觉舒，不思饮食，食后胀甚，时作嗳气，口淡不渴，兼见气虚见症，如面色萎黄，气短神疲，倦怠懒言，舌质淡，苔薄白，脉虚弱。

胃阳虚证是因胃阳不足，虚寒内生，以致胃失和降所表现的虚弱症候，

症见胃脘绵绵冷痛，时发时止，喜温喜按，食后缓解，泛吐清水或夹有不消化食物，食少脘痞，口淡不渴，兼见阳虚见症，如倦怠乏力，畏寒肢冷，舌质淡嫩或淡胖，脉沉迟无力。

（八）胃阴虚证与肠燥津亏证的鉴别

二者均可见阴亏失润之口干、大便干结，区别在于：

胃阴虚证为胃阴不足，胃失濡润、和降所表现的症候。以胃失和降见症（胃脘隐隐灼痛，饥不欲食，或胃脘嘈杂，或脘痞不舒，或干呕呃逆）与阴亏失润（口燥咽干，大便干结，小便短少，舌红少津，脉细而数）的表现为辨证要点。

肠燥津亏证为大肠阴津亏虚，传导不利，表现以大便燥结，排便困难为主症的症候，以大便燥结，难以排出及津亏失润见症为辨证重点，伴见头晕，舌红少津，苔黄燥，脉细涩。

（九）肠燥津亏证、肠热腑实证二证鉴别

二者均见便秘之症，区别在于：

肠燥津亏证乃为大肠阴津亏虚，传导失职而见便秘，兼见津亏失润之症；肠热腑实证多为燥热内结肠道，腑气不通而见便秘，兼见里热炽盛之症。

（十）肝火炽盛证与肝阳上亢证二证鉴别

两者在症候与病机上有近似之处，因火性炎上，阳气亦亢于上，故均以头面部的症状突出。其区别在于：肝火上炎以目赤头痛，胁肋灼痛，口苦口渴，便秘尿黄等火热证为主，病程较短，病势较急，阴虚症候不突出，故病情纯属实证，系由火热之邪侵扰所致；肝阳上亢以头目胀痛，眩晕，头重脚轻等上亢症状为主，病程较长，病势略缓，且见腰膝酸软，耳鸣等下虚症状，阴虚症候明显，故病情属上实下虚，虚实夹杂，系由气血逆乱所致。

（十一）肝阳化风、热极生风、阴虚动风和血虚生风四证鉴别

四者均属肝风内动证，凡肝病出现动风的征象，多为急病、重病。

不同之处在于：热极生风因热邪伤津耗液，筋脉失养所致，故以高热伴见手足抽搐有力，颈项强直为诊断要点，属实热证；肝阳化风系由肝肾阴虚，肝阳亢逆失制而成，以眩晕欲仆，项强肢颤，手足麻木或猝然昏倒，口眼㖞斜，半身不遂，舌强不语为主症，属阴虚阳亢（或上实下虚）之重证；血虚生风与阴虚动风均由阴血亏虚，筋脉失养而成，以手足麻木，震颤或蠕动无力为其风动的特点，均属虚证。

（十二）肝胆湿热证与湿热蕴脾证鉴别

二者均可以出现面目一身俱黄，鲜如桔色的黄疸，区别在于：湿热蕴脾证病变部位在中焦，以脘腹痞胀，呕恶厌食，便溏不爽等运化功能障碍为主证。肝胆湿热证以肝胆疏泄障碍，胆汁外溢的胁肋胀痛灼热，口苦泛恶，或寒热往来等症状为特征。在临床常见湿热蕴脾证，郁蒸肝胆而转化为肝胆湿热证。

（十三）肾气不固证与肾阳虚证鉴别

二者均有面白、腰酸耳鸣、小便异常、生殖障碍等症状。

不同之处是肾气不固证突出尿、精、带、胎失于固摄的症状，而且无明显寒象。而肾阳虚证突出表现为阳虚内寒的特征。如腰及下肢冷痛，畏寒肢冷，阳痿精冷，宫寒不孕，下利清谷，尿少水肿等失于温养的功能。

（十四）膀胱湿热证与小肠实热证鉴别

二者均以尿频尿急，尿道灼痛为主症。不同之处是小肠实热证是心火下移小肠，故必有烦渴失眠，口舌生疮等兼证。而膀胱湿热证病在膀胱，与肾相表里，故常伴有发热腰痛等症状。

（十五）肝火犯肺证、燥邪犯肺证，热邪壅肺证，肺阴虚证四证的鉴别

四证均可以出现咳血，不同之处在于：燥邪犯肺只发于秋季，必兼发热恶寒之表证；热邪壅肺多因外邪入里化热所致，一般与情志无关，肝经症状不明显；肺阴虚则必有阴虚内热的潮热盗汗等症状；肝火犯肺证则多因情志化火，灼伤肺络所致必兼有急躁易怒，胁肋灼痛等肝火内炽的症状。

（十六）肝郁脾虚证与肝胃不和证的鉴别

二者均为肝失疏泄，横逆犯中所致，均有抑郁易怒，胸胁胀痛及纳少的症状。不同之处是肝郁脾虚以脾失健运为主，故以腹痛肠鸣，腹泻不爽为主症。肝胃不和证是以胃失和降为主，故以脘胀、呕恶、呃逆、嗳气、嘈杂等胃气上逆为主症。

（十七）肝肾阴虚证与肝阳上亢证二者的鉴别

二者的病机均为肝肾阴亏，水不涵木，故均有头晕目眩，耳鸣，腰膝酸软的症状。

不同之处在于：肝阳上亢证兼为肾亏于下，但不具有阴虚内热的症状，而以肝阳亢逆，气血上冲的症状如面红目赤，急躁易怒，头目胀痛较为突出。肝肾阴虚证则以阴精不足，虚火内扰的颧红盗汗，五心烦热较为突出。肝肾阴虚证纯属虚证，而肝阳上亢证则为上实下虚。

总之，脏腑辨证是临床各科的诊断基础，是辨证体系中的重要组成部分。简言之，脏腑辨证是以脏腑为纲，对疾病进行辨证。

脏腑生理功能及其病理变化是脏腑辨证的理论依据，故熟悉各脏腑的生理功能及其病变特点，是脏腑辨证的基本方法。

病因病性辨证是脏腑辨证的基础，二者之间有着相互交织的"纵""横"关系，临床既可按脏腑病位为纲，区分不同的病因病性，也可在辨别病因病性的基础上，再根据脏腑的病理特点，从而确定脏腑病位。

此外，在进行脏腑辨证时，要从整体观角度分析脏腑病变所属症候，以便全面而正确地判断病情。

第九章　六经辨证

六经辨证，是将外感病发生、发展过程中所表现的不同症候，以阴阳为总纲，归纳为三阳病（太阳病、阳明病、少阳病）、三阴病（太阴病、少阴病、厥阴病）两大类，分别从邪正斗争关系、病变部位、病势进退缓急等方面阐述外感病各阶段的病变特点，并作为指导治疗的一种辨证方法。

六经辨证论治方法，是东汉张仲景在《素问·热论》所谓"伤寒一日，巨阳受之……二日阳明受之……三日少阳受之……四日太阴受之……五日少阴受之……六日厥阴受之……"的认识基础上，并结合外感病的临床病变特点而总结出来的，为中医临床辨证之首创，为后世种种辨证方法的形成奠定了基础。

六经辨证，是经络、脏腑病理变化的反映。《灵枢·海论》云："夫十二经脉者，内属于脏腑，外络于肢节。"伤寒病的发生，是人体感受六淫之中风寒之邪，始从皮毛、肌腠，渐循经络，由表及里，进而传至脏腑。因此，它的病理变化，当病邪浅在肌表经络，则表现为表证；若寒邪入里化热，则转为里实热证；而在正虚阳衰的情况下，寒邪多易侵犯三阴经，出现一系列阳虚里寒的病理变化。

六经病证的临床表现，均以经络、脏腑病变为其病理基础，其中三阳病证以六腑的病变为基础，三阴病证以五脏的病变为基础。因此，六经辨证的应用，不限于外感热病，也用于内伤杂病，但其重点在于分析外感风寒所引起的一系列病理变化及其传变规律，因此又不能完全等于内伤杂病的脏腑辨证。

一、太阳病证

太阳主表，为诸经之藩篱。太阳经脉循行于项背，统摄营卫之气。太阳之腑为膀胱，贮藏水液，经气化由小便排出。风寒侵袭人体，多先伤及体表，正邪抗争于肤表浅层所表现的症候，即太阳经证，是伤寒病的初起阶段；若太阳经病不愈，病邪可循经入腑，而发生太阳腑证。腑证有蓄水、蓄血之分。

（一）太阳的生理和病理

太阳，包括足太阳膀胱经和手太阳小肠经。太阳统摄营卫，主一身之表，以固护于外，为诸经之藩篱。

太阳，亦称"隆阳"，是阳气旺盛之经。太阳的防卫作用，主要靠命门之火温煦，以启动膀胱的气化。盖阳气循膀胱经脉达于肌表，敷布于全身。又太阳处于他经之外，故主表。脏腑之俞穴均位于足太阳经上，卫阳借助俞穴以统各经营卫的运行，故太阳可统摄营卫。由于太阳经气行于一身之外，犹如院落之篱笆，所以称太阳为六经之藩篱。

太阳主表，肺亦主表，二者关系密切。太阳主表是因阳气敷布于外，而肺之所以主表，主要在于肺津滋养于皮毛。体表的阳气与津液相辅相成，共同发挥卫外的作用。

太阳病的发生主要来自两个方面：一是邪自外入，一是病由内发，且二者往往互为因果和转化。邪自外入者，多因卫阳不足，风寒等邪乘虚而入，太阳首当其冲，卫气奋起抗邪，卫邪相争于肌表，致太阳经气不利，营卫失调而发病；病由内发者，系在一定的条件下，疾病由阴转阳，或由里出表。所谓由阴转阳，是指少阴病阳复太过，病转太阳之腑，因太阳与少阴相表里；由里出表多指阳明兼太阳病证。太阳病以邪气实为主，故其性质按八纲归类属表证、实证、阳证。

（二）太阳经证

概念：太阳经证是指由于风寒之邪侵犯人体肌表，正邪抗争，营卫失和所表现的症候。太阳经证为伤寒病的初起阶段，是由风寒外邪侵犯太阳经所致。

临床表现：恶寒，头项强痛，脉浮。

上述表现是太阳病的主症主脉，无论病程长短，但见此症此脉，即可辨为太阳病。

由于病人感受邪气之不同、体质的差异，太阳经证又有太阳中风证和太阳伤寒证之分：

1. 太阳中风证

概念：太阳中风证是指以风邪为主的风寒之邪侵犯太阳经脉，使卫强营弱所表现的症候。临床亦称为表虚证。本证是以恶风，汗出，脉浮缓为辨证依据。

临床表现：发热，恶风，汗出，脉浮缓，或见鼻鸣，干呕。

机理分析：太阳主表，统摄营卫。今风寒外袭肌表，以风邪为主，腠理疏松，故有恶风之感；卫为阳，功主卫外，卫受病则卫阳浮盛于外而发热；正由于卫阳浮盛于外，失其固外开合的作用，因而营阴不能内守而汗自出；汗出肌腠疏松，营阴不足，故脉浮缓。鼻鸣干呕，则是风邪壅滞而影响及于肺胃使然。此证具有汗出，脉浮缓的特征，故又称为表虚证。

2. 太阳伤寒证

概念：太阳伤寒证是指以寒邪为主的风寒之邪侵犯太阳经脉，导致卫阳被遏，营阴郁滞所表现的症候。临床又称表实证。本证是以无汗，身痛，恶寒，脉浮紧为辨证要点。

临床表现：恶寒，发热，头项强痛，身体疼痛，无汗而喘，脉浮紧。

机理分析：寒邪袭表，卫阳奋起抗争，卫阳失去其正常温分肉，肥腠理的功能，则出现恶寒；卫阳浮盛于外，势必与邪相争，卫阳被遏，故出现发热，伤寒临床所见，多为恶寒发热并见。风寒外袭，腠理闭塞，所以无汗；寒邪外袭，太阳经气不利，故出现头项强痛；正气欲向外而寒邪束于表，故见脉浮紧；呼吸喘促乃由于邪束于外，肌腠失宣，影响及肺，肺气不利所致。因其无汗，故称之为表实证。

（三）太阳腑证

太阳腑证是指太阳经证不解，病邪由太阳之表内传其膀胱腑所表现的症候。根据病机之不同，又分为太阳蓄水证和太阳蓄血证。

1. 太阳蓄水证

概念：太阳蓄水证是指太阳经证不解，邪与水结，膀胱气化不利，水液停蓄所表现的症候。本证是以太阳经证与小便不利、少腹满并见为审证要点。

临床表现：发热，恶寒，小便不利，少腹满，消渴，或水入即吐，脉浮或浮数。

机理分析：太阳经证不解，故见发热、恶寒等表证。邪气内传膀胱，膀胱主藏津液，化气行水，因膀胱气化不利，既不能布津上承，又不能化气行水，所以出现烦渴，小便不利。水气上逆，停聚于胃，拒而不纳，故水入即吐。

2. 太阳蓄血证

概念：太阳蓄血证是指太阳经证不解，邪热内传，与血相结于少腹所表现的证候。本证是以少腹急结，小便自利，其人如狂等为其审证依据。

临床表现：少腹急结或鞕满，小便自利，如狂或发狂，善忘，大便色黑如漆，脉沉涩或沉结。

机理分析：外邪侵袭太阳，入里化热，营血被热邪煎灼，热与蓄血相搏于下焦少腹，故见少腹拘急，甚则硬满疼痛。心主血脉而藏神，邪热上扰心神则如狂或发狂。若瘀血结于膀胱，气化失司，轻则小便自利，重则小便不利，溺涩而痛。瘀血停留胃肠，则大便色黑。郁热阻滞，脉道不畅，故脉沉涩或沉结。本证妇女多见，除上述表现外，常兼有经血不调，病经或经闭等瘀热阻于胞宫的见症。

二、阳明病证

阳明病证是指伤寒病发展过程中，阳热亢盛，胃肠燥热所表现的症候。其性质属里实热证，为邪正斗争的极期阶段。本证多因太阳经证不解，内传阳明化热而成。或因少阳病失治，邪热传入阳明而成；或因素体阳盛，初感外邪便入里化热所致。主要临床表现为：身热，不恶寒，反恶热，汗自出，脉大。

（一）阳明的生理和病理

阳明，有阳气旺盛的含义，是少阳、太阳阳气发展的高峰阶段。可见，阳明是阳热之气旺盛到了极点的象征。

实际上"阳明"只是一个代名词，其内容所指是包括脏腑（胃、肠、脾、肺）、经络（手足阳明、手足太阴）、气化等在内的高度综合体，这个综合体的主要生理是：保证气血精微的生化，协调全身气机的升降，发挥"后天之本"的作用，以维持人的生命功能。

阳明病的成因有三：一为太阳或少阳病失治，耗伤津液，邪热传于阳明；二为肠胃素热，燥热之邪以从其气，直反阳明；三为三阴病阳复太过，热邪亢盛，化燥成实而转属阳明。其发病的根据是素蕴燥热，发病的条件是失治或误治，伤津化燥，邪热内传，外因通过内因而起作用。

阳明以燥气为本，在太阴湿气的制约下，相济为用，不致太过。如果脾湿不足，或伤津化燥，都可导致燥气亢盛（胃肠燥热）而为阳明病。若燥热之邪未与肠中糟粕搏结，而充斥于全身者，称为阳明经证；若燥热之邪与肠中糟粕相结，则称为阳明腑证。二者症候性质均属里、热、实。

（二）阳明经证

概念：阳明经证是指邪热亢盛，充斥阳明之经，弥漫全身，而肠中无燥屎内结所表现的症候。本证是以大热，大汗，大渴，脉洪大为其辨证依据。

临床表现：身大热，汗大出，口大渴引饮，或心烦躁扰，气粗似喘，面赤，苔黄燥，脉洪大。

机理分析：本证以大热、大汗、大渴，脉洪大为临床特征。邪入阳明，燥热亢盛，充斥阳明经脉，故见大热；邪热熏蒸，迫津外泄故见大汗；热盛煎熬津液，津液受损，故出现大渴引饮。热甚阳亢，阳明为气血俱多之经，热迫其经，气血沸腾，故脉现洪大；热扰心神，神志不宁，故出现心烦谵语；热邪炽盛，阴阳之气不能顺接，阳气一时不能外达于四末，故出现手足厥冷，所谓"热甚厥亦甚"正是此意；舌质红、苔黄腻皆阳明热邪偏盛所致。

（三）阳明腑证

概念：阳明腑证是指邪热内盛阳明之里，与肠中糟粕相搏，燥屎内结所表现的症候。本证是以潮热汗出，腹满疼痛，大便秘结，苔黄燥，脉沉实等为其辨证要点。

临床表现：日晡潮热，手足濈然汗出，脐腹胀满疼痛，痛而拒按，大便秘结不通，甚则神昏谵语、狂乱、不得眠，舌苔黄厚干燥，或起芒刺，甚至苔焦黑燥裂，脉沉实，或滑数。

机理分析：本证较经证为重，往往是阳明经证进一步的发展。阳明腑实证热邪型多为日晡潮热，即午后三至五时热较盛，而四肢禀气于阳明，腑中实热，弥漫于经，故手中汗出；阳明证大热汗出；或误用发汗使津液外泄，于是肠中干燥，热与糟粕充斥肠道，结而不通，则脐腹部胀满疼痛，大便秘结；燥屎内结，结而不通，气从下矢，则腹中矢气频转。邪热炽盛上蒸而熏灼心宫，出现谵语，狂乱，不得眠等症。热内结而津液被劫，故苔黄干燥，起芒刺或焦黑燥裂。燥热内结于肠，脉道壅滞而邪热又迫急，故脉沉迟而实或滑数。

三、少阳病证

少阳病证是指邪犯少阳胆腑，枢机不运，经气不利所表现的症候。又称少阳半表半里证。多由太阳经证不解，邪传半表半里的少阳部位而引起。亦可由厥阴病转出少阳而成。本证是以寒热往来，胸胁苦满，脉弦等为辨证依据。

（一）少阳的生理与病理

少阳包括手少阳三焦和足少阳胆，分别与手厥阴心包与足厥阴肝相表里。三焦主决渎而通调水道，又为水火气机运行的道路；胆内藏精汁而主疏泄，胆腑清利则肝气条达，脾胃健运。胆与三焦联系甚密，故胆气疏泄正常，则枢机运转，三焦通畅，水火气机得以升降。

少阳，有阳气初生的含义，故又有"小阳""幼阳""稚阳"之称。少阳之火为"少火"，"少火生气"，人体五脏六腑、四肢百骸，皆赖此火温养。若邪犯少阳，胆气郁结，则生理性"少火"就变为病理性的"壮火"，"壮火食气"，故少阳为病多以火气病变为主。

少阳病的发生，一是太阳病不解传入少阳；二是外邪直犯少阳；三是三阴病（特别是厥阴）阳气来复，可转入少阳。其病变位置，既在表，又在里；既不完全在表，又不完全在里；既未完全脱离太阳，又未完全进入阳明，而以少阳胆腑为病变中心，并涉及太阳、阳明。就其病性而言，少阳病既有太阳寒证的表现，又有阳明化热的征象，寒热俱在，是表里之间的中间类型。少阳病常见肝病症状和脾胃升降失常的症状。其总的病机为邪犯少阳，枢机不利。

（二）少阳病证临床表现

临床表现：口苦，咽干，目眩，寒热往来，胸胁苦满，嘿嘿不欲饮食，心烦喜呕，脉弦。

机理分析：本证以往来寒热、胸胁苦满，心烦口苦呕恶为其主症。邪犯少阳，邪正交争于半表半里，故见往来寒热；少阳受病，胆火上炎，灼伤津液，故见口苦、咽干；胸胁是少阳经循行部位，邪热壅于少阳，往脉阻滞，气血不和，则胸胁苦满。肝胆疏泄不利，影响及胃，胃失和降，则见呕吐，默默不欲饮食。少阳木郁，水火上逆，则心中烦扰；肝胆受病，气机郁滞，故见脉弦。

四、太阴病证

太阴病证是由多种原因所致脾阳虚衰，寒湿内生所表现的症候。太阴病为三阴病之轻浅阶段，其病变特点为里虚寒证。可因三阳病治疗失当，损伤脾阳而起，亦可由风寒之邪直接侵犯而成。本证是以腹满时痛，自利，口不渴等虚寒之象为辨证要点。

（一）太阴的生理与病理

太阴包括手太阴肺、足太阴脾，并分别与手阳明大肠、足阳明胃相表里。脾与胃、肺与大肠在功能上相互协调，清阳升而浊阴降，精微布而水液行，维持着人的正常生命活动。

太阴为三阴经之一，有阴气旺盛的意思，因其位于三阴之表，故又有"太阴为开"之说。

太阴病中之"太阴"，主要是指脾（胃）而言。脾胃为元气之本，元气是健康之根，脾胃伤则元气衰，元气衰则病由所生。太阴病的发生，可由三阳病传变而来，亦可因寒邪直中所致，且以后者为主。病至太阴，侵犯于脾，致使脾阳不足，运化失职，寒湿内生。故其病位在里，病性属寒、属虚。

（二）太阴病证临床表现

临床表现：腹满而吐，食不下，自利，口不渴，时腹自痛，四肢欠温，脉沉缓而弱。

机理分析：太阴病总的病机为脾胃虚寒，寒湿内聚。脾土虚寒，中阳不足，脾失健运，寒湿内生，湿滞气机则腹满；寒邪内阻，气血运行不畅，故腹痛阵发；中阳不振，寒湿下注，则腹泻便溏，甚则下利清谷，下焦气化未伤，津液尚能上承，所以太阴病口不渴；寒湿之邪，弥漫太阴，故舌苔白腻，脉沉缓而弱。

五、少阴病证

少阴病是伤寒六经病变发展过程的后期，全身性阴阳衰惫所现症候的概括。病位主要在心肾，临床以脉微细、但欲寐为主要脉症。

（一）少阴的生理与病理

少阴包括手少阴心与足少阴肾，分别与手太阳小肠、足太阳膀胱互为表里。

手少阴心属火，主血脉、神明；足少阴肾属水，主藏精，为先天之本。心肾以三焦为通路，相互交通，水火互济，彼此制约，维持其两脏的阴阳平衡。

少阴，有阴气初生之意，其位置在太阴和厥阴之间，所以又有"少阴为枢"之称，有枢转阴气的作用。

少阴发病，有直中和传经两种形式。直中者，外邪直犯少阴；传经者，太阳、太阴之邪不解而传入。其发病的根据是素体心肾阳虚，气血不足。外感风寒之邪只是发病的条件。

少阴心肾，是人体生命的中枢，少阴为病，多为危笃重证。少阴病的病理既可出现心阳肾阳之虚衰，又可有心阴、肾阴之耗伤。故少阴病有从阴寒化、从阳热化两类症候。

（二）少阴寒化证

少阴寒化证是指少阴阳气虚衰，病邪入内从阴化寒，阴寒独盛所表现的虚寒症候。此证是以无热恶寒，下利，肢厥脉微等为辨证依据。

少阴寒化证的临床表现为无热恶寒，但欲寐，四肢厥冷，脉微细，下利清谷，呕不能食，或食入即吐，或身热反不恶寒，甚至面赤。

机理分析：阳虚失于温煦，故恶寒倦卧，四肢厥冷；阳气衰微，神气失养，故呈现"但欲寐"神情衰倦的状态；阳衰寒盛，无力鼓动血液运行，故见脉微细；肾阳虚无力温运脾阳以助运化，故下利清谷；若阴寒极盛，将残阳格拒于上，则表现为阳浮于上的面赤"戴阳"假象。

（三）少阴热化证

少阴热化证是指少阴阴虚阳亢，邪从阳化热所表现的虚热症候。

少阴热化证的临床表现为心烦不得眠，口燥咽干，舌尖红，脉细数。

机理分析：邪入少阴，从阳化热，热灼真阴，肾阴亏，心火亢，心肾不交，故出现心烦不寐；邪热伤津，津伤而不能上承，故口燥咽干；心火下移小肠，故小便短赤；阴伤热灼，内耗营阴，故舌红而脉细数。

六、厥阴病证

厥阴病证是伤寒病发展传变的较后阶段，所现阴阳对峙，寒热交错，厥热胜复等症候的概括。临床以上热下寒证为其提纲。厥阴病为六经之末，多由它经传变而成，其中尤以少阳病为主。

（一）厥阴的生理与病理

厥阴包括手厥阴心包和足厥阴肝，并分别与手少阳三焦和足少阳胆相表里。

厥，含有极尽之意，是两阴交尽的互词。厥阴为阴之尽，阴尽则阳生，所以，厥阴含有阴尽阳生、阴中孕阳之意。其位置在少阴之后，所以又有"厥阴为阖"之称，有蕴蓄阴气的作用。

厥阴与少阳相表里，禀风木而内寄相火，下连肾水，为乙癸同源；上接君火，成子母相应，在人体有重要的生理作用。

厥阴病的发生，一为直中，系平素厥阴之气不足，风寒外感，直入厥阴；二为传经，即少阴病进一步发展传入厥阴；三为转属，即少阳病误治、失治，阳气大伤，病转厥阴。

邪入厥阴，肝阳与心包之火上逆，则形成上热；火不下达，无以温暖肾水，则形成下寒；阴阳互争，邪正相搏，则形成厥热胜复。

（二）厥阴病的临床表现

临床表现：消渴，气上撞心，心中疼热，饥而不欲食，食则吐蛔。

机理分析：本证为上热下寒，胃热肠寒证。上热，多指邪热犯于上焦，此处应包括胃，患者自觉热气上冲于脘部甚至胸部，时感灼痛，此属肝气挟邪热上逆所致；热灼津液，则口渴多饮；下寒，多指肠道虚寒，此处亦应包括胃。胃肠虚寒，纳化失职，则不欲食；蛔虫喜温而恶寒，肠寒则蛔动，逆行于胃或胆道，则可见吐蛔。此证反映了厥阴病寒热错杂的特点。

七、六经病证的传变

六经病证是脏腑、经络病变的反映，而脏腑、经络之间相互联系，因此，六经病证可以相互传变，分为传经、直中、合病、并病等。

病邪自外侵入，逐渐向里发展，由某一经病证转变为另一经病证，称为"传经"。其中若按伤寒六经的顺序相传者，即太阳病→阳明病→少阳病→太阴病→少阴病→厥阴病，称为"循经传"；若是隔一经或两经以上相传者，称为"越经传"；若相互表里的两经相传者，称为"表里传"，如太阳病传少阴病等。

伤寒病初起不从三阳经传入，而病邪径直入于三阴经者，称为"直中"。

伤寒病不经过传变，两经或三经同时出现的病证，称为"合病"，如太阳阳明合病、太阳太阴合病等。

伤寒病凡一经之证未罢，又见它经病证者，称为"并病"，如太阳少阴并病、太阴少阴并病等。

以上所述，都属由外传内，由阳转阴。此外，还有一种里邪出表，由阴转阳的阴病转阳证。所谓阴病转阳，就是本为三阴病而转变为三阳证，为正气渐复，病有向愈的征象。

第十章 卫气营血辨证

卫气营血辨证是清代叶天士所创立的一种论治外感温热病的辨证方法。即将外感温热病发展过程中所反映的不同病理阶段，分为卫分证、气分证、营分证、血分证四类，用以说明病位的浅深、病情的轻重和传变的规律，并指导临床治疗。

仲景创立的六经辨证及后世医家对温热邪气致病的认识，为卫气营血辨证的形成奠定了理论基础。叶氏借用《黄帝内经》中关于卫、气、营、血四种物质的分布、功能不同而又密切相关的生理概念，将温热之邪侵袭人体分为由浅入深传变的四个阶段。温热病邪由卫分→气分→营分→血分，说明病情逐渐加重。就其病变部位而言，卫分证主表，邪在肺与皮毛；气分证主里，病在胸、膈、胃、肠、胆等脏腑；营分证邪热入于心营，病在心与包络；血分证则邪热已深入心、肝、肾，重在耗血、动血。因此，卫气营血在辨证理论中已不是物质概念了。故《叶香岩外感温热篇》说："温邪上受，首先犯肺，逆传心包，肺主气属卫，心主血属营。""大凡看法，卫之后方言气，营之后方言血。"

卫气营血辨证的临床意义有三：第一，它是温热病发展的四个不同阶段中四类不同症候的概括。也是反映病邪由表入里的四个层次；第二，标明了温热病发展变化的一般规律，即其病理变化主要表现为机体卫气营血的功能失调或损害；再者，说明了温热病以病情的轻重，病位的深浅，正邪的盛衰，作为论治的依据。

一、卫分证

卫分证是指温热病邪侵犯肺卫，致使卫外功能失调，肺失宣降所表现的症候。

　　卫分证是外感温热病的初期，温热之邪侵袭卫表。肺主气属卫，与皮毛相表里，外邪上受，首先犯肺，肺气失宣，卫气被遏，出现一系列卫表症状，为表热实证。

　　主要临床表现：发热，微恶风寒，口微渴，无汗或少汗，头痛，身痛，咳嗽，咽红肿痛，舌边尖红，脉浮数。

　　机理分析：本证以温热之邪侵袭，卫表受邪为特征。温热之邪侵袭体表，卫气抗争于肌表故发热；温热侵袭，卫气被遏，温煦失司故恶风寒，由于感受的是温热之邪，故恶风寒程度轻，时间短；温热之邪伤津则口微渴；卫表受邪，开合失司则无汗或少汗；温热之邪上扰清窍则头痛；温热之邪侵袭，经脉不利则身痛；温热犯肺，肺气失宣则咳嗽；咽喉为肺之门户，温热之邪侵袭则咽红肿痛。舌边尖红，脉浮数，为温热之象。

　　相似症候的辨别：本证当与表寒证、太阳病等区别。表寒证、太阳病均为感受风寒之邪，以寒邪致病特征为主，表现为恶寒严重，头痛身痛较为明显，无口渴、咽红肿痛、舌边尖红等热象。本证为感受温热之邪，表现为恶风寒轻，口渴、咽红肿痛等热象为主。

　　辨证注意点：抓住温热之邪侵袭，卫表受邪的特点。

　　由于温热之邪常兼夹其他病邪一起侵袭体表，卫分证可表现为风热卫分证、暑热卫分证、湿热卫分证、燥热卫分证等，各以所兼夹的病邪致病特点为辨证依据。

二、气分证

　　气分证是指温热病邪内传脏腑，正盛邪实，阳热亢盛所表现的里实热症候。

　　气分证是外感温热病的中期，属里热实证。气分证因病邪性质不同及侵袭脏腑的不同，可有不同证型。

　　主要临床表现：发热不恶寒反恶热，心烦，汗出，口渴，舌红，苔黄，脉数。若热扰胸膈，表现为心烦懊恼，卧起不安；若热壅于肺，表现为咳喘，胸痛，咯吐黄稠痰；若热结肠胃，表现为日晡潮热，谵语，腹满胀痛，便秘，脉沉实有力；著热郁少阳，表现为身热起伏，口苦，咽干，胸胁胀满疼痛。

　　机理分析：本证以温热之邪侵入气分，邪正斗争激烈为特征。温热之邪由卫入气，由表入里，邪正斗争激烈，故发热不恶寒反恶热；热盛迫津外泄则汗出；热盛伤津则口渴，心烦；舌红，苔黄，脉数为里热炽盛之象。热扰胸隔，气机不畅，影响心神，则心烦懊恼，卧起不安；热壅于肺，肺失宣肃，肺气不利，则咳喘，胸痛，咯吐黄稠痰；热结肠胃，腑气壅滞，胃热熏心，则日晡潮热，谵语，腹满胀痛，便秘，脉沉实有力；热郁少阳，正邪分争，则身热起伏，口苦，咽干，胸胁胀满疼痛。

相似症候的辨别：本证与六经辨证中的阳明病相似，如发热不恶寒反恶热、心烦、汗出、口渴与阳明经证相似，热结肠胃型与阳明腑证相似，但传入途径有所不同，阳明病可由太阳病传入，本证则由卫分证传入。本证的热郁少阳型当与少阳病区别，两者临床表现可相似，但传入途径不一。

辨证注意点：抓住外感温热病里热炽盛的特征。

三、营分证

营分证是指温热病邪内陷，劫灼营阴，心神被扰所表现的症候。

营分证为外感温热病的严重阶段，属里热实证，但已兼有虚象。

主要临床表现：身热夜甚，口渴不甚，心烦不寐，甚或神昏谵语，斑疹隐现，舌质红绛，脉象细数。

机理分析：营分证的形成，一是气分邪热失于清泄，或为气分湿热化燥化火，传入营分；二是肺卫之邪乘心营之虚，径陷心营；三是伏邪始自营分发出；四是某些温邪直犯心营。温邪深入营分，则营阴耗伤，故见身热夜甚，脉细数。营热蒸腾，则口干反不甚渴饮，脉细数。心主血属营，营阴受热，扰及心神，则见不同程度的神志异常，轻则心烦不寐，甚则时有谵语。营分受热，热窜血络，则见斑疹隐隐。故营分证的病理特点可概括为：营热阴伤，扰神窜络。

其辨证要点为：身热夜甚，心烦，谵语，舌质红绛。身热夜甚，既不同于邪在卫分发热恶寒，也有别于气分但发热不恶寒，提示邪在营分。心烦，谵语，提示营热扰心。舌质红绛，提示营热蒸腾。湿热病邪（包括暑湿病邪）只有在气分化燥化火方可传入营分。湿热化燥化火过程中，可出现邪热虽已进入营分，气分湿邪尚待燥化的气营同病表现，既有身热夜甚，时有谵语，斑疹隐隐，舌质红绛，脉细数等营热阴伤症状，又有舌苔垢腻，或脘痞、胸闷等气分湿阻征象。

营分病变介于气分与血分之间，温邪既可外转气分，又可内传血分。一般而言，温邪初入营分，营阴未至大伤，犹可透热转气；邪热久炽营分，营阴劫灼较甚，或失治、误治，其邪则深传血分，病情加重转危。

相似症候的辨别：本证当与血分证相辨别。两者均有营分证的临床表现，但营分证以热入营分的表现为主，一般无血分证症状。血分证可在营分证的基础上又见出血症状，如斑疹显露、吐血、衄血等。

辨证注意点：抓住热入营血，劫灼营阴，心神被扰的特征。

四、血分证

血分证是指温热病邪深入阴血，导致动血、动风、耗阴所表现的一类症候。

血分证是外感温热病的最后阶段，也是危重阶段。

主要临床表现：发热夜甚，肌肤灼热，烦躁不眠，甚则发狂，神昏；斑疹显露，吐血，衄血，尿血，便血，舌深绛暗紫，脉细数；或抽搐，四肢厥冷。

机理分析：血分证的形成，一是营分邪热未能透转气分而羁留，进而深传血分；二是卫分或气分邪热未解，越期传入血分；三是伏邪始自血分发出。

血分证的病机变化，始于血热炽盛。由于血热炽盛，灼伤血络，迫血妄行，形成多脏腑、多部位、多窍道急性出血，如呕血、吐血、咯血、鼻衄、便血、尿血、阴道出血、斑疹等；也是由于血热炽盛，血为热搏，瘀热互结，炼血耗血，于脉络内形成广泛瘀血，阻滞血液环周流行，症见唇甲青紫，斑疹紫黑，舌质深绛等。瘀热互结进一步加重出血，出血又进而加重瘀血的形成，如此形成恶性循环。

心及血脉均与神志活动变化密切相关，《灵枢·本神篇》说："心藏脉，脉舍神。"脉络瘀热内阻，逼扰心神，则见严重神志异常，如躁扰不安，神昏谵狂等。因此，血分证的病理特点可概括为：动血耗血，瘀热内阻。其辨证要点为：多部位急性出血，斑疹密布，舌质深绛。多部位急性出血和斑疹密布，提示血热炽盛，迫血妄行，与营分证因营热窜扰血络，出现斑疹隐隐而无出血有别。舌质深绛提示血为热搏，瘀热互结，也与营分证舌质红绛有程度差异。

血分证病情严重凶险，若救治积极正确，可使血分邪热渐衰，正气渐复，病情可望缓解。血分热毒极盛者，邪热猖獗，血脉脏腑严重损伤，可因血脉瘀阻，脏气衰竭，或急性失血，气随血脱而死亡。

临床也常常见到两证同病者，如卫气同病，既可出现发热，微恶风寒之卫分证，又可出现心烦、口渴、汗多、溲黄等气分有热之症状。气营两燔证，既可出现高热，心烦等气分证，又可出现斑疹隐隐、即可出营分证。气血两燔证，既可见高热、心烦等气分热盛的表现，又可见斑疹显露或出血等血分证。因而临床上有时难以用卫气营血四种证型来划分，往往错综复杂，互相兼夹，当知常达变，方能准确辨证。

五、心包证

心包证是邪入心包出现神志症状的病证，是外感温热病中的危重病证。常由热邪和痰热或湿浊蒙闭等引起。

主要临床表现：发热，神志昏迷，或谵语，或神志时明时昧，或舌謇肢厥，或喉间痰声漉漉。

机理分析：热邪炽盛则发热；邪入心包，心主神明功能失司，则神志昏迷或谵语；湿浊蒙蔽心包则神志时明时昧；舌为心之苗，心神被扰则舌謇；热邪郁于里，阳气不达四肢则肢厥；痰湿内盛或邪热煎炼痰液。则喉间痰声漉漉。

辨证注意点：抓住发热神昏的主要症状，同时要辨清热闭与痰蒙之区别，热闭以热盛、舌红等为特征；痰蒙以苔白腻或白滑，喉间痰声漉漉为特征。

六、卫气营血证的传变

温热病的整个发展过程，实际上就是卫气营血症候的传变过程。它体现了温病发生发展的规律性。卫气营血症候的传变秩序，一般有顺传和逆传两种形式。

顺传：指病变多从卫分开始，依次传入气分、营分、血分。它体现了病邪由表入里、由浅入深，步步深入，病情由轻而重，由实致虚的转变过程。

逆传：是指邪入卫分后，不经过气分阶段而直接深入营、血分。实际上"逆传"只是"顺传"规律中的一种特殊类型，只不过病情更加急剧、重笃。

此外，温病的转变，由于病邪和机体反应的特殊性，也有不按上述规律传变的。如发病之初无卫分证，而径见气分证或营分证；卫分证未罢，又兼气分证，而致"卫气同病"；气分证尚存，又出现营分证或血分证，称"气营两燔"或"气血两燔"。因此，温热病过程中症候的传变，其形式是较为复杂的。

第十一章　三焦辨证

三焦辨证，是清代吴鞠通依据《黄帝内经》关于三焦所属部位的概念，将外感温热病的症候归纳为上、中、下三焦病证，用以阐明三焦所属脏腑在温热病过程中的病理变化、症候表现及其传变规律，并指导治疗的一种辨证方法。

三焦所属脏腑的病理变化和临床表现，也标志着温热病发展过程中的不同病理阶段。上焦病证主要包括手太阴肺和手厥阴心包的病变。其中手太阴肺的症候多为温病的初起阶段。中焦病证主要包括手阳明大肠、足阳明胃和足太阴脾的病变。脾胃同属中焦，阳明主燥，太阴主湿，邪入阳明而从燥化，则多呈现里热燥实证；邪入太阴从湿化，多为湿温病证。下焦病证主要包括足少阴肾和足厥阴肝的病变，多为肝肾阴虚之候，属温病的末期阶段。

三焦辨证根据病邪的性质、人体的体质、以及邪正斗争的趋势，分为不同阶段的临床表现，为治疗提供依据。三焦辨证丰富了外感热病学辨证论治的方法。

一、上焦病证

上焦病证是指温热之邪侵袭手太阴肺经和手厥阴心包所表现的症候。

温邪上受，首先犯肺，外感温热病的初期常表现为肺卫症状，属手太阴肺经。具体传变有二，顺传则发展为中焦病证，逆传则出现心包证。上焦病证主要是指温邪侵犯肺经及逆传心包的症候，也包括头面、胸胁等的病证。

主要临床表现：发热，微恶风寒，无汗或少汗，口微渴，咳嗽，咽红肿痛，苔薄白，舌边尖红，脉浮数；或神昏谵语，或昏愦不语，舌蹇，肢厥，舌红或绛。

机理分析：温热之邪侵袭肺卫，卫气被遏，奋起抗邪，则发热；微恶风寒，肺合皮毛主表，肺气失宣，开合失司，则无汗或少汗；温热之邪伤津则口微渴；温热之邪犯肺，肺失宣肃则咳嗽；咽为肺之门户，温热之邪侵袭则咽红肿痛；温热之邪侵袭体表，故苔白，舌边尖红，脉浮数。温热之邪逆传心包，心神被扰，则神昏谵语，或昏愦不语；心开窍于舌，心神被扰则舌蹇；热盛于内，阳气郁遏，不达四肢则肢厥；热盛波及营分，则舌红或绛。

相似症候的辨别：本证的肺卫症状与卫分证基本相同，当与表寒证、太阳病等辨别。表寒证、太阳病以感受风寒之邪为主，临床以恶寒严重，头痛身痛明显等为特征，一般无口渴、咽红肿痛、舌边尖红等热象。本证为感受温热之邪为主，临床以热邪致病表现为特征。本证的心神症状与心包证相同，当区别热闭与痰蒙的不同。

辨证注意点：抓住病位特征，出现肺卫、心包等症状为辨证依据。

上焦病证还包括其他症候，如热扰胸膈证可出现身热，心胸烦热，烦躁不安等症状；热邪壅肺证可出现身热，汗出，烦渴，咳喘等表现；热毒上壅证可出现头面红肿，耳前后肿等，多见于大头瘟、痄腮、烂喉痧、缠喉风等病证。

二、中焦病证

中焦病证是指温热之邪侵袭中焦脾胃，邪从燥化和邪从湿化所表现的症候。

温热之邪由上焦传入中焦，出现足阳明胃、足太阴脾、手阳明大肠病变者为中焦病证。脾胃同处中焦，胃为阳土，脾为阴土，胃主燥以降为安，脾主湿得升则健。中焦病证常表现为阳明的燥化与太阴的湿化。

主要临床表现：发热不恶寒，反恶热，日晡益甚，面目俱赤，呼吸气粗，腹满胀痛，便秘，口干咽燥，小便涩，舌红苔黄，或焦黑有刺，脉沉实；或身热不扬，头胀身重，胸闷脘痞，小便不利，大便不爽或溏泄，苔腻或黄腻，脉濡数。

机理分析：温热之邪侵入阳明，里热炽盛，故发热不恶寒，反恶热；日晡为阳明经经气旺盛之时，阳明热盛故发热日晡益甚；热邪充斥阳明经，故面目俱赤；热盛肺气不利，则呼吸气粗；实热之邪结于肠胃，则腹满胀痛，便秘；热盛伤津，则口干咽燥，小便涩；舌红苔黄，或焦黑有刺，脉沉实为里实热盛之象。湿热郁阻，则身热不扬；湿邪上蒙，阻滞气机，则头胀身重；湿热郁蒸，中焦气机升降失司，则胸闷脘痞；湿热停留，膀胱气化失司，则小便不利；脾失健运，肠道传化失司，则大便不爽或溏泄；苔腻或黄腻，脉濡数为湿热内蕴之象。

相似症候的辨别：本证的阳明燥化与阳明腑实证基本相同，当与阳明经证相辨别。两者均为里实热证，均表现为发热、舌红苔黄等症状，但阳明经证以大热、汗出、烦渴、脉洪大为主，一般无便秘等症；本证以发热日晡益甚，便秘为辨证要点。本证的太阴湿化当与脾气虚弱证相辨别，单纯的脾气虚弱证以食后胃脘痞胀，空腹时消失为特征，舌苔大多薄腻，并有脾气虚表现。本证以持续性胸胃脘痞胀为特征，由于湿邪较重，舌苔大多厚腻，且常兼有热邪，湿热相兼。

辨证注意点：抓住病位特征，以阳明燥化，太阴湿化见症为辨证依据。

中焦病证还当包括其他病证，如阳明经证可表现为壮热，汗出，不恶寒反恶热，烦渴，脉洪大，舌红，苔薄白或薄黄；湿热发黄证可表现为黄疸色泽鲜明如橘子色，纳差，呕恶，小便不利等；寒湿发黄证则表现为黄疸色泽晦暗，畏寒，腹胀，便溏等；若湿热弥漫三焦，以中焦为主者，可表现为身热不退，汗出，面赤，胸闷脘痞，口渴少饮，呕恶，下利或便结溲赤，舌红，苔白腻或黄腻，脉濡数等。

三、下焦病证

下焦病证是指温热之邪犯及下焦，劫夺肝肾之阴所表现的症候。

温热之邪侵袭到下焦，出现足厥阴肝，足少阴肾等病变者为下焦病证。肝肾同源，同处下焦，温热之邪劫灼下焦，常表现为肝肾阴伤的症候。

主要临床表现：身热面赤，手足心热甚于手背，或夜热早凉，口干，舌燥，神倦，脉虚大；或手足蠕动，心中憺憺大动，舌绛苔少，脉虚。

机理分析：温热之邪深入下焦，肾阴耗损，虚火内扰，故身热面赤，手足心热甚于手背；温热之邪深入下焦阴分，故夜热早凉；热邪伤阴则口干，舌燥；神倦，脉虚大为正虚阴伤之象。温热之邪损伤阴液，筋脉失养，故手足蠕动；阴液亏损，心失所养则心中憺憺大动；舌绛苔少，脉虚为阴液亏损之象。

相似症候的辨别：本证当与一般阴虚证及阴虚火旺证相辨别。三者均有阴虚见症，但一般阴虚证及阴虚火旺证发生于内伤杂病中，无温热之邪侵袭。一般阴虚证以阴虚则热、阴虚则燥等为辨证特点；阴虚火旺证在一般阴虚证基础上又见火旺为特征；本证有温热之邪侵袭及阴亏的特征。

辨证注意点：以温热之邪侵袭下焦，邪留阴分，肝肾之阴亏损为特征。

从病位辨证角度看，下焦病证还当包括其他病证。如湿热下注下焦证可表现为身热，少腹痞满，大便不通或小便不利，舌红苔腻，脉数等。下焦蓄血证可表现为少腹硬满，小便自利，大便黑等。

四、三焦病证的传变

三焦病证的传变，一般多由上焦手太阴肺开始，传入中焦，进而传入下焦，此为"顺传"，标志着病情由浅入深，由轻到重的病理进程。若病邪从肺卫而传入心包者，称为"逆传"，说明邪热炽盛，病情重笃。

三焦病证自上而下的传变，这是一般的规律。临床有邪犯上焦，经治而愈，并不传变的；亦有上焦病证未罢而又见中焦病证的；有的又可自上焦径传下焦；亦有中焦病证未除而又出现了下焦病证者；亦有起病即见下焦病证者；更有两焦病证错综互见和病邪弥漫三焦者。因此，对三焦病势的判断，应综合临床资料全面、综合地分析。

五、卫气营血辨证与三焦辨证的关系

卫气营血病变与三焦所属脏腑病变，既有联系，又有区别。如上焦手太阴肺的某些症候类型，相当于邪在卫分，但邪热壅肺而无表证者，则属于气分范畴。邪陷上焦心包的病变，虽属于营分范围，但其病机变化又与营分病变不完全相同，前者为邪热内陷，包络阻闭，扰乱神明，出现严重的神志异常，后者则是营热阴伤，心神被扰，神志异常不严重。中焦足阳明胃、手阳明大肠、足太阴脾的病变属于气分范围，但气分病变范围不限于这些脏腑，凡邪不在卫分，又未深入营血的病证，皆属于气分范围。下焦肝肾的病变与邪在血分，其病理变化和症候表现明显有别，前者为邪热久羁，深入下焦，耗损肝肾真阴，其证属虚，后者病变不一定涉及下焦，而以血热炽盛，迫血妄行、瘀热互结为主，其证属实，或实中有虚。

　　卫气营血辨证和三焦辨证都可以分析温病病理变化，明确病变部位，归纳症候类型，掌握病程阶段和传变规律，从而确立治法，指导温病的治疗。两种辨证方法又各有侧重，互有短长。一般而言，卫气营血辨证长于辨析病变的阶段、浅深、轻重，三焦辨证长于辨别病变的部位、性质和症候类型，故在临床上，多先以卫气营血辨证确定病变的浅深层次和发展趋势，再用三焦辨证确定病变部位和性质。应当将两种辨证方法相辅运用，经纬交错，才能更全面地指导温病的辨证论治。

第十二章 方药概论

中药是和西药相对而言的，它是对我国传统药物的总称。从产地来看，绝大多数的中药最初都是出产于中国。中药的认识和使用是以中医理论为基础，具有独特的理论体系和应用形式。它充分地反映了我国的历史、文化、自然资源等方面的若干特点。中药种类有植物、动物、矿物和人工合成，古人谓"诸药草类最多，诸药以草为本"。由于中药的来源以植物性药材居多，使用也最普遍，所以古来相沿把药学称为"本草"。中药学是研究中药基本理论和各种中药的来源、采制、性能、功效、临床应用等知识的一门学科，是祖国医学的一个重要组成部分。

方剂，是在辨证审因决定治法之后，选择合适的药物，酌定用量，按照组成原则，妥善配伍而成，是辨证论治的主要工具之一。方剂学是研究并阐明治法和方剂的理论及其运用的一门学科，与临床各科有着广泛而密切的联系。

一、中药的基本知识

（一）中药的性能

疾病的发生和发展过程，意味着阴阳邪正的相互消长，表现为机体（脏腑、经络）功能失常所反映出来的各种病理状态—症状和体征。

药物治疗疾病的基本作用是祛除病邪，消除阴阳偏盛偏衰的病理状态，以恢复人体健康。

药物种类甚多，每一药物都有一定适应范围，如黄芪补气，大黄通便，那么补气，通便分别是黄芪，大黄的治疗作用，这些治疗作用是由于药物各自的若干特性和作用而产生的，前人也称之为药物的偏性。以药物的偏性纠正疾病表现的阴阳偏盛偏衰，这些特性（偏性）即中药的性能，也就是中药的药物作用。

"性"即药性，"能"即效能，每种中药都有一定的性能。疾病的属性有寒证、热证；病势有向上、向下、入里；病位有脏腑、经络之不同；病有虚证、实证，故中药有性味、归经、升降浮沉、补泻等性能。

1. 性味

性：指药物的性质即药物的寒、热、温、凉四种不同的属性，前人称为四气（古代把四时的寒、热、温、凉气候变化应用于药性的说明，故性气通用，沿用至今）。

四气中温与热，寒与凉是具有共性的，温次于热，热即大温；凉次于寒、凉即微寒，即在共性中又有程度上之差异。而温热与寒凉是两类不同的属性，这是从药物对机体的作用中概括出来的；治疗热证的药物是寒凉的，治疗寒证的药物是温热的，此外，还有一种"平性"药，即药性较平和，偏热，偏寒不明显，未越出寒、热、温、凉四性范围，虽有寒、热、温、凉、平五种属性，一般仍称四气，而不称五气。

金元时王好古以阴阳学说来比拟解释药性云："本草之味有五，气有四……夫气者天也，温热天之阳，寒凉天之阴，阳则升，阴则降。"其意义是说温热性药物能升人阳气，增强人体的机能活动；寒凉性药物能降低人之阳气，减弱人的机能活动。

因此，一般把具有温里散寒、助阳益火、活血通络、行气疏肝、芳香开窍等兴奋人体机能活动功能的药物定为温、热性。具有清热泻火、凉血解表、平肝潜阳等降低人体病理性机能亢进的寒、凉药物。

通过长期临床实践，将寒、热、温、凉的作用加以归纳，给后人提出了"疗寒以热药，疗热以寒药""热者寒之，寒者热之"的治疗用药原则。

此外，尚有某些药物既有温热，又有寒凉药性功能的存在，将在各论中述及。

对药物作用可从不同角度认识，如作用性质、作用范围、作用趋势、作用强度、作用的益害性等。药性寒热是从药物对机体阴阳盛衰、寒热变化的影响这一特定角度来概括药物作用性质，而不概括药物作用的所有方面。因此，必须与其它方面的内容相结合，方能全面地认识和掌握药物的性能和作用。

味：指药物中有辛、甘、酸、苦、咸五种不同的滋味。

古时有"神农乃数民尝百草之滋味，当时一日而遇七十毒"的传说。

说明了人类在寻找食物过程中，必须要尝试各类叶、草、根、茎、果，也必然遇到一些具有特殊作用的天然产物，例如有止泻、镇静、致吐、止血等作用的物质，并品尝到各种物质的不同滋味，当人们发生疾病时，根据经验利用这些物质来医治疾病，经无数次反复实践，某些天然产物就成了医治疾病的药物，并总结出药物的滋味和功效之间的关系。所以说五味是由味觉所得，或由治疗味觉所得，或由治疗效果而确定的。

实际上除上述五种外尚有淡涩二味，习惯上淡附于甘，酸涩功似，并不另立，仍称五味。

五味也是药物作用的标志，不同的药味，就有不同的药物作用。综合历代用药经验，归纳其作用如下：

辛：有发散、行气血、滋补润养的作用。发散，如麻黄、薄荷；行气血，如陈皮、木香、川芎；滋补润养，如菟丝子、蛇床子。

甘：有补益、和中缓急的作用。滋补气血，如党参、熟地；缓解腹中挛急疼痛，如饴糖、甘草。

酸（涩）：有收敛、固涩（止泻、止血）作用。因有收敛作用，故可用于治疗自汗、盗汗，如龙骨、牡蛎；取其固涩作用，以治疗久泻、脱肛，如赤石脂、禹余粮、罂粟壳；治疗尿频、失禁，如桑螵蛸、覆盆子；治疗滑精、带下，如芡实、莲子、金樱子。

苦：有泻火、燥湿、通泄下降作用。降泄（降气）者，如杏仁能泄降肺气，止咳平喘；清泄者（泻火泄热），如山栀能清心泻火；燥湿者，如黄连清湿热，厚朴温化寒湿；通泄者，如大黄通腑泄热。

咸：有软坚散结、泻下、潜降之作用。软坚散结，如海藻、昆布、瓦楞子；泻下，如芒硝。潜降，如羚羊角、石决明。

上述五味，作用各异，然其中某些药物，又有它一定程度的通性，《黄帝内经·至真要大论》："辛甘发散为阳，酸苦涌泻为阴"，"咸味涌泻为阴，淡味渗泄为阳"。按药物之味，将它们归入阴阳两类以统辖之。即辛甘淡味药物属阳，酸苦咸味药物属阴。

每种药物都具有气和味，气、味各有其作用。故必须二者综合而观之，同性药物有五味之别，同味的药物亦各有四气之异。如同一辛味药，有辛寒（浮萍）、辛凉（薄荷）、辛温（半夏）、辛热（附子）、辛平（佩兰）等不同。

性味组合相同的药物，其主要作用也大致相近，如紫苏、荆芥、葱白均为辛温，它们都有发汗解表的作用，可用于外感风寒表证。

性味不同之药物，功效就有区别，性同味异，或味同性异的药物，在功效上有相同之处亦有不同之点。如寒性药物，若味不同，则其作用有差异；栀子苦寒，清热泻火、凉血解毒；淡竹叶甘寒，清热利尿；浮萍辛寒，疏散风热、利尿退肿。共同之处是寒性均有清热作用。

若甘味药物其性不同，则作用亦不相同：杜仲甘温以补肝肾、强筋骨、安胎；石斛甘微寒，以养阴潜热生津；甘草甘平，以补脾益气、清热解毒、润肺止咳、缓急止痛、调和诸药。共同之处是味甘，故均有补益之功效。

尚有某些药物，则是一气而兼有两种以上味者，如桂枝辛甘温；当归甘辛温；生地黄甘苦寒等。这种情况说明了药物之性味是复杂的，也体现了药物作用的多面性。五味相兼亦应根据某一药物功能大小而分清其主次，如桂枝长于调和营卫、发散风寒，作为解表药，故首列辛味。尚有补益强壮作用，常合补益之品同用，此为甘味之功。温经通络、温阳化气则辛温之共同作用，故桂枝性味定为辛甘温。当归为常用补血和血之品，首列甘温，并有活血调经之力，此辛味应之，故当归性味定为甘辛温。药物功效有主次，其性味的排列也有一定的顺序。

临床辨证用药时，对五味要有选择。如辛能散气，故气虚时不宜用；甘能助湿，故中满者不宜用；苦能燥湿，故津液不足者宜慎用；酸能敛涩，故余邪未尽者慎用之；咸多滋润，故脾胃虚寒者忌用之。

中药性味功能口诀：

中药品种多，性能各不同，寒凉能清热，温热祛寒用，辛味能行散，甘缓能补中，苦味能泄降，酸涩收敛功，咸味能软坚，淡渗利水通，甘寒能养阴，芳香必止痛，麻舌常有毒，香窜开窍能，气味相结合，配伍贵变通。

2. 升降浮沉

人体发生疾病，病变部位有上、下、表、里之别；病势有上逆、下陷之异，治疗上就要求药物应分别具有升、降、浮、沉的作用趋向，使之有助于调整紊乱的脏腑气机，使之平顺，或因势利导祛邪外出。病邪在上在表者宜用升浮之药物；病邪在下在里者宜用沉降之品，旨在药达病所。病势逆上宜降，病势陷下宜升，这是运用中药必须掌握的一般规律。然而，遇到痰涎壅实，胸闷窒呕吐者，利用升浮之瓜蒂以涌吐痰涎；若泻痢初起而系积滞所致者，则用消积导滞、沉降攻下之大黄通泄之，此乃通因通用之法。

由此可见，升、降、浮、沉是指药物作用于人体的几种趋向而言。升和降、浮与沉，都是相对的。升是升提的意思；降是降逆的意思；浮是上行发散的意思；沉是下行泄利的意思。升、浮药物的特点是向上向外，具有升阳、举陷、发表、散寒、祛风、开窍等药理作用；而沉降药物的特点则是向下向里，具有潜阳、降逆、平喘、收敛、泻下、渗利等作用。

药物的升降浮沉主要取决于药物的气味和质地的轻重。一般来说，味辛甘、气温热的药物，多主升浮；味酸苦咸，气寒凉的药，多主沉降。《本草纲目》云："酸咸无升，辛甘无降，寒无浮，热无沉。"大凡质轻的药物，如花叶之类多主升浮，质重的药物，如种子、矿石、贝壳之类多主沉降。但也有例外，如巴豆辛热，不升反沉，故有泻下逐水作用；旋覆花是花，不升浮，反而沉降，主降逆平喘，故有"诸花均升，复花独降"之说，牛蒡子是种子类，反主升浮，能疏风散热。此外，药物的升降浮沉还可因加工、炮制或配伍而发生改变。酒制则升、盐炒则下行、姜汁炒则能发散、醋炒则能收敛。所以在临床应用时要灵活掌握，才能运用得当，发挥药物的治疗作用。

3. 归经

归经是古人在长期临床实践中认识到某种药物对某些脏腑、经络的疾病具有特殊的治疗效果，总结出来的一种用药规律。如肺经有病时，常有咳、喘、痰症状，杏仁能止咳平喘，说明杏仁归入肺经；肝有病时，胁痛或不适为其主要表现用青皮能治胁痛，说明青皮归入肝经等。由于药物归经不同，同属一性味药物，其作用亦不相同，或作用部位有别，如黄芩、黄连、黄柏同属苦寒清热药，但黄芩入肺经而长于清肺热；黄连入心、胃经而能泻心火、清胃热；黄柏入肾经而重于泻相火。又如肉桂和干姜同为温里药，但因干姜入肺、脾、胃经，故肺、脾、胃有寒多择用干姜；而肉桂因入肝、肾经，故肝、肾有寒多选用肉桂而不用干姜。

了解归经学说有着深刻的实践意义：一是可作为选方用药的依据。一般来说，每经每脏的病证都有其主方，方中的主药，使药都归于本经。如太阳经表证，常用人本经之麻黄、桂枝作为解表之主药；肝肾阴虚者多用以熟地黄、山茱萸为主药所组成的方剂六味地黄汤来治疗。这些古方组成规律，促进了归经学说的发展。二是可作为随证用药之依据。如头痛部位有所不同，所代表不同的经脉之病证，前头痛（阳明经）者加白芷；偏头痛（少阳经）者加柴胡；枕部疼痛者（太阳经）加用蔓荆子等。三是以归经为线索，探求某些药物的潜在功能。如清热解毒药蒲公英入胃经，故应用于上消化道溃疡病的治疗，取得良效；山豆根入肺经，故试用于肺癌的治疗等。均是按药物之归经所探求到的某些药物的新途径。四是藉归经以执简御繁。如白术补中益气，健脾燥湿，疗脾胃气虚，腹泻呕吐，口渴自汗等多种病证，这些病证均与脾的生理功能、病理变化有关。因而通过白术归脾经而得到全面理解和掌握。

必须着重强调，归经学说在运用时一是要与药物性味、升降浮沉相结合，二是要与各脏腑间的用药互相兼顾。是因为同归一经之药物，其性味、升降浮沉不同，故不能执一而废它。如肺病咳嗽有寒热虚实之别，入肺药虽有麻黄、干姜、黄芩、百合、桑白皮、葶苈子等，临床上运用麻黄、干姜温肺之寒以疗咳；黄芩、桑白皮清肺泄热以止咳；百合滋补肺虚而止咳；葶苈子以泄肺实而止咳。诸职此类，诸经亦然。

此外，尚有"引经药"的理论，所谓引经药是指具有特别作用的归经药物，它除了对本经病证具有治疗作用外，还能把不归本经的药物引归到本经而发挥其治疗作用，以提高药物疗效。

（二）中药的配伍与禁忌

1. 配伍

两种或两种以上的药物配合应用叫作中药的配伍。中药通过配伍，可以对较复杂的病情予以全面照顾，同时又可利用药物间的协同作用和拮抗作用而获得安全及更高的疗效。古代医家经过长期认识与实践，对药物的配伍关系积累了丰富的知识，并将其总结概括为以下 6 个方面：

（1）相须

即性能相类似的药物相伍为用，可起协同作用，增强疗效。如石膏、知母合用以增强清热泻火之力。

（2）相使

即性能不相同的药物相伍为用，能互相促进，增强疗效。如补气之黄芪与利水之茯苓合用，能增强补气利水之功。

（3）相畏

即一种药的毒副作用，能被另一种药物减轻或抑制。如半夏和南星的毒性能被生姜减轻或消除，所以说半夏和南星畏生姜。

（4）相杀

即一种药物能减轻或消除另一种药物的毒副作用。如防风解砒霜的毒，绿豆能解巴豆的毒，所以说防风杀砒霜，绿豆杀巴豆。

（5）相恶

即两种药物合用，能互相牵制而使作用降低，甚至丧失药效。如生姜恶黄芩，人参恶莱菔子。

（6）相反

即两种药物合用后能产生毒性反应或副作用、如乌头反半夏，甘草反芫花。

以上6个方面中，相须、相使属药物的协同作用；相畏、相杀属药物不同程度的拮抗作用；相恶、相反属药物配伍禁忌。

此外，尚有不用其它药物辅助，依靠单味药发挥作用的，叫单行，如独参汤及其它单方。

2. 禁忌

用药禁忌主要有三种：

（1）配伍禁忌

即两种药物配伍使用产生毒、副作用或使疗效降低或消除，前人有"十八反"与"十九畏"的记述，所谓反者即指"相反"而言，所谓畏者即指"相恶"而言。"十八反"歌诀云：本草明言十八反，半蒌贝蔹芨攻乌，藻戟遂芫具战草，诸参辛芍叛藜芦。"十九畏"歌诀云：硫磺原是火中精，朴硝一见便相争，水银莫与砒霜见，狼毒最怕密陀僧，巴豆性烈最为上，偏与牵牛不顺情，丁香莫与郁金见，牙硝难合京三棱，川乌草乌不顺犀，人参最怕五灵脂，官桂善能调冷气，若逢石脂便相欺。大凡修合看顺逆，炮烘炙浸莫相依。歌诀表述的内容为：

十八反：甘草反甘遂、大戟、芫花、海藻；乌头反贝母、瓜蒌、半夏、白蔹、白芨；藜芦反人参、沙参、丹参、玄参、苦参、细辛、芍药。

十九畏：硫磺畏朴硝；水银畏砒霜；狼毒畏密陀僧；巴豆畏牵牛；丁香畏郁金；川乌、草乌畏犀角；牙硝畏三棱；官桂畏石脂；人参畏五灵脂。

上述配伍禁忌，只供用药时参考，不是绝对的。在古今配方中也有反、畏同用的例子，如甘遂与甘草同用治疗腹水，可以更好地发挥甘遂泻水的药效；党参与五灵脂同用治疗胃脘痛，可以补脾胃止疼痛，而药效无损。由于对"十九畏"和"十八反"还有待进一步作较深入的实验和观察，并研究其机理，因此，目前应采取慎重态度。一般说来，对于其中一些药物，若无充分根据和应用经验，仍须避免盲目配合应用。

（2）妊娠用药禁忌

妊娠期间服用某些药物，可引起胎动不安，甚至造成流产。根据药物对胎儿影响程度大小，分禁用与慎用两类。

禁用药大多毒性较强或药性猛烈。如剧烈泻下药巴豆、芦荟、番泻叶；逐水药芫花，甘遂、大戟、商陆、牵牛子；催吐药瓜蒂、藜芦；麻醉药闹羊花；破血通经药干漆、三棱、莪术、阿魏、水蛭、虻虫；通窍药麝香、蟾酥、穿山甲；其它剧毒药如水银、砒霜、生附子、轻粉等。

慎用药大多是烈性或有小毒的药物。如泻下药大黄、芒硝；活血祛瘀药桃仁、红花、乳香、没药、王不留行、益母草、五灵脂等；通淋利水药冬葵子、薏苡仁；重镇降逆药磁石；其它如半夏、南星、牛黄、贯众等。

凡禁用药都不能使用，慎用药则应根据孕妇病情酌情使用。可用可不用者，都应尽量避免使用，以免发生事故。

（3）服药时的饮食禁忌

饮食禁忌简称食忌，也就是通常所说的禁忌口。在古代文献上有常山忌葱；地黄、何首乌忌葱、蒜、萝卜；薄荷忌鳖肉；茯苓忌醋；鳖甲忌苋菜；蜜反生葱等记载。这说明服用某些药时不可同吃某种食物。此外，服用发汗药应忌生冷；调理脾胃药应忌油腻；消肿、理气药应忌豆类；止咳平喘药应忌鱼腥；止泻药应忌瓜果。

（三） 中药的炮制

中药炮制是根据中医临床用药理论和药物配制的需要，将药材进一步加工的传统工艺。方法众多，与药效一般有着密切的关系。炮制是药物在应用前或制成各种剂型以前必要的加工过程，包括对原药材进行一般修治整理和部分药材的特殊处理，后者也称为"炮炙"。由于中药材大都是生药，其中不少药材必须经过特定的炮炙处理，才能更符合治疗需要，充分发挥药效。因此，按照不同的药性和治疗要求而有多种炮制方法。有些药材的炮制还要加用适宜的辅料，并且注意操作技术和讲究火候，正如前人所说："不及则功效难求，太过则性味反失。"炮制是否得当，直接关系到药效，而少数毒性药和烈性药的合理炮制，更是确保用药安全的重要措施。药物炮制法的应用与发展，已有很悠久的历史，方法多样，内容丰富。

1. 炮制目的

消除杂质和非药用部分，使药纯净，达到用量准确，疗效可靠，服用方便。如一般植物药的根和根茎当洗去泥沙，拣去杂质；枇杷叶要刷去毛；远志去心；蝉蜕去头足；而海藻、肉苁蓉当漂去咸味腥味，以利于服用等。

改变药物性能，增强药物疗效。如地黄生用性寒而凉血，制熟则微温而补血；首乌生用导泻，制熟用则补肝肾、乌须发；蒲黄生用破血行瘀，炒用止血；延胡索醋制增强止痛作用；白术土炒补脾和中力强；柴胡醋制舒肝解郁效增。

降低或消除毒、副作用。如乌头、附子为剧毒之品，经反复浸泡漂煮，有毒成分被水解、溶出，毒性大减；半夏、南星经生姜、明矾制后可降低毒性，祛除激喉催吐之物；女贞子盐水拌蒸，去其寒性，避免腹泻等。

矫味、矫臭。蜜炙、酒炙、醋炙通常都有矫味、矫臭作用。如五灵脂醋炒去恶味等。

便于制剂、煎服及贮藏。如贝壳类药材炮制后便于粉碎，使有效成分易于煎出；白芥子、莱菔子炒熟以去其酶，才能保存有效成分不被分解等。

2. 常用的炮制方法

（1）水制法

能使药物洁净、柔软、便于加工，并能减低药物毒性、烈性及不良气味。包括洗、漂、泡、润、水飞等法。

（2）火制法

是把药物直接或间接放置火上炮制以达干燥、松脆、焦黄或炭化之目的。

炒：有清炒及辅料炒。清炒是将药物放锅内拌炒，由于使用目的的不同，有炒黄、炒焦、炒炭之分。炒黄、炒焦之药物有焦香味道，以增强健脾开胃之力或改善药物之偏。炒炭的药物可增强收敛止血之功，如荆芥炭。辅料炒是加辅料同炒，如土炒白术，醋炒柴胡等。其目的是增强药性，更好地发挥疗效。

炙：与辅料炒无多大区别，一般多将用蜜炒的叫炙。如炙甘草、炙黄芪。

煅：是将药物直接或间接放在火上煅烧，使其松脆易于粉碎。多适用于矿石类或贝壳类药物。

煨：是将药物裹上湿纸或面糊，埋于灰内或置于文火上烘烤，以纸或面糊表面焦黑为度，冷却后剥除纸或面糊使用。目的是利用纸或面糊吸收药物中的部分油质，以减低药物的刺激性，并增强药物疗效，如煨木香。

炮：是将药物放入砂中加热，炒至焦黄爆烈，便于加工，并增强其温燥之性，同时能使药物毒性降低，如炮附子、炮姜。

（3）水火同制法

包括蒸、煮、淬三种方法。其目的是改变药性、增强疗效。

（四）中药的用量

用量即中草药在临床上应用的分量。包括重量（克）、数量（片、支）、容量（汤匙、毫升）。

一般来说中药安全性比较大，但个别有毒药物仍需十分注意，不可过量，确定用量一般原则是：

1. 根据药物性能确定用量

凡有毒的，峻烈的药物用量宜小，如乌头、雄黄之类；质重的药物用量要大，如代赭石、牡蛎类；质轻的药物用量宜轻，如蝉蜕；芳香类药物用量宜轻，如丁香、檀香。

2. 根据病情需要确定用量

病情轻或慢性病，用量宜轻；病情深重顽固，用量宜大，还有些药轻用、重用作用不同，如柴胡轻用升阳、重用疏肝。

3. 根据配伍、剂型确定用量

一味单用、用量宜重，复方配伍，用量宜轻。方中主药用量宜重，辅药用量宜轻；汤剂用药宜重，丸散剂用量宜轻。

4. 根据病人性别、年龄、体质确定用量

妇女、老年、体弱、儿童用量宜轻，男子、体壮、年轻用量宜重。

各类药物用量大致规律为：花叶、芳香走窜之品 3~9 克；根茎类 9~15 克；矿石贝壳类 15~30 克；特殊药物例外；细辛一般不超过 3 克，沉香、麝香一般用 1~1.5 克。

二、方剂的基本知识

方剂是理、法、方、药的一个组成部分，是在辩证方法基础上选药配伍组成的，所以，首先要理解方剂与治法的关系，才能准确而缜密地遣药用方。

从中医学的形成和发展来看，治法是在积累了相当医疗经验的基础上总结出来的，是后于方药的一种理论。但是当治法已由经验总结上升为理论之后，就成为指导遣药组方和运用成方的指导原则。例如一个感冒病人，经过四诊合参，审证求因，确定为外感风寒表实证时，根据表证当用汗法，寒者热之的原则，决定用辛温解表法治疗，并且按法选用相应的有效成方，或自行选药组成辛温解表剂，如法煎服，便能汗出表解，邪去人安。否则，治法与辩证不符，组方与治法脱节，必然治疗无效，甚至反使病情恶化。由此可见，治法是指导遣药组方的原则，方剂是体现和完成治法的主要手段。所以我们常说"方以药成"，却又首先是"方从法出，法随证之"，二

者之间的关系是互相为用，密不可分的。

（一）方剂的组成原则

方剂的组成不是单纯药物的堆积，而是有一定的原则和规律的。古人用"君、臣、佐、使"四个部分加以概括，用以说明药物配伍的主从关系。一个疗效确实的方剂，必须针对性强，组方严谨、方义明确、重点突出、少而精悍。现将"君、臣、佐、使"的含义分述如下：

1. 君药

君药是针对病因或主证起主要治疗作用的药物，一般效力较强，药量较大。

2. 臣药

臣药是指方中能够协助和加强主药作用的药物。

3. 佐药

佐药是指方中另一种性质的辅药。它又分：

①正佐：协助主药治疗兼证。

②反佐：对主药起抑制作用，减轻或消除主药的副作用。

4. 使药

使药有两种意义：

①引经药，既能引方中诸药至病所的药物。

②调和药，既具有调和方中诸药作用的药物。

例如一病人恶寒发热、无汗而喘、头痛、脉浮紧。其辨证是风寒表实证。择用麻黄汤治疗，方中之麻黄，辛温，发汗解表，以除其病因（风寒）而治主证为主药；桂枝，辛甘温，温经解肌，协助麻黄增强发汗解表之功，为辅药；杏仁，甘苦温，助麻黄宣肺平喘，以治咳喘之兼证为佐药；甘草，甘温，调和诸药为使药。

简单的方剂，除了主药外，其它成分不一定都具备。如芍药甘草汤，只有主、辅药；左金丸，只有主药黄连和佐药吴茱萸；独参汤，只有主药人参。复杂的方剂主药可有两味或两味以上，辅、佐、使药也可有两味或多味。

（二）方剂的组成变化

方剂的组成既有严格的原则性，又有极大的灵活性。

1. 药味加减的变化

是在主证未变的情况下，随着兼证的变化，加入或易去某些药物，使之更合乎治疗的需要，也叫"随证加减"。例如麻黄汤主治风寒表实证，假如外感风寒所伤在肺，症见鼻塞声重、咳嗽痰多、胸闷气短、苔白脉浮者，当以宣肺散寒为主，在麻黄汤中易去炙甘草，加上生姜组成三拗汤，使肺气宣畅，自然诸证皆除。

2. 药量加减变化

这种变化是指组成之方剂的药物不变，但药量有了改变，因而改变了该方功用和主治证的主要方面。例如，四逆汤和通脉四逆汤，二方都由附子、干姜、炙甘草三味组成，但前方中姜、附用量较小，主治阴盛阳微而致四肢厥逆。恶寒蜷卧，下利脉微细的症候，有回阳救逆的功用。后方中姜、附用量较大，主治阴盛格阳于外而致四肢厥逆，身反不恶寒，下利清谷，脉微欲绝之症候，有回阳逐阴、通脉救逆的功用。

3. 剂型更换的变化

中药制剂种类较多，各有特点。同一方剂，由于剂型不同，其治疗作用也不相同，例如，理中丸由干姜、白术、人参、甘草等量组成丸剂，治中焦虚寒、自下利、呕吐腹痛、舌淡苔白、脉沉迟之证。若治上焦阳虚而致胸痹，证见心中痞闷、胸满、胁下有气上逆抢心、四肢不温、脉沉细等，即用上四味药煎成汤剂分三次服（即人参汤）。这是根据病位有中上之别，病势有轻重之异，所以一取丸剂缓治，一取汤剂急治，临床上经常将汤剂改成丸、散、膏剂，或将丸、散方药改为汤剂，主要是取缓急不同之意。

（三）中药常用剂型（制剂）

剂型是根据临床使用中草药治疗各种疾病的需要，将药物制成一定大小或不同形态的制剂，中草药剂型很多，并随着中西医结合的不断发展，中草药的剂型日益增多，传统的剂型在质量上、工艺上也有很多改革，现将常用剂型介绍如下：

1. 汤剂

把药物配齐后，用水或黄酒，或水酒各半浸泡后，再煎煮一定时间，然后去渣取汁，称为汤剂，一般作内服用，如麻黄汤、归脾汤等。汤剂优点是吸收快、疗效快，而且便于加减使用，能较全面地照顾到每一个病人或各种病证的特殊性，是中医临床最广泛使用的一种剂型。

2. **散剂**

散剂是将药物研碎，成为均匀混合的干燥粉末，有内服与外用两种。内服散剂末细量少者，可直接冲服，如七厘散；亦有粗末，临用时加水煮沸取汁服的，如香苏散。外用散剂一般作外敷、掺散疮面，或患病部位，如生肌散、金黄散；亦有作点眼、吹喉外用的，如冰硼散。散剂有制作简便，便于服用携带，吸收较快，节省药材，不易变质等优点。

3. **丸剂**

丸剂是将药物研成细末，以蜜、水或米糊、面糊、酒、醋、药汁等作为赋型剂制成的圆形固体剂型。丸剂吸收缓慢，药力持久，而且体积小，服用、携带、贮存都比较方便，也是一种常用的剂型。一般适用于慢性、虚弱性疾病，如归脾丸、人参养荣丸等；亦有用于急症，如安宫牛黄丸、苏合香丸等。临床常用的丸剂有蜜丸、水丸、糊丸、浓缩丸等数种。

4. **片剂**

片剂将中药加工或提练后与辅料混合，压制成圆片状剂型。片剂用量准确，体积小。味很苦的，具恶臭的药物经压片后再包糖衣，使之易于吞服；如需在肠道中起作用或遇胃酸易被破坏的药物，则可包肠溶片，使之在肠道中崩解。片剂应用较广，如银翘解毒片、桑菊感冒片等。

5. **冲剂**

冲剂是将中药提练成稠膏，加入部分药粉或糖粉制成颗粒散剂干燥而成。用开水冲服，甚为方便。由于含糖较多，小儿易于接受。

6. **膏剂**

将药物煎煮取汁浓缩成半固体叫膏剂。有内服及外用两种，内服的如雪梨膏等；外用的如风湿膏、狗皮膏药等。

7. **丹剂**

丹剂一般是指含有汞，硫磺等矿物，经过加热升华提炼而成的一种化合制剂。具有剂量小、作用大、含矿物质之特点。此剂多外用，如红升丹、白降丹等。此外，习惯上把某些较贵重的药品或有特殊功效的药物剂型叫作丹，如至宝丹、紫雪丹等。所以，丹剂并非是一种固定的剂型。

8. **针剂**

针剂是根据中草药有效成分不同，用不同方法提取、精制配成灭菌溶液供皮下、穴位、肌肉、静脉等注射用的一种剂型。具有作用迅速等优点。故对急症或口服药有困难患者尤为适宜。针剂是今后需大力研制的一种剂型，以适应中医急症之需要。

9. 酒剂

酒剂俗称药酒。是将药物浸泡入酒中，经过一时间后，去渣取汁供内服或外用。适用于祛风通络和补益剂中使用。外用酒剂尚可祛风活血、止痛消肿。

10. 露剂

露剂亦称药露，多用新鲜含有挥发性成分的药物，用蒸馏法制成的芳香气味的澄明水溶液。一般作为饮料及清凉解暑剂，常用的有金银花露、青蒿露等。

11. 茶剂

茶剂是将药物经粉碎加工而制成的粗末状制品，或加入适宜黏合剂制成的方块状制剂。用时以沸水泡汁或煎汁。大多用于治疗感冒、食积、腹泻，近年来又有许多健身、减肥的新产品，如午时茶、刺五加茶、减肥茶等。

12. 栓剂

栓剂古称坐药或塞药，是将药物细粉与基质混合制成的一定形状固体制剂。有杀虫止痒、滑润、收敛等作用。其特点是通过直肠或阴道黏膜吸收，有50%~70%的药物不经过肝脏而直接进行大循环，一方面减少药物在肝脏中的"首过作用"，同时减少药物对肝脏的毒性和副作用，还可以避免胃肠液对药物的影响及药物对胃黏膜的刺激作用。婴幼儿直肠给药尤为方便。常用栓剂有小儿解热栓、消痔栓等。

（四）中药方剂煎服法

汤剂是中药最主要的剂型。中药煎服质量，直接影响其疗效，因此，必须了解中药的煎服方法。

1. 煎药方法

（1）煎药器具

以砂锅、搪瓷皿为好，忌用铁器，以免发生化学反应。

（2）煎药用水量

根据药物体积而定，一般以水浸过药面为度。

2. 注意事项

煎药之前，将药用冷水浸泡一段时间，使药物充分湿润，以便有效成分易于煎出。

一般药物均可同煎。煮沸后即改为文火。再煎15~20分钟。煎药时防止药汁外溢及过快熬干。煎药时不宜频频打开锅盖，以尽量减少易挥发成分的丢失。如为味厚的滋补药品，如熟地、首乌等，煎煮时间宜稍长，使有效成分更多地被煎出；清热、解表、芳香类药物煎时宜稍短。以免有效成分损失或药性改变。

有些药物煎法特殊，处方必须注明。现简要介绍如下：

先煎：贝壳类、矿石类药物，因质坚而难煎出味，应打碎先煎，煮沸10~20分钟后，再下其它药。如龟板、鳖甲、代赭石、石决明、生牡蛎、生龙骨、生石膏等；芦根、茅根、夏枯草、竹茹等，宜先煎取汁，用其汁代水煎其它药。

后下：气味芳香的药，借其挥发油取效的，宜在一般药物即将煎好时下，煎四、五分钟即可，以防其有效成分走散。如薄荷、砂仁等。

包煎：为防止煎后药混浊或减少对消化道、咽喉的不良刺激，要用薄布将药包好，再放入内煎煮。如赤石脂、滑石、旋覆花等。

另炖或另煎：某些贵重药，以保存其有效成分，可另炖或另煎。如人参（隔水炖3小时）；羚羊角、犀角切成薄片另煎2小时取汁服，或水磨汁或成细末调服。

溶化（烊化）：胶质、黏性大的药物，如阿胶、鹿角胶、蜂蜜、饴糖等，应先单独加温溶化，再加入去渣之药液中微煮或趁热拌搅，使之溶化，以免同煎时黏锅煮焦，影响药效。

冲服：散剂、丹剂、小丸、自然药汁、芳香或贵重药物，以冲服为宜。如牛黄、麝香、沉香末、肉桂末、田三七、紫雪丹、六神丸等。

3. 服药方法

（1）服药次数

汤剂，一般每日一剂，煎两次取汁，分2~3次服。病情重或老年、儿童酌情增减。

（2）服药时间

饮前约1小时服为宜；对胃肠有刺激的药物宜饭后服；滋补药宜空腹服；安神药宜睡前服；急病不拘时间服；慢性病应定时服。

（3）服药温度

以温服为宜。但热证者可冷服，寒证者可热服。发汗药宜趁热顿服，服后加盖衣被，以利发汗；服药易吐者，可先服姜汁，再服药；不能口服者，可鼻饲或灌肠。

第十三章　灸疗篇

灸，灼烧的意思。灸法主要是借灸火的热力给人体以温热性刺激，通过经络腧穴的作用，以达到防治疾病目的的一种方法。

施灸的原料很多，以艾叶作为主要灸料。我国各地均有生长，以蕲州产者为佳，故有"蕲艾"之称。艾叶气味芳香，辛温味苦，容易燃烧，火力温和，故为施灸佳料。

【灸法的主治作用、适应范围】

温经散寒

可以治疗寒湿痹痛和寒邪为患之胃脘痛、腹痛、泄泻、痢疾等。

扶阳固脱

临床上多用于脱证和中气不足、阳气下陷而引起的遗尿、脱肛、阴挺、崩漏、带下、痰饮等。

消瘀散结

临床常用于气血凝滞之疾，如乳痈初起、瘰疬、瘿瘤等。

防病保健

灸法可起防病保健的作用，也就是说无病施灸，可以激发人体的正气，增强抗病的能力，使人精力充沛，长寿不衰。

【灸法的注意事项】

（1）施灸的先后顺序

古人对于施灸的先后顺序有明确的论述，如《千金要方》说："凡灸当先阳后阴……先上后下。"《明堂灸经》也指出："先灸上，后灸下，先灸少，后灸多。"这是说应先灸阳经，后灸阴经，先灸上部，再灸下部，就壮数而言，先灸少而后灸多，就大小而言，先灸艾炷小者而后灸大者。但临床上需结合病情，灵活应用，不能拘执不变。如脱肛的灸治，则应先灸长强以收肛，后灸百会以举陷，便是先灸下而后灸上，表明上述施灸的顺序是指一般的规律。此外，施灸应注意在通风环境中进行。

（2）施灸的补泻方法

艾灸的补泻，始载于《黄帝内经》。《灵枢·背俞》说："气盛则泻之，虚则补之。以火补者，毋吹其火，须自灭也。以火泻者，疾吹其火，传其艾，须其火灭也。"《针灸大成》也记载说："以火补者，毋吹其火，须待自灭，即按其穴。以火泻者，速吹其火，开其穴也。"指出灸法的补泻亦需根据辨证施治的原则，虚证用补法，而实证则用泻法。

（3）施灸的禁忌

①面部穴位、乳头、大血管等处均不宜使用直接灸，以免烫伤形成瘢痕。关节活动部位亦不适宜用化脓灸，以免化脓溃破，不易愈合，甚至影响功能活动。

②一般空腹、过饱、极度疲劳和对灸法恐惧者，应慎施灸。对于体弱患者，灸治时艾炷不宜过大，刺激量不可过强，以防"晕灸"。一旦发生晕灸，应及时处理。

③孕妇的腹部和腰骶部也不宜施灸。

（4）灸后的处理

施灸过量，时间过长，局部出现水泡，只要不擦破，可任其自然吸收，如水泡较大，可用消毒毫针刺破水泡，放出水液，再涂以龙胆紫。瘢痕灸者，在灸疮化脓期间，1个月内慎做重体力劳动，疮面局部勿用手搔，以保护痂皮，并保持清洁，防止感染。

有关灸疗方法很多，历代医家十分重视灸疗的应用，本篇主要介绍常用的一些灸疗方法。

一、艾炷灸

（一）直接灸

又称明灸，着肤灸，它分为无瘢痕灸和瘢痕灸两种。

无瘢痕灸：又称非化脓灸，临床上多用中、小艾炷。即将艾炷放置于皮肤上之后，从上端点燃，当燃剩2/5左右，患者感到烫时，用镊子将艾炷挟去，换炷再灸，一般灸3~7壮，以局部皮肤充血、红晕为度。施灸后皮肤不致起泡，或起泡后亦不致形成灸疮。此法适用于慢性虚寒性疾病，如哮喘、眩晕、慢性腹泻、风寒湿痹和皮肤疣等。

瘢痕灸：瘢痕灸疗法是将艾炷直接放在穴位上施灸，局部组织经烫伤后产生化脓现象，并结为瘢痕，以此来治疗疾病的一种方法。

瘢痕灸又称化脓灸，临床上多用小艾炷，亦有用中艾炷者。施灸前先在施术部位上涂以少量凡士林或大蒜液，以增加粘附性和刺激作用，然后放置艾炷，从上端点燃，烧近皮肤时患者有灼痛感，可用手在穴位四周拍打以减轻疼痛。应用此法一般每壮艾炷须燃尽后，除去灰烬，方可换炷，每换1壮，即涂凡士林或大蒜液1次，可灸7～9壮。灸毕，在施灸穴位上贴敷淡水膏，大约1周可化脓，化脓时每天换膏药1次。灸疮45天左右愈合，留有瘢痕。在灸疮化脓期间，局部需注意清洁，避免感染。《针灸资生经》说："凡着艾得疮，所患即瘥，不得疮发，其疾不愈。"可见灸疮的发和不发与疗效有密切关系。就灸疮而言，是局部组织经烫伤后产生的化脓现象，有治病保健作用。但对身体过于虚弱，或有糖尿病、皮肤病的患者不宜使用此法。临床常用于治疗哮喘、慢性胃肠病、瘰疬等，但由于这种方法灸后遗有瘢痕，故灸前必须征求患者的同意及合作。

（二）间接灸

又称隔物灸、间隔灸，即在艾炷与皮肤之间隔垫上某种物品而施灸的一种方法。临床常用的方法如下。

隔姜灸：用鲜生姜切成直径大约2～3cm，厚约0.2～0.3cm的薄片，中间以针穿刺数孔，上置艾炷放在应灸的部位，然后点燃施灸，当艾炷燃尽后，可易炷再灸。一般灸5～9壮，以皮肤红晕而不起泡为度。在施灸过程中，若患者感觉灼热不可忍受时，可将姜片向上提起，或缓慢移动姜片。此法应用很广，适用于一切虚寒病证，对呕吐、腹痛、泄泻、遗精、阳痿、早泄、不孕、痛经和风寒湿痹等疗效较好。

隔蒜灸：用鲜大蒜头切成0.2～0.3cm的薄片，中间以针穿刺数孔，上置艾炷放在应灸的腧穴部位或患处，然后点燃施灸，待艾炷燃尽，易炷再灸，一般灸5～7壮。因大蒜液对皮肤有刺激性，灸后容易起泡，若不使起泡，可将蒜片向上提起，或缓慢移动蒜片。此法多用于治疗肺结核、腹中积块及未溃疮疡等。此外，尚有一种自大椎穴起至腰俞穴铺敷蒜泥一层的铺灸法（长蛇灸），民间用于治疗虚劳、顽痹等证。

隔盐灸：用纯净干燥的食盐填敷于脐部，使其与脐平，上置艾炷施灸，如患者稍感灼痛，即更换艾炷。也可于盐上放置姜片后再施灸，以防止食盐受火爆起而伤，一般灸 5~9 壮。此法有回阳、救逆、固脱之功，但需连续施灸，不拘壮数，以待脉起、肢温、症候改善。临床上常用于治疗急性寒性腹痛、吐泻、痢疾、淋病、中风脱证等。

隔附子灸：以附子片或附子药饼作间隔物。药饼的制法，是将附子研成细末，以黄酒调和制成直径约 3cm、厚约 0.8cm 的附子饼，中间以针穿刺数孔，上置艾炷，放在应灸腧穴或患处，点燃施灸。由于附子辛温大热，有温肾补阳的作用，故多用于治疗命门火衰而致阳虚的阳痿、早泄、遗精和疮疡久溃不敛的病证。

二、艾卷灸

又称艾条灸。即用桑皮纸包裹艾绒卷成圆筒形的艾卷，也称艾条，将其一端点燃，对准穴位或患处施灸的一种方法。分为悬灸、实按灸两种。

（一）悬灸

按其操作方法又可分为温和灸、雀啄灸、回旋灸等。

温和灸：将艾卷的一端点燃，对准应灸的腧穴或患处，约距离皮肤 2~3cm 处进行熏烤，使患者局部有温热感而无灼痛为宜，一般每穴灸 10~15min，至皮肤红晕为度。如果遇到局部知觉减退或小儿等，医者可将食、中两指，置于施灸部位两侧，这样可以通过医者的手指来测知患者局部受热程度，以便随时调节施灸时间和距离，防止烫伤。

雀啄灸：施灸时，艾卷点燃的一端与施灸部位的皮肤并不固定在一定的距离，而是像鸟雀啄食一样，一上一下施灸。

回旋灸：施灸时，艾卷点燃的一端与施灸部位的皮肤虽保持一定的距离，但不固定，而是向左右方向移动或反复旋转地施灸。

（二）实按灸

施灸时先在施灸腧穴部位或患处垫上布或纸数层，然后将药物艾卷的一端点燃，乘热按到施术部位上，使热力透达深部，若艾火熄灭，再点再按，或者以布 6~7 层包裹艾火熨于穴位，若火熄灭，再点再熨。最常用的为太乙针灸和雷火针灸。

1. 太乙神针

属于药卷灸法的一种。太乙，是尊贵的意思。清代高士宗曰："太乙者，无上至尊，犹之众职环会而为贵人也。"《素问·六微旨大论》云："帝曰：天符岁会何如？歧伯曰：太乙，天符之会也。"此疗法对于某些顽固疾病取效甚捷，故名之为"神针"。

太乙神针是与"雷火针"同类而药物不同的一种疗法。是在"雷火针"的基础上发展而来的。二者为一元二歧，是传统灸法的发展。它最早见于唐代陈藏器的《本草拾遗》，该书中载有"太乙神针"方药的组成、主治、功能、用法等。可见"太乙神针"疗法定名于唐代。但是，自唐而后，文献记载很少，到清代雍正时，才有人撰编私刻，而印册极少，流传不广。即有获者，亦秘而不传，故几乎趋于绝迹。《中国医学大辞典》载："雍正间，潮州镇军范培兰，留心寿世，遍阅方书，有道人踵署，传以此法，其制与雷火针同，而药皆纯正，且用法，隔布七层，不伤肌肉，非若铁针与金石艾灸，令人彷徨畏惧。末有秀水杜文澜跋，谓同治甲子春，得是书于旧好三省三司马，以原刻穴图病原，间有舛误，因略加考正，重授梓人"云云。因为文中有"道人踵署"句，故有人臆说此针出于"异人""神人"之手等等，此乃故神其说，无大意义。

由于此法来源于民间，简便易行，效果较好，故清以后流传的刊本甚多，其中有不少改编本，如《太乙针方》《太乙针灸法》《太乙神针集解》等，内容大致相同。唯咸丰六年，沧州人叶圭对此有了改进指出"不如以针为灸，较为妥当，取效亦速"。并开始使用"面碗隔姜灸之"的方法，在"太乙神针"灸术的基础上，又有了改进。

（1）方药组成

关于太乙神针的方药组成，社会上流行版本和杂志所载不完全相同，现介绍几种供参考选用。

①人参120克，参三七240克，山羊90克，千年健500克，钻地风500克，肉桂500克，川椒500克，乳香500克，没药500克，穿山甲240克，小茴香500克，苍术500克，祁艾2000克，甘草1000克，麝香120克，防风1200克，共为细末备用。

②甘松3克，乳香、没药各12克，牙硝1克，牛膝、川乌、独活各12克，三棱、草乌各1.5克，白芷、羌活各1.2克，桂枝、薄荷、麻黄、穿山甲、防风、杜仲、丑牛各6克，丁香、樟脑各1.2克，南星1.2克，细辛6克，降香3克，明雄、全蝎各4.5克，麝香6克，秦艽6克，艾绒15克，硫

磺 3 克。共为细末，备用。

（2）制针

将细软绵绒三四层，平铺于板上，艾绒约 15 克，药末约 15 克，匀撒于纸上，卷成 20cm 长，直径约 3cm 的针管，愈紧愈好，一端以绒绳扎，一端以牛皮纸封固，制成后，再用蛋清涂刷数遍，令其阴干，切勿日晒，俟蛋清干透，即包存备用，密藏防止漏气，防潮湿。

（3）施灸

施灸时将针在火上燃烧，针须烧透而不可烧焦。待针烧好后，按所定穴位，放上布垫，针置布上，使热力由皮肤而达肌腠，使药力由经络而达病所。初下针时，必须紧按，俟热力高沸时，即轻提慢按。如患者感觉热力过高，则增加布垫，热力低弱，则减少布垫。总以调整到适宜温度为准则。温度过高，可伤及肌肤，温度过低，则功效不大。每穴约灸 10~15min，冷则易之，每灸 5~7 次为度。

2. 雷火针

是用沉香、木香、乳香、蕲艾等药物粉碎，用棉纸卷紧，然后点燃，灸治一定的部位来治疗疾病的一种方法。

此法见载于明代杨继洲的《针灸大成》，属于灸法的一种，主要用于畏针患者。用沉香、木香、乳香、茵陈、羌活、干姜、穿山甲各 9 克，麝香少许，蕲艾 60 克，分别粉碎为末。以棉纸 16cm，先铺茵陈、蕲艾于绵纸上，再将其余药物掺合：均匀地撒在上面，然后卷极紧，用火柴点燃一端，此即雷火针。根据病证选定穴位，选定方法同针刺疗法。让病人取适当的体位，在选定的穴位上用笔作标记，外用六七层纸隔穴，然后用雷火针按穴上，待火将烧透纸时，起去雷火针，剪去灰火，另用纸再烧再按，如此反复 9 次。

三、温针灸

是针刺与艾灸相结合的一种方法，适用于既需要针刺留针，又须施灸的疾病。

在针刺得气后，将针留在适当的深度，在针柄上穿置一段长约 2cm 的艾卷施灸，或在针尾上搓捏少许艾绒点燃施灸，直待燃尽，除去灰烬，再将针取出。此法是一种简而易行的针灸并用的方法，其艾绒燃烧的热力可通过针身传入体内，使其发挥针和灸的作用，达到治疗的目的。应用此法应注意防止灰火脱落烧伤皮肤。

四、温灸器灸

温灸器是一种专门用于施灸的器具，用温灸器施灸的方法称温灸器灸。

临床常用的有温灸盒和温灸筒。施灸时，将艾绒点燃后放入温灸筒或温灸盒里的铁网上，然后将温灸筒或温灸盒放在施灸部位 15～20min 即可，适用于灸治腹部、腰部的一般常见病。

五、灯火灸

又称爆灯火疗法、灯火灼疗法、发爆疗法、出火疗法和灯火疗法等等。是用灯草芯蘸麻油，点燃后打爆一定的部位（或穴位）来治疗疾病的一种方法。明·李时珍在《本草纲目》中就对灯火疗法的操作方法、适应证、注意事项等有较详细的记述。他说："灯火主治小儿惊风昏迷、搐搦窜视诸病。又治头风胀痛，视头额太阳络脉盛处，以灯芯蘸麻油点灯火卒之良。外痔肿痛者，亦淬之……凡灯惟胡麻油、苏子油燃者，能明目治病。其诸鱼油、诸禽兽油、诸菜子油、棉花籽油、桐油、豆油、石脑油诸灯烟，皆能损目，亦不治病也。"

除此之外，《济急方》《小儿惊风秘诀》《集玄云》《针灸大成》《理瀹骈文》《串雅外编》《小儿推拿广意》《幼幼集成》《幼科铁镜》等书籍均载有大量的灯火疗法治疗疾病的具体方法。直至目前，此法仍在民间广泛地流传和应用。

（一）施灸材料

准备约 10cm 长的灯芯草 1 根，麻油（或花生油、菜油）少许，普通消炎膏 1 瓶，火柴，瓷盘 1 个。

（二）操作方法

让病人取适当体位，以舒适、施术方便为原则。根据病情，预先选定要施灸的穴位；在选用穴位时，应特别注意，有些疾病，往往在体表出现红色或暗红色小点，如针头样大。打爆这些小点，每每发出爆鸣声，且不甚疼痛，疗效更高。

施术步骤一般是先灼阳侧，后灼阴侧；先灼上部，后灼下部。若按经络，则先灼阳经，后灼阴经。若在背部灼了许多穴位，那么必须在足三里灼2~3炷，以降火气；若在手背及手臂灼了许多处，那么必须在中冲灼1~2炷，在足中趾灼1~2炷，这样可以避免因灼炷多而引起发烧及皮肤红肿等不良反应，对于极敏感者，应把灯芯搓细，使灼炷变小，同时打爆次数不宜多。医生以右手（如用左手方便，也可用左手）拇、食、中三指捏灯芯，露出3cm，伸入油中，蘸饱油，但不要太多。用火柴点燃，燃端向上，快速而敏捷地向选定部位点灼，立即提起，这时，往往会发出"叭"的爆声。也可连续10余次，但要看病人耐受程度。如病人不能耐受时，即应灭火，暂停片刻。再点灼时应把灯芯焦黑部分去掉，照上法蘸油灼之，已灼过的地方不应再灼在原点上。灼的时候，有轻微疼痛。疼痛程度与灼炷大小、术者操作熟练程度及患者敏感性等因素有关。

对敏感的人施术时，医生应一手提灯芯火，另一手作协同动作。也就是说，协作手的拇、食两指要摄起灼处的上下或左右的肌肤，这样可减轻疼痛。肌肉丰满的地方比肌肉薄的地方痛，手足末梢处也较痛，灼时也应用此方法，以减轻疼痛。

根据病情，或一天施灸一次，或两天施灸一次，或一周施灸一次，可灵活掌握。一般急性病1~2次即可好转或痊愈。即使是慢性病，只要属本疗法的适应证，几次后也会收效。

术后处理，灼后有轻微烧灼感，很快即可消失，不须特殊处理。灼处皮肤不需弄破，会自然结痂而逐渐脱落，不留灼迹。若某处灼炷较多，术后可涂以消炎膏等，以减轻疼痛。

（三）注意事项

灯芯不要蘸油过多，以免滴在患者身上，造成烧烫伤。对于儿童、敏感者/体弱者以及颜面、眼眶周围等部位施用此法时，灼炷要小，打爆要轻。动脉浅表部、大静脉浅表部、孕妇腹部均不宜灼。

（四）适应范围

此法主要用于小儿痄腮、喉蛾、吐泻、麻疹、惊风等病证。

六、天灸

又称药物灸、发泡灸。将一些具有刺激性的药物，涂敷于穴位或患处，敷后皮肤可起泡，或仅使局部充血潮红。所用药物多是单味中药，也有用复方，其常用的有蒜泥灸、细辛灸、天南星灸等数十种。

蒜泥灸：将大蒜捣烂如泥，取3~5克贴敷于穴位上，敷灸1~3h，以局部皮肤发痒发红起泡为度。如敷涌泉穴治疗咯血、衄血，敷合谷穴治疗扁桃体炎，敷鱼际穴治疗喉痹等。

细辛灸：取细辛适量，研为细末，加醋少许调和成糊状，敷于穴位上，外覆油纸，胶布固定。如敷涌泉或神阙穴治小儿口腔炎等。

天南星灸：取天南星适量，研为细末，用生姜汁调和成糊状，敷于穴位上，外覆油纸，胶布固定。如敷于颊车、颧髎穴治疗面神经麻痹等。

白芥子灸：将白芥子适量，研成细末，用水调和成糊状，敷贴于腧穴或患处，敷以油纸，胶布固定。一般可用于治疗关节痹痛、口眼㖞斜，或配合其他药物治疗哮喘等证。

七、三角灸疗法

三角灸法，属艾炷灸法的一种特殊类型。因所取穴位的连线呈三角形，故名。本法首载于明·陈会著《神应经》中。

（一）操作方法

取细绳1条或细棍1根，量取患者两口角之间的长度，以此长度作等边三角形，顶角置于脐中，底边呈水平位，余两角顶点处，用笔作标记，即为灸穴，左右计两穴。于此两穴上放置中艾炷，点燃施灸。当艾炷燃至病人感到灼痛时即除去艾灰，另换一炷，如此反复，灸完所需壮数。

（二）适应症

具有温补元阳之功效，多用于下元虚寒的病症。

八、药熏蒸气灸疗法

药熏蒸气灸法是利用药液蒸气熏灸经络穴位，而达到治疗目的的一种灸法。在我国最早的临床著作《五十二病方》和清代《理瀹骈文》两书中均有该灸法的记载。近来临床也应用较多。临床上因其药物处方和施灸的部位不同，适应症也有区别。

（一）药物处方

葱白蒸气灸：取葱白500克切碎，蒲公英60克，牙皂15克，共研末，水煎倒入大茶缸中，对准患部用蒸气熏灸。

甘草增液蒸气灸：生甘草500克，生地黄50克，玄参30克，麦冬30克，水煎后倒入盆中，熏蒸双手，每次10min，每日2次。

止痒蒸气灸：取苦参30克，百部3克，蛇床子30克，川椒30克，白鲜皮30克，明矾10克，鹤虱10克，水煎取汁倒入便盆中。

枸杞根蒸气灸：取枸杞根适量，水煎，倒入便盆中，患者坐盆上取蒸气灸之。

棉子蒸气灸：取棉子适量，水煎后用蒸气熏灸患部。

茄椒根蒸气灸：取茄根、辣椒根各适量，同煎后熏蒸患部。

五倍子蒸气灸：取五倍子250克，白矾10克，同煎后倒入马桶内，患者坐桶上取蒸气灸之。

野菊蒸气灸：取野菊花30克，龙胆草30克，水煎后倒杯内，取蒸气熏蒸双眼。

荆防蒸气灸：取荆芥、防风、大蒜（去皮）、艾叶各等份，水煎后倒入桶中，对准患部用蒸气熏灸。

乌梅蒸气灸：取乌梅 60 克，五味子、石榴皮各 10 克，水煎后倒入盆或大桶中对准患部用蒸气熏灸。

地肤子蒸气灸：取地肤子、蛇床子各 30 克，苦参、白藓皮各 15 克，花椒 9 克，白矾 3 克，上药水煎后倒入盆中对准患部用蒸气熏灸。

桂归辛芍蒸气灸：取桂枝 10 克，当归 10 克，细辛 6 克，赤芍 15 克，木通 6 克，水煎后倒入盆中，取蒸气熏灸患部。

八仙逍遥蒸气灸：取荆芥、防风、当归、黄柏、苍术各 18 克，牡丹皮、川芎各 12 克，花椒 30 克，苦参 60 克。上药水煎后对准患部用蒸气熏灸。

巴豆酒蒸气灸：取 50~60 度白酒 250ml，将巴豆（去壳）5~10 粒投入白酒中，置火上加热煮沸后，再将酒倒入瓶中或小杯中，取蒸气熏灸劳宫穴。

侧柏蒸气灸：取鲜侧柏叶 200~300 克，加水煮沸后，对准患部用蒸气熏灸。

喷熏蒸气灸：是将药物置于药液蒸气发生器中，使蒸气通过药熏器喷熏穴位或患部的一种灸治方法。

（二）注意事项

蒸气灸要对准患部用蒸气熏灸，距离要适宜，过近温度过高，过远则效果不好。

蒸气灸和药熏洗疗法无实质区别，其临床应用相当广泛，上述所列 16 法仅是其中的一部分。因此，在临床中，还可根据病情需要，灵活选配处方，依法施灸，多能取得较好疗效。

九、硫姜灸疗法

硫姜灸疗法是将经过加工的硫磺，放在生姜薄片上，然后再一同放在治疗穴位上，点燃施灸，以治疗疾病的一种方法。

（一）硫磺灸料的制作

取陈艾 90 克，放入砂锅内，添水加热煮沸，约 20min 后过滤，存汁去渣。将药汁倒入紫铜锅内，加硫磺粉适量，搅拌成糊状，再加高温，渐渐熬成油汁状，注意搅拌，务使各处温度均衡。应普遍出现橙黄色时，立即将药锅从火上拿开，否则硫磺会燃烧失效。趁热将液态硫磺艾汁倒入瓷盘内，冷却，剪成绿豆大的细粒备用。

（二）硫姜灸法操作规程

施灸时，先取生姜薄片 1 块，放于治疗穴位上，再取硫艾灸料一粒，放于姜片中央，然后点着。患者渐感施灸部温热，至灼热难以忍耐时，用软橡皮膏重按，将火熄灭。灸治穴位以天应穴（即阿是穴，亦即疼痛的部位）为主，配合痛处周围的穴位。

十、火柴头灸疗法

火柴头灸法是将火柴擦燃后，快速按在穴位上进行灸烫的一种方法。

（一）选定穴位

以手指按压，使有酸、胀、麻、痛的得气感，然后用龙胆紫点上标记。

（二）操作方法

取火柴划燃，速灸该穴，使发出"啪""叶"响，局部稍有红晕力度。《针灸大成》谓："以火补者，毋吹其火，待自灭也，即按其穴。"故治寒证、虚证之补法，是火柴点燃灸其穴时稍留片刻，再按其穴，使火气不散，缓缓透入肌肤，从而发挥温经通络、补虚扶正的作用。治热证、实证是用泻法，火柴点燃后速灸其穴，火力短促，不按穴，并吹气使火力快散，从而发挥开泄邪热、消肿止疼的作用。

（三）注意事项

若乳蛾周围脓肿者忌灸，乳蛾肥大者效不佳；小儿腹泻水样便，皮肤不荣呈脱水现象者忌用；经漏属脾虚型者有效，属肝气郁滞者效不佳；操作手法要轻，以免挫伤皮肤受感染；如护理不当并发感染，可用消炎药膏或玉红膏外敷。

十一、燎灸法

燎灸法，是根据祖国医学的经络学说及流传在民间的灯火爆焠法（古代称"神火法"），并综合"一针、二灸、三药"的传统理论，将中药复方粉剂与普通火柴成分相结合，制成燎灸专用"药火柴"，借火力和药力作用，灸灼经穴，以达激发经气，调动体内积极因素，增强机体防病治病能力的一种新疗法。

（一）取穴规律

在治病之前，必先辨证，辨证之后，才能论治。常用的取穴、配穴方法如下。

局部取穴：是在躯体病痛的局部和临近取穴，或患病内脏的体表相应区内选取穴位的方法。它包括经穴、奇穴，也包括以痛为腧的阿是穴。例如肩痛取肩髃；哮喘取风门、肺俞；胃痛取中脘；膝痛取膝眼、阳陵泉等。

远隔取穴：是在经络和脏腑发生病变时，按其所属经脉循行路线的远离病灶区取穴的一种方法。一般以肘、膝以下的穴位为主。

经验取穴：某些穴位对某些症状有特效，是历代医家在临床实践中总结出来的宝贵经验，按照这些经验取穴治疗，也叫对症治疗。例如发热取大椎；多汗取合谷、复溜；盗汗取后溪等。

辨证取穴：这是根据四诊八纲的诊断方法，首先确定属于何证，然后据证取穴进行治疗的方法。

一般来讲，燎灸法与针刺取穴相同，但临床应用多以阿是穴及内脏在体表的反应点为主。

防病保健：长期燎灸足三里、关元、气海穴，可以提高机体自身的免疫力，从而达到预防保健之目的。

（二）操作方法

闪灸法擦燃火柴头，用快速的动作，对准选好的穴位，猛一接触，听得"叭"的一声，迅速离开，即为成功。

留灸法擦燃火柴头，迅速对准穴位点灸，并将手松开，火柴棒即附着于灸穴上，片时取掉即可。

（三）注意事项

燎灸法操作简易，治病效验，较复杂的疾病，应由医生辨证施灸，一般疼痛疾患只需点灸疼痛最明显之处即可，故患者也可自用。

燎灸处有小块烫伤，或黄、或白、或呈褐色、或起一小泡、或形成凹坑，很快即形成暗红色的红痂，需 10～20 日左右，其结痂可自行脱落，一般不会留下瘢痕。

灸后伤处，要注意保持清洁，防止感染，3 日内以不沾水为好。极个别患者灸后有流水，甚至化脓现象，此多属无菌性，勿须顾虑。若属继发感染，可以用外科方法处理，即可痊愈。

凡颜面部，一般不用此法；孕妇的腰腹部及乳头、男女之阴部及极度衰弱，自身已无调节能力者，不宜施灸。

燎灸一般 3 天 1 次，疼痛疾患 1 日 1 次，但应避开原燎灸点。5 次为 1 疗程。

施术者务必要严肃认真，专心致志，手眼并用，切勿草率从事，防止取穴不准，徒伤皮肤。

十二、抓火疗法

抓火疗法又称着火疗法、酒火疗法等。是用手指蘸酒火抓梳患处，来治疗疾病的一种方法。它既有热疗作用，又有按摩效果，能促进血液循环，温通经络，祛风散寒。

（一）操作方法

准备瓷盘 1 个，白酒 30~60ml（根据患处面积大小而定），湿毛巾 1~3 条，火柴若干。

让患者坐在椅子上或躺在床上，取适当体位，以术者方便，患者舒适为原则。

令病人将患部衣服脱掉，暴露患部，然后用湿毛巾轻轻擦拭皮肤，使其湿润，最后再用湿毛巾将患部围起来。

将白酒倒入瓷盘内，用火柴点着，放在靠近患者的床边或椅子边，以便抓取方便。此时满盘都是蓝色火焰，但温度不高。术者揭掉湿毛巾，用左手蘸带蓝火的白酒，迅速抓梳患处，边抓边梳，动作轻快。左手还未抬起，右手五指又迅速在左手抓火的地方，边梳抓，边扑灭火焰，紧接着左手再照前法抓火，右手再行梳抓扑灭火焰。如此反复多次，直到瓷盘内白酒抓尽为止。

（二）注意事项

应在光线较暗处进行，以便观察和掌握火焰活动；不宜在当风处进行；操作时两手动作要迅速、轻捷；抓酒时不要抓得太多，以免发生烧伤；术后不要立即洗澡，二三天内也不要在抓火处强力搓擦，以免擦伤皮肤。

十三、拔罐疗法

拔罐法是一种以罐为工具，借助热力排除其中空气，造成负压，使之吸附于腧穴或应拔部位的体表，而产生刺激，使局部皮肤充血、瘀血，以达到防治疾病目的的方法。

拔罐疗法在我国古代称"角法"，是用牛羊角作罐子，后来改用竹管做罐子，最后又改为陶制罐子和玻璃罐子。早在公元 281~361 年间，晋代葛洪著的《肘后方》中就提到"角法"，可以认为是中国拔罐疗法的起源。到了公元 752 年，唐代王焘著的《外台秘要》，进一步阐述了"角法"的操作方法：刺破患处，用竹管吸拔出血。到了公元 1765 年，清代医家赵学敏所著的《本草纲目拾遗》，对拔罐疗法进行了更详细，更具体的记述。他深入民间，对民间疗法作过广泛的调查研究，其书中对拔罐疗法的应用地区、出处、形状、适应证、使用方法及优点都作了详尽的记述。他写道："火罐，江右及闽中皆有之，系窑户烧售，小如大人指，两头微狭，使促口以受火气。凡患一切风寒，皆用此罐。以小纸烧见焰，投入罐中，即将罐合于患处。或头痛则合在太阳脑户或巅顶，脐痛则合在脐上，罐得火气合于肉，即牢不可脱。须待其自落，肉上起红晕，罐中有水合出，风寒尽出，不必服药。治风寒头痛及眩晕、风痹、腹痛等证。"也对拔罐疗法进行了记述。

拔罐疗法在世界上许多国家被广泛应用。印度、希腊、前苏联等国使用这种疗法有较长的历史。而当代的拔罐疗法，无论是在火罐的制作，还是操作方法，以及适应证的研究，都较过去有了进一步的改进提高。目前，我国使用的火罐有以下几种。

（一）罐的种类

罐的种类

	竹罐	陶罐	玻璃罐	抽气罐
优点	取材容易，经济易制，轻巧价廉，不易摔碎，适于煎煮。	吸附力大	质地透明，易于观察所拔部位皮肤充血、瘀血程度，便于随时掌握情况。	使用方便、吸着力强，且较安全，又不易破碎。
缺点	容易燥裂、漏气、吸附力不大。	质地较重，易于摔碎、损坏。	容易摔碎、损坏。	

（二）拔罐的方法

拔罐的方法有多种，可分为火罐法、水罐法、抽气罐法，其操作如下：

1. 火罐法

利用燃烧时火的热力排出罐内空气，形成负压，将罐吸在皮肤上。具体操作有以下几种：

闪火法：用镊子夹95%的乙醇棉球，点燃后在罐内绕1~3圈再抽出，并迅速将罐子扣在应拔的部位上。这种方法比较安全，是常用的拔罐方法。但须注意的是点燃的乙醇棉球，切勿将罐口烧热，以免烫伤皮肤。

投火法：用乙醇棉球或纸片，燃着后投入罐内，乘火最旺时，迅速将火罐扣在应拔的部位上即可吸住。这种方法吸附力强，但由于罐内有燃烧物质，火球落下很容易烫伤皮肤，故宜在侧面横拔。

贴棉法：用棉花一小方块，略浸乙醇，压平贴在罐内壁的中、下段或罐底，用火柴点燃后，将罐子迅速扣在选定的部位上，即可拔住。这种方法须注意棉花浸乙醇不宜过多，否则燃烧的乙醇滴下时，容易烫伤皮肤。

架火法：用一不易燃烧和传热的物体，如小瓶盖等（其直径要小于罐口），放在应拔的部位上，上置小块乙醇棉球，点燃后迅速将罐子扣上，这种方法吸附力也较强。

滴酒法：在火罐内滴入95%乙醇1~3滴，翻倒之使其均匀地布于罐壁，然后点火燃着，迅速将罐子扣在应拔的部位上。这种方法须注意滴入乙醇要适量，如过少不易燃着，若过多往往淌下会灼伤皮肤。

2. 煮罐法

此法一般适用竹罐。即将竹罐倒置在沸水或药液之中，煮沸1~2min，然后用镊子挟住罐底，颠倒提出液面，甩去水液，乘热按在皮肤上，即能吸住。这种方法所用的药液，可根据病情决定。

3. 抽气罐法

此法先将青、链霉素药瓶磨制成抽气罐，将罐紧扣在穴位上，用注射器从橡皮塞刺入瓶内，抽出空气，使其产生负压，即能吸住。或用抽气筒套在塑料杯罐活塞上，将空气抽出，使之吸拔在选定的部位上以上各种方法，一般留罐10~15min，待施术部位的皮肤充血、瘀血时，将罐取下。若罐大吸拔力强时，可适当缩短留罐的时间，以免起泡。

（二）拔罐法的应用

临床拔罐时，可根据不同病情，选用不同的拔罐法，常见的拔罐法有以下 6 种：

1. 留罐

又称坐罐，即拔罐后将罐子吸拔留置于施术部位 10～15min，然后将罐起下。此法是常用的一种方法，一般疾病均可应用，而且单罐、多罐皆可应用。

2. 走罐

又称推罐，一般用于面积较大、肌肉丰厚的部位，如腰背部、大腿部等。可选用口径较大的罐，最好用玻璃罐，罐口要平滑，先在罐口或欲拔罐部位涂一些凡士林油膏等润滑油，再将罐拔住，然后用右手握住罐子，上下往返推移。至所拔皮肤潮红、充血甚或瘀血时，将罐起下。

3. 闪罐

此法是将罐拔住后，又立即取下，再迅速拔住，如此反复多次地拔上起下，起下再拔，直至皮肤潮红为度。

4. 留针拔罐

此法是将针刺和拔罐相结合应用的一种方法。即先针刺待得气后留针，再以针为中心点，将火罐拔上，留置 10～15min，然后起罐起针。

5. 刺血拔罐

此法又称作刺络拔罐。即在应拔罐部位的皮肤消毒后，用三棱针点刺出血或用皮肤针叩刺，然后将火罐吸拔于点刺的部位上，使之出血，以加强刺血治疗的作用。一般针后拔罐留置 10～15min。

6. 药罐

此法是指先在抽气罐内盛贮一定的药液，常为罐子的 1/2 左右，常用的如生姜汁、辣椒液、两面针酊、风湿酒等，或根据需要配制，然后按抽气罐操作法，抽去空气，使罐吸附在皮肤上。

（三）拔罐的作用和适应范围

拔罐法具有通经活络、行气活血、消肿止痛、祛风散寒等作用，其适应范围较为广泛，如风湿痹痛、各种神经麻痹，以及一些急慢性疼痛，如腹痛、背腰痛，痛经、头痛等均可应用，还可用于感冒、咳嗽、哮喘、消化不良、胃脘痛、眩晕等脏腑功能紊乱方面的病证。此外，如丹毒、红丝疗、毒蛇蚊伤、疮疡初起未溃等外科疾病亦可用拔罐法。

（四）拔罐的注意事项

拔罐时要选择适当体位和肌肉丰满的部位，若体位不当、移动或骨骼凸凹不平、毛发较多的部位均不适宜；拔罐时要根据所拔部位的面积大小而选择大小适宜的罐。操作时必须迅速，才能使罐拔紧，吸附有力；用火罐时应注意勿灼伤或烫伤皮肤；若烫伤或留罐时间太长而皮肤起水泡时，小泡勿需处理，仅敷以消毒纱布，防止擦破即可；水泡较大时，用消毒针将水放出，涂以龙胆紫药水，或用消毒纱布包敷，以防感染；皮肤有过敏、溃疡、水肿和大血管分布部位，不宜拔罐。高热抽搐者和孕妇的腹部、腰骶部位，亦不宜拔罐。

第十四章　推拿篇

一、伤科、正骨推拿疗法

伤科、正骨推拿疗法包括王子平医师的伤科推拿法、刘绍南的伤科十七法、黄乐山教授的正骨推拿法、葛长海老医师的中医正骨手法、扳法推拿和伤科背法等六种疗法。这些疗法皆适于临床伤骨科治疗。然而它们各自具有自己的治疗特点。伤骨推拿法的特点有：手法与练功相结合；推拿按摩与正骨相结合；手法中重视经穴，注意点、面、线相结合；在软组织手法中强调：理顺经络、舒筋活血；注意手法力度；手法时要求心明手巧与"寸功"；强调刚柔相济，以柔克刚；推拿正骨医生要强调练功；强调中西结合，重视解剖生理等知识；赞成"手法者，诚正骨之首务"的观点等。伤科十七法的特点有：使用独特的"一指禅"伤科推拿整骨法；强调手法用力机巧，会其标节，理正错骨等。正骨推拿法的特点有：局部与整体相结合，以局部为主；手法与药物相结合，以手法为主；中医与西医相结合，以中医为主；手法刚柔相济，重点突出，简明有效，别具一格。中医正骨手法的特点有：强调筋骨并治、早期整复、解剖复位、夹板固定、动静结合、早期进行功能锻炼等原则。扳法推拿的特点：要求用力要控制，动作要轻巧，扳的幅度要根据关节的生理活动范围及病理状况适当掌握。伤科背法的特点：由于动作在于腰背部，治疗脊柱小关节紊乱所致的腰背痛有独特疗效。

（一）伤科、正骨推拿疗法的作用原理

1. 祖国医学理论方面

祖国医学认为，"急则治其标"，当人体某一部位遭到损伤时，往往要

发生不同程度的经络气血阻滞。在伤骨科临床中，往往首先对局部采用适当的轻重手法，使经络气血壅滞的现象缓解或消除。

祖国医学认为，"不通则痛，通则不痛"，在临床上，往往会对患者的痛点或不适处施用手法，使患部气血疏通。这也就是以痛为腧的道理。

中医认为，人体是一个不可分割的整体，局部的损伤或病变可影响到全身的气血和调失常，因此在手法上常有"以左引右，以右引左；以上引下，以下引上"的指导原则。如背法结束时所加用的第四步方法——按摩腰部两侧，并转动整个腰部，其目的就是使全身上下气血贯通，有利于局部损伤的修复。

中医认为，气机以顺为常，应该升降有序，如筋骨伤脱，就会使原来顺畅的气机运行发生紊乱，伤骨科推拿就是通过使用手法推拿理顺筋骨，调和气血，从而取得"骨正筋柔，气血以流"的效果。

2. 现代医学理论方面

一般讲，临床伤骨科病痛是由骨、关节的急慢性损伤引起的。如骨折和关节脱位或小关节功能紊乱，都可引起相应部的疼痛、肿胀和活动障碍。这是因为局部失去正常生理功能，以及神经血管受压迫或损伤所致。如果及时给予手法复位并固定，上述症状即可得到缓解或消除。如由于长期慢性劳损引起的患部血供不足，神经营养失调，从而造成长期慢性疼痛不适，这时如能给以适当的手法治疗，可使症状得到改善，有的甚至可以消除。中医伤骨推拿手法就是使异位的骨折、关节、肌肉等恢复正常的解剖位置从而达到改善症状、治疗疾病的目的。如背法对脊柱新产生的牵、伸、上下震动旋转和左右摇动等动作，可使本来紊乱的脊柱小关节的功能恢复如常。

（二）伤科、正骨推拿疗法的作用手法

伤骨推拿法手法：矫正性旋转、摇晃、摇、拔伸、捺正、背、托、斜扳腿、按压踩跷等。

伤科十七法（一指禅伤科推拿整骨法）：旋臂抬举法、对肩法、旋后屈肘法、缩颈牵臂法、足抵上臂法、屈肘牵拔法、缠肘法、双手扣腕法、拔指法、屈骨髋牵伸法、叠膝法、扳踝法、扳颈法、拔颈法、屈膝双提踩伸腰法、抬腿屈腰法、三人牵腰理脊法等。

正骨推拿法：正骨八法手摸心会、离拽分骨、旋转捺正、交错捏合、推拉提按、屈伸折顶、抖颤扣挤、理肢顺筋；推拿十二法捏、弹、按、压、揉（捏揉、按揉）、点、推、疏、摇、牵、搬、盘等。

中医正骨手法：摸、理、牵、折、旋、摇、扳、拿、挤、合、分、捏筋、拍打等十三种。

（三）具体操作方法

重点介绍伤科十七法、正骨八法。

1. 伤科十七法

旋臂抬举法：病人取坐位，医生位于病人侧后方，从其患肢腋下插入医生的同侧臂，利用医生的肱肘和前臂来带动病人患肢，并做被动的由其前方旋上抬举活动，而且逐渐增加其举臂的高度。与此同时，医生另一手于病人肩部伤处推拿施术，并借推拿施术的力量固定关节和躯干，制约旋上抬举时的力量，使之适度，以免造成暴力，该法适用于肩关节粘连或肩关节及肩周软组织损伤等疾患。

对肩法：病人取坐位，医生位于患肢的侧前或侧后方，并用同侧手紧握患肢肘关节（肱髁部），自对侧肩（健侧）进行间歇性推送，使患肢手指尽力探触健侧肩峰及肩背至最大限度活动范围。医生另一手为患臂疼痛部位进行手法推拿操作。该法适用于肩关节粘连或肩关节、肩周软组织损伤等疾患。

旋后屈肘法：病人取坐位，医生位于患肢的前侧方，将相对的前臂插入患肢腋下，继而握其患肢腕上部，使其被动旋内向后展伸并屈肘。同时嘱病人尽力旋背后与伸屈肘相结合，将患者肩关节部作固定制约，并于其疼痛点施以推、捏等结合手法。该法适用于肩关节粘连或肩关节、肩周软组织损伤等疾患。

缩颈牵臂法：病人取坐位，术者位于患肢之侧前方，将患者手腕置于术者相对肩颈部，术者利用缩颈耸肩的动作夹住其腕，并使患臂做被动的向外牵拔摇动。医生一手放于患臂肱部，稳固护肘关节，一手放于其肩部以固定肩关节及体躯，并施以相反的牵扯之力，同时间歇做推、拿捏等手法。或者将病人患臂平伸，掌心向上，放于医生相对的肘弯部，医生利用肘之旋曲使前臂或掌根扣紧患肢或上臂，做向外牵拔摇动作及外展内收等活动，医生另一手在其颈肩疼痛部位施以按、推等手法。该法适用于肩关节粘连或肩关节、肩周软组织损伤等疾患。

足抵上臂法：病人仰卧，医生在其患侧取平坐位，以其足抵其患肩腋下，用力上抵，两手分别握其患肢腕部和肘部，做由外展位逐渐内收的牵拔，然后借其肩部肌群的收缩力量使其脱位或错移的肩关节复位。复位时术者抵其腋下的足跟，可抵制腋下肩周肌群的收缩力，并感觉复位时肱骨头的滑动，可作为其复位的参考。该法用于肩关节脱位或错移。

屈肘牵拔法：病人坐位，助手一人位于患者健侧，将两手经其胸前及后背伸入其患肢腋部，并握紧肱骨中部做固定。医生以与病人相对之手紧握其患肘尺桡部，向术者怀中牵拔，并制约牵拔的力量，另一手紧握其患肢腋上部，用力做与上法同向之牵拔，并逐渐拉直患肘，当患肘逐渐被拉直时，紧握患肘的医生之手，予错移之骨或屈拘之肘前窝施以推复之力，完成脱位肘关节之复位或撕破关节的粘连。此法亦可术者一人施行。病人取仰卧位，医生以足抵其患肢腋下，余下施手法及步骤皆同于上法。该种手法适用于肘关节脱位及肘关节粘连等。

缠肘法：病人取坐位或立位，患肢垂放。医生一手有力而灵活地握住患肢腕上部，另一手拇指轻轻按放于桡骨头部，其余四指稳托患肘部，同时术者用握腕之手托患者前臂做缓缓的前臂旋外之屈肘缠绕动作，当压放于错位之桡骨头部的拇指指下感觉桡骨头之滚动，有时可听到程度不同的一声微响，脱位之桡骨即复位。该法适用于小儿桡骨小头半脱位，或用于成人肘关节疾患。

双手扣腕法：医生双食、中指环托患腕掌部，指由上扣于患腕掌背面，并位于掌骨末端固定其指，医生双手拇指经手背上而压于患腕错移之骨上，随着牵拔其腕部做掌屈或掌背伸活动之际，正复错移之骨。该法适用于腕部骨位错移及腕部软组织损伤。

拔指法：医生以食、中、无名指紧握病人伤指，小指等叉开扣紧患者伤背部末端，拇指顶于伤脱部，趁牵拔之力，使错移之掌指关节顶复。该法适用于掌指关节及指关节错移。

屈髋牵伸法：病人取仰卧位，医生位其患侧，以腹部顶压其患肢膝部位，作屈膝、屈髋的内收、外展等顶压牵伸活动，同时用手抵其髋关节相应部位（如腹股沟处），施以按压、顶、点、推、拿等手法。该法适用于髋关节及其周围软组织损伤。

叠膝法：病人取俯卧位，医生位其患侧，一手握其患肢踝部，做被动屈膝（防止患者因疼痛旋转肢体），另一手掌或拳垫于膝部腘窝内撑拔关节，或以拇指施推、捏、按等手法于膝之内、外侧的伤部筋肌，在屈叠膝的过程中配合治疗。该法适用于膝关节周围韧带等软组织损伤。

扳踝法：一手执其踝部，做背伸、屈、内翻或外翻活动，另一手拇指于伤部施以按、压、推、点等手法，并在关节被动活动时正复关节的错移。该法适用于踝关节及周围软组织损伤。

扳颈法：病人取坐位，医生跪立或站立其后，一掌压病人头顶（左向扳时右掌压于头顶，右向扳时则相反），向前后左右进行扳动，术者另一手于病人颈后随扳动用拇指按压、推捏其颈之伤部，其余四指并拢扣颈，以保护椎关节和制约扳颈力量，使之适度。该法适用于颈椎关节错移、颈椎增生及周围软组织损伤。

拔颈法：病人取坐位，医生半跪于其侧，以膝及身躯紧靠病人，固定其躯体，防止病人活动。医生一臂沿病人下颌后屈肘，嘱病人闭嘴合齿，将其颌围拢做稳力升拔（其力不可旋扭和骤然突升），医生另一手在颈部固定，并以推、按、点等手法配合施术。或病人取坐位，术者站其后，并提屈一腿，压病人肩部以固定，术者两手交叉托住病人下颌，做稳力升拔，每升拔一次即换压病人对肩一次，使颈关节均衡升拔。或病人取俯卧位，医生以两足抵其两肩，手交合扣其颌下，向外牵拔。此法适合于重病不能坐位者。拔颈法适用颈部挫伤、颈椎小关节紊乱或嵌顿及增生性颈椎炎、颈僵硬等症。

屈膝双提踩伸腰法：病人取俯卧位，术者位其一侧，面背病人，屈一膝压放于病人腰部，以固定身躯和制约伸腰之程度，然后，双手挽握病人踝上部，提踩屈病人双膝，使其腰后曲，做背向之提拉牵伸，使其错扭之关节得以复位。施术可根据临床需要，或提拉一侧，或两侧轮换提拉，或坐于患者腰部同时提拉。该法适用于腰部、腰骶、臀部等损伤。

抬腿屈腰法：此法分两步施术：①病人取仰卧位，两下肢展伸。病人抬起患者一腿，使其足跟放压于术者肩部，然后双手交叉紧扣于其膝部，以防压膝后左右旋扭，同时医生前伸对侧的腿，以足背抵病人髋下，固定其体位，然后向前扛抬患腿，病人腰、腰骶即被牵引，关节、痛筋即被升拔。②医生将患腿抬到病人所能忍受的最大限度后，医生以同侧手从肩上取下其足，握其踝上，做踝屈膝之挤压，用对肩手压于病人下肢上，再突然向外拽伸其腿，可连拽二三次。该法适用于腰部、腰骶、臀部等损伤。

三人牵腰理脊法：病人俯卧位，双臂前伸盘置额前。助手一人，位于病人头上部，两手插其腋下扣紧，配合下部牵引时向上牵拔，助手另一人，坐于病人两膝之间，将其小腿夹持在腹股两侧，双手各托握其膝，向上略抬，并向后下牵拉，着力需稳平，使脊柱关节得以升拔。医生以手（指）法施于患部，以正复脱损，视临床需要，亦可与侧屈牵拽配合。

2. 正骨八法

手摸心会：利用手的触感，判断骨折的部位、成角、移位和软组织损伤的情况，再辅以 X 线片，即可考虑骨折复位的方法和机能。

离拽分骨："拽之离而复合"是整复骨折和脱位的首要步骤。离拽就是由助手在骨折两端、沿骨干轴线行对抗牵引，以克服肌肉的张力，矫正骨折的重造移位或成角畸形，以及骨折断端的相互嵌插，为骨折对位创造条件。

旋转捻正：在牵引下，徐徐转动骨折远段，以矫正骨折的旋转畸形。

交错捏合：用拇指及其余各指捏定骨折两断端，按其远段移位的方向，相对交错用力捏合，以矫正骨折的前后及侧方移位。

推拉提按：使用推、拉、提、按等手法矫正骨折的畸形和大骨干的骨折及大关节的脱位。

屈伸折顶：屈伸即在牵引下利用关节的屈伸活动矫正骨折的移位及成角畸形，主要用于近关节部位的骨折。折顶即用双手拇指抵住向前移位的断端，顺其原有成角方向，加大成角，待两端同侧皮肤接触后再行反折，骨折即可复位。主要用于整复肌肉发达部位或牵引不能矫正重选移位的骨折。

抖颤扣挤：即当骨折已基本复位后，用双手紧紧捏骨折部位，做轻微的快速颤抖，以进一步矫正残存的移位及成角畸形。将夹板捆绑完毕后，可用掌根在肢端沿骨干纵轴方向做轻轻的叩击动作，或用双手在骨折两端做轻轻的对向挤压数下，使骨折断端吻合更为紧密，以增加折骨复位的稳定性。

按摩推拿：本法适用于骨折复位后，主要是调理骨折周围的软组织使扭转曲折的肌肉、肌腱，随着骨折复位而舒展通达，尤其对关节附近的骨折更为重要，操作时手法要轻柔，按照肌肉。肌腱的走行方向由上而下顺骨捋筋。新整理的正骨八法，其优点是使正骨之主要手法，经过整编而成的一套系统化的方法，其操作法及作用得到阐明，便于记诵，便于掌握，符合中医伤科的传统习惯。但值得指出的是其中有些系由二法组成或多法组成的，如折顶回旋可分为：折顶法、回旋法；摇摆叩击应分为摇摆法、叩击法等。

（四）伤科、正骨推拿疗法的作用部位

由于该手法主要用于伤骨科病症，因而其作用部位主要在关节（活动性关节）及其附近区域，如颈部、腰部、肩部、臀部（髋部）及四肢等。

（五）注意事项

使用伤科、正骨推拿疗法时，手法用力宜轻巧，切忌粗猛。应刚柔相济，以柔克刚，动静结合；对骨折及脱位，应尽量使患部恢复到解剖生理功能位置，如骨折的对位对线良好等。

使用扳（搬）法时在颈项部慎用；使用旋后屈肘法时切忌粗暴；年老体弱、孕妇、骨质疏松、风湿结凝骨伴有背偻强直畸形、炎症、肿瘤、脊柱滑脱等证禁用背法及伤科正骨其它推拿治疗手法。

二、捏脊疗法

捏脊疗法就是指在脊柱部，由下而上连续地挟起肌肤，边捏边向前推进，起于尾骶终于项枕部的一种推拿治病法。主要用于儿科疾病，如小儿疳积、消化不良、腹泻、腹胀、营养不良等的治疗；目前也被用于成人，如失眠、神经衰弱、胃肠功能紊乱以及妇科病等。在预防保健，增强人体抵抗力方面也有广阔的前景。

（一）捏脊疗法的作用手法

捏脊是用双手的拇指和食指将背脊正中线的肌肤捏拿提起、放下，由下向上推捻（由尾骨部长强穴开始捏拿向上推捻至项枕部）提放动作，一直捏拿到第七颈椎部的大椎穴，为 1 遍，也可再向上至枕后哑门、风府穴处。一般每日治疗 1 次，捏脊 3~5 遍。在捏拿向前推进时，每捻捏 3 下向上重提 1 下。在临床上，捏脊疗法的手法有捏、拿、推、捻、提、放、揉和按 8 种手法，故又称捏脊八法，分述如下：

捏：捏是用双手拇指与食指从长强穴将肌肤捏起，向上不间断地将肌肤捏拿、推捻、提放的动作，使肌肤连续不断地卷起，如水浪一样向前波动，一般在捏拿时双手与患者背部呈 45°角。

拿：拿法是与捏法相似的一种手法，是双手的拇、食二指将肌肤拿起后作向前推捻的动作。

推：推法是用双手食指第二、三节部，紧贴在背脊正中线的肌肤。沿正中线连续保持一定速度向前推进，捏脊 1 遍一般为 15~20s。

捻：捻法是双手拇、食二指将捏拿起的肌肤作揉捻动作，并左右手交替向前推捻前进。捻时双手拇、食指（拇指球与食指中节桡侧上面）连续向后搓捻，随搓捻，随向前推，似鸟啄食一样的动作。

提：提法比一般的捏拿动作稍重，是双手食指向前，拇指轻轻的提起动作。有时在提放时可听到肌肤的摩擦音。

放：放法就是双手拇、食指在不断提起的同时把前面所提起的肌肤进行放下和松开的动作，这样就形成了波浪式向前推进动作。每次捏拿、推捻过程中必有的动作，也是捏脊推进时的扫尾动作。

揉：揉法是在捏拿推捻完后，在肾俞穴或其他穴轻轻揉动 3~4 次，常同按法同时操作。属于捏脊的结束动作。

按：按法是在捏拿推捻完后，双手拇指腹在揉的同时进行按穴的动作。有时为了提高疗效，可根据不同的病症揉按不同的俞穴，如脾积，按中脘；肾积，按气海等。

捏脊疗法就是在上述 8 种手法的综合下而成的一种波浪式推进的捏拿提捻放动作。一般每日进行 1 次，每次 3~5 遍，在空腹时进行。

（二）捏脊疗法的作用部位

捏脊疗法的作用部位是背脊正中线，从尾骨部起至第七颈椎部。也就是说，沿着督脉经的循行路线，从长强穴直至大椎或风府穴。捏拿完毕再揉按肾俞穴。

（三）注意事项

脊柱部皮肤破损，或患有疖肿、皮肤病者忌用本法；饱餐及饭后均不宜立即使用本疗法，需休息 2h 后再进行；伴有高热、心脏病或有出血倾向者慎用；对婴幼儿及年老体弱者，提捏不宜太重，可选用捏五提一法或单捏不提法，最好不要选用捏三提一法；如头面部症状明显（目红赤、痒涩羞明、鼻腔红赤、牙齿松动、牙龈溃烂、面黄肌瘦、唇红烦渴、面红烦急、惊悸咬牙等）者，可捏至风府穴；捏脊时室内温度要适中；一般每天或隔天捏脊 1 次，6 次为 1 疗程，疗程间隔 3~4 天。慢性病在 1 个疗程后可休息 1 周，再进行第 2 疗程。

三、捏筋弹拨拍打疗法

捏筋弹拨拍打疗法，即通常所说的捏筋拍打疗法，它包括捏筋疗法和拍打疗法。捏筋疗法是医者用双手在患者身体一定部位（脉位）上进行捏、揉、抠、拿等各种手法，使患者产生酸、胀、麻、放散感等各种不同的感应，以此治疗疾病的一种推拿方法。拍打疗法是医生用"拍子"在患者的某些特定部位上进行轻重不同而有节奏的拍打，以此治疗疾病的一种推拿方法。它们之所以能够治病，是以祖国医学的经络学说、脏腑气血学说等为理论指导的。捏筋拍打疗法本源于《易筋经》，原为中国习武者掌握。近百年来流传在中国的山东、河北、河南、东北等地，且世代相传。捏筋拍打疗法是一种全身性的综合性的治疗方法，因而其临床适应范围较广泛，对内科、外科、五官科等疾病均有疗效。如内科（头痛、眩晕、胃病、腰痛等）、外科（颈椎病、落枕、关节肌肉痛、坐骨神经痛、肌无力、肌萎缩等）、五官科（牙痛、鼻炎等）。

（一）捏筋弹拨拍打疗法的原理

从中医的理论角度来看，捏筋疗法主要作用于经筋，相当于"五体"的肉分和筋分，而拍打疗法则首先作用于经络系统的最表层十二皮部，通过作用力的渗透，经皮层作用于经络系统的其他层次。尽管它们的侧重点不同，但它们相互配合使用，相辅相成，从而起到调整阴阳，疏通经络气血及防御外邪之功效。

从现代医学的角度来看，捏筋弹拨拍打疗法可以刺激人体的神经血管、皮肤肌肉，并影响到体液的变化，同时通过手法作用的局部反射或整体反射机制，促使机体新陈代谢旺盛，改善营养状况，从而促进机体生理功能的恢复与平衡，达到治病目的。

（二）捏筋疗法的作用手法

常用手法如下：

捏法：包括单手捏法、双手捏法、背部捏法、颈部捏法、上肢捏法、下肢捏法、捏揉法等。是拇指与其余四指对合施力，反复交替捏拿于施治部位。

揉法：包括拇指揉法、中指揉法、四指揉法、跪指揉法、贴掌揉法、平掌揉法、合掌揉法、掌根揉法、肘尖揉法。是指施力部位吸定于体表作左右、前后的内旋或外旋揉动的方法。

抠法：以手指（拇指、食指或中指）抠取凹陷部位中的脉络，使之产生较强烈的感应。包括拇指抠法、食指抠法、中指抠法、抠揉法、抠拨法等。

拿法：包括上肢拿法、下肢拿法、颈部拿法、肩部拿法、背部拿法、展转拿法、滑动拿法、压缩拿法、拿揉法等。指单手或双手对合成钳形，施以夹力提拿于施治部位。

点法：包括拇指点法、中指点法、肘尖点法、点揉法、点拨法、点压法等。指着力点于施治部位上按而压之，戳而点之。

拨法：以拇指端深按于肌腱部，着力按而拨动的手法。

刮法：指端或拳尖于施治部位直行或横行地反复刮拭。

划法：又称指划法。以两拇指指尖按于颅顶脉处做 S 状划动，其余四指散开在头两侧划动。

搓法：包括指搓法、平掌搓法、立掌搓法、合掌搓法、虎口搓法、搓揉法等。是用指或掌、掌指于施治部位体表着力，自上而下地来回摩擦揉动。

压法：包括单掌压法、双掌压法、双拳压法、驼鞍式压法等。是指着力于施治部位压而抑之。

滚法：包括单掌滚法、双掌滚法、滚压法、滚揉法、大鱼际滚揉法等。是用着力部位吸定于体表，以腕关节带动作前后、左右滚动。

掐法：用指端甲缘重按穴位，而不刺破皮肤的方法。

推法：用指、掌或肘部着力于一定部位，作单方向的直线移动。

扳法：用双手作相反方向或同一方向用力扳动肢体的方法。

抖法：手握肢体远端作摇转导引，使整个肢体随之呈波纹状起伏抖动。

抓法：手指掌贴于体表部位，聚指将皮肉肌筋握于掌指内，然后逐渐松脱。

摆法：手腕为轴，用手掌摆动，以小鱼际着力。

摇法：使关节作被动的环转活动为摇法。

挤法：用指或掌的对合力，着力于施治部位挤而压之，挤而合之。

挟法：是以患者肢体进行挟持的一种方法。包括上肢挟法、下肢挟法等。

引法：又称"引伸法"，即牵拉导引患肢进行伸展活动。包括前屈引伸法、后背引伸法、抬举引伸法等。

拔法：用牵拉的力量将挛缩的关节筋腱拉开。

折法：用屈曲活动膝肘关节。包括折肘法、折膝法等。

打法：用十指尖、虚拳或实拳在患处进行拍打或捶击。

（三）拍打疗法的作用手法

持拍式：医生握住拍子的中下三分之一交界处，手握拍子的柄不要过紧，过紧则易于疲劳；也不要过松，过松则不便于进行有力的弹打。拍打时主要用腕力，只有重拍时才用臂力。

拍打的节奏：一般用"四—四"拍子，即在拍 1 次后，再连续快速的弹打 4 下，是为一节。这一节约在 1s 内完成，一节连一节地连续弹打，再加上某些空拍，便形成了有旋律的节奏感。

拍打的轻重按患者身体的强弱、年龄大小、初诊复诊及具体部位等情况，可分为轻拍、中拍、重拍三种。一般患者开始拍打时都要轻拍，逐渐加重，到最后快结束时，才可于某些重点脉位处进行重拍。

（四）捏筋弹拨拍打疗法的作用部位

捏筋弹拨拍打疗法与运动系统的关系最直接、最密切，其作用部位主要在体表各脉位（或穴位），主要是肌肉、肌腱、韧带、关节部位及其周围区域等。

（五）捏筋弹拨拍打疗法的操作步骤

治疗时一般先用捏法，然后再用拍打法。具体情况，医生自己灵活掌握。现将一般部位的操作常规略述如下。

头面部治疗：常规让病人取仰卧位，医生坐于头前方。治疗顺序如下：用双手食指抠揉颈后上脉；点揉两太阳脉；抠揉眉头脉；点揉天庭脉、眉上脉；用四指尖掐眶上缘；用双手拇指尖按点和划动巅顶脉，同时其余四指屈曲半握，用指尖在头两侧进行按点和环形划动，状如洗头梳发；用双拇指压两太阳脉 1~2min；用一手拇指按于头部上星穴处，食指中指按于两眉头脉处，按压 1~2min。如患鼻炎，再用拇食二指点拨掐揉双侧鼻侧脉。牙痛点揉弹拨下颌脉、颧下脉、耳下脉、虎口脉等，不用拍打法。

颈肩部治疗：常规病人取坐位，医生立于身后，治疗顺序如下：用捏揉法和拿揉法捏揉颈后三脉；拇指点揉颈间脉；双手食指抠拨双侧前膀肾脉，再拿揉前膀肾脉和后膀肾脉。抠拨肩胛暗脉，点压肩井脉、肩头脉，拿揉抬举脉和肩贞脉；摇颈椎；大鱼际滚揉颈肩部和肩胛部；最后拍打颈肩部。

上肢部治疗：常规病人一般取坐位（个别可取卧位），医生先拿揉前后膀胱肾脉，再拿揉肩贞脉和抬举脉；弹拨肩头脉和肩胛暗脉；抠揉血海根脉和血海脉，弹拨肘尺三脉和肘桡三脉，掐内四指脉和外四指脉，旋摇腕关节；牵拨五指，最后用拍子拍打上肢四面。针对病症，对症取手法和脉位。

胸腹部治疗：常规让病人仰卧于床上，先用中指点揉膻中、中脘、气海、关元、天枢等穴，四指揉环跳脉、乳侧脉、剑突脉；平掌自上向下推胸廓，沿肋间隙由后向前推胸廓。若病在腹者，先掌揉腹部（根据病情用顺时针揉或逆时针揉），再掌推中脘至两侧章门及由剑突推向关元。重点穴位进行点压，最后用辗转拿法和滑动拿法拿揉腹肌。胸腹部因内含重要脏器，均禁用拍打法。

腰背部治疗：常规让病人取俯卧位，先掌根揉脊柱两侧，由上而下；再双拇指点揉脊柱两侧，双拳滚压脊柱两侧；然后肘点压腰背部痛点及脊柱暗脉。腰痛点压腰眼、尾肾脉、尾中脉骶侧上脉、骶侧下脉；再侧扳和斜扳活动脊柱关节；最后用顺推法和八字推法由上而下推腰背部；结束前，用拍子拍打腰背三条线。

下肢部治疗：常规让病人取卧位，先拿揉下肢四面，脉位处重点拿揉；再用肘点压臀侧脉、臀下脉、股后脉、腘脉、风门脉、髂侧上脉、髂侧下脉、股外上脉、股外下脉、胫外侧脉等；然后拿揉股内上、中、下脉，胫内侧脉；在以上手法完成后，用掌根压股根脉3min（放开后有热流传导直至脚），并牵抖下肢；再屈伸膝关节，摇踝关节，掌推下肢肌肉由上向下推；最后用拍子拍打下肢四面。

全身按摩即做头部、腰背部及四肢部操作常规。其它临症变通。

（六）注意事项

在施行捏筋弹拨拍打疗法之前，病人应保持精神宁静、肌肉放松。如系远路赶来者，应休息20~30min；在施行捏筋拍打疗法之前，让病人排净大小便，脱去外衣，坐在诊察凳上，或躺在诊察床上；在施用捏筋拍打手法时，应先用轻揉手法，逐渐加重，不可一次用力过猛，尤其对年老体弱及儿童患者更应注意；对肌肉菲薄处手法宜轻，肌肉肥厚处手法略重些。对身体较强壮、病程较长、运动和知觉功能迟钝、或肌肉萎缩的病人，手法要逐渐加重；促进关节活动功能的手法，不能超出该关节的正常功能活动范围；施治时，一般先用捏筋手法，后用拍打手法；施用拍打手法时，其拍打顺序是，先背和腰，继肩和臂，再腿和脚，先左再右，先前再后，先内后外，由上而下，由近端向末端，反复3~5遍，脉位重点拍打。

下列情况禁用捏筋拍打疗法：

①妇女妊娠期及月经期间。

②有出血性疾患者，如吐血、咯血、衄血、尿血、便血、外伤出血及脑溢血等。

③急性传染性疾病及高烧患者。

④重度心脏病、心力衰竭患者。

⑤急性炎症、疖肿、疮疡患者。

⑥梅毒、骨结核、类风湿性关节炎及癫痫发作。

⑦各种骨病及内脏肿瘤。

⑧对各种骨折，在其整复固定之后，才可在其远离骨折之处进行轻度捏筋，以疏通气血。在其达到临床愈合之后，为加强功能锻炼，可加用捏筋拍打手法，以促进活动功能的早日恢复。

四、振击疗法与"药指"疗法

振击疗法乃取按摩、捏筋、正骨等手法之长，在临床实践中逐步摸索总结而成的一种用木棒振动敲打治疗疾病的方法。本疗法是医者一手持振击棒，一手将形状各异的棒头对准所击之特定部位，用振击棒敲打其顶端，手法之轻重缓急，以示治疗之补虚泻实。主要用于：速效者有腱鞘囊肿（筋聚、筋凝）、扭闪伤、落枕；显效者有软组织慢性损伤、关节痛、肩臂痛、腰背痛、骶髂关节劳损、髋关节劳损以及膝关节劳损等；有效者有感冒、头痛、眩晕、心悸、失眠、肋痛、胃脘痛以及腓肠肌痉挛等。"药指"疗法是将"振梃"（振击棒）的振击与药物外用有机地结合起来，将"振梃"蘸上药酒，振击患处以治疗疾病的一种方法。这种治疗效果优于单纯的"振梃"疗法和单纯的药物外治法。但是，患处有在骨凸部，有在骨凹中，有在筋骨里，有在皮骨间，"振梃"为硬物，用力不当易造成局部水肿，甚至伤及筋骨。人体手指是骨肉之体，对患部击打可轻可重，可柔可刚，可按可摩，可推可拿，部位选择，随心所欲，这些都是"振梃"所不能比拟的。于是以指代棒，避免了棒击的弊端，由此产生了"药指"这一古老疗法。一直沿用至今。主要用于软组织损伤、关节痛、筋骨痛、肌肉痛、软组织的慢性劳损等，尤其对疼痛"在皮肤筋骨之间可按而得者"效果尤佳。

（一）振击工具

振击工具以水曲柳、花曲柳两种木质所制者为佳，因其木质坚硬，音响清脆，操作时振幅大。为适用于各个特定部位分为两类 8 种棒形，一类是振击棒（敲打用），有长棒与短棒两种；另一类是振击头棒（按于所击部位），有钱形头棒（用于筋聚处）、鸭嘴头棒（用于脊柱两侧）、马鞍形头棒（用于指、趾缝间）、锯齿形头棒（用于髋关节凹陷处）、豆形头棒（用于脊柱、肋、膝、踝等关节凹陷处）、锥形头棒（用于关节间缝处）等 6 种。

（二）振击手法

基本手法：即持振击棒敲打和将棒头接于特定部位的方法。持振击棒之手叫做"振击手"选用各种类型之棒头，按于特定部位之手叫"按棒手"，两手动作必须和谐适宜。

按棒手：一般以左手为宜，应注意如下几点：①按之轻重适宜，按重易触破皮肤，甚则伤及筋骨，按轻则起不到医病作用；②提防患者肢体随意活动；③振击手与按棒手灵活配合，勿将棒头按之不动。

振击手：一般以右手为宜，振击时用腕力活动，振击棒要对准按棒顶端中心，重击时按棒手宜轻按，轻击时宜重按。分轻击、重击、速击、缓击、持续击、间歇击 6 种手法。

因病施法：一般感觉可形容为 8 种：①轻松感（补）：用轻击和缓击法，击后有轻松感，适用于虚证头痛、腰骶疼痛等。②微麻感（补）：轻击、缓击、持续击，击后感到微似麻木，适用于因脑力过度所出现之震颤与头晕。③风吹感（补）：轻击、持续击、间歇击交替使用，有风吹样之感觉，适用于体力过度后出现之腰骶痛楚并头晕，亦可用以治疗心悸、失眠等症。④解索感（补）：轻轻缓击，击后有如解除绳索般之感觉，多适用于体虚感冒。⑤拘紧感（泻）：重击、速击，击后有拘紧感，适用于实证之腰腿疼痛。⑥压重感（泻）：重击、速击、持续击，击后有如重物压身感，适用于因跌仆或外伤之腰腿痛及各肢节疼痛。⑦持重感（泻）：重击、持续击，得出之感觉如持重物，适用于昏迷。⑧肉动感（泻）：持续重击、速击，得出之感觉筋肉跳动，适用于腰扭伤。又因人体强弱之异，所击部位之异，以及使用手法之差异，故取得之感觉未必相同。临床最易取得之明显感觉，如大椎之沉胀感；百会之沉麻重感；小海之电掣感，以及膝眼之酸沉感等。此种疗法取得之感觉与针刺疗法之得气并非相同，又是推拿疗法所不易达到。为了提高疗效，在使用此疗法时，亦可取两者之长相互为用，如医治腱鞘囊肿，振击后可施推拿中按、揉之手法；扭闪伤、关节劳损，振击后可施摇晃、拔伸等手法，施用手法后，仍可用轻击法疏通经络以复正气。

（三） 振击部位

振击部位一般有病变局部，如腱鞘囊肿、扭闪伤、腓肠肌痉挛等患病局部；穴位，如百会、大椎、合谷、足三里等穴；挟脊部；经络循行部位，以及关节凹陷处，如膝眼等。

（四） 药酒配制与使用方法

处方：生川乌 30 克，生草乌 30 克，生乳香、生冷药各 30 克，血竭 30 克，红花 20 克，细辛 15 克，穿山甲 30 克，桂枝 20 克，麻黄 20 克，灵仙 20 克。

制法：白酒 1.5～2.5kg，将上药入瓶密封，泡至 3 周，酒呈咖啡色即可用。

用法：治疗时，将药酒搽于患处，医者以小鱼际平推患处，使皮肤发热；用右手食、中指蘸上药酒，用指头背侧抽击患部；患处立即可见黄豆大小的紫点凸出皮面，继续击打，紫点可汇成一片；必要时（患处肿胀严重时），可用梅花针在患处叩击数下，加拔火罐，使皮下所积瘀血由火罐拔出，疗效更佳。

经用本法治疗后，患处疼痛即减轻或消失。此法 3 天 1 次，一般治疗 3～4 次即可，有的患者可 1 次治愈。此药酒有毒，严禁内服，皮破者勿用。

（五） 注意事项

药指疗法治疗有一定的疼痛，故对患有心脏病、高血压、肺结核及年老体弱者慎用或禁用。

器质性病变所引起的放射性疼痛，不属此法治疗范围（如心脏病、颈椎病引起的肩背部放射性疼痛等）。

孕妇忌用。

振击疗法虽系按摩、捏筋、正骨等手法发展而成，但有别于上述诸法，它有音响寓于其中，与手法之补泻相互起作用。所选之振击部位，多为痛处及诸节旁凹陷处。又人体之构成外有形体百骸，内有五脏六腑，和精、神、气、肉体通过经脉构成统一整体，运用手法之补泻振击四肢百骸，所击之处振出之振幅直接作用于气血，又击出之音响经听觉传导直接作用于心神，故振击与音响相合，从而起到疏通经络、舒筋活血、软坚散结、调和营卫之作用。

五、外用药物推拿疗法

外用药物推拿疗法，就是根据药物的性味归经、主治作用等情况，使用单方或复方，按捣汁、粉末、加热、泡酒、调合等方法加工，将其结合各种推拿手法施术于患者一定部位的一种治病方法。它的特点是具有药物和推拿双重作用。临床上广泛应用于各科病症，特别是各种急慢性痛症。

（一）外用药物推拿疗法的作用原理

按照中医脏腑、经络等基础理论，根据药物的性味与归经对症选用，辨证取穴，或发表散寒，或镇痛祛邪，或疏肝理气，或清热解毒，或消痞祛积，或补肾壮阳，或活血通络、续筋接骨等等。

通过使用推拿手法，可以促进药物的吸收、利用，增强治疗效果，同时可以减少手法造成的机体损伤，如使用酒剂、油剂或粉剂为递质，既可增强疗效，又可减轻或缓冲手法对皮肤的摩擦力。

（二）外用药物推拿疗法的作用手法

常用手法有揉法、擦法、抹法、拍法、握法、热烫法、膏摩法、酒精法等。具体做法如下。

揉法：以外用药物揉动一定部位，使皮肤揉动湿润为度。

擦法：以外用药物摩擦一定部位，使皮肤擦红为度。

抹法：以外用药物如水剂、敷药等，抹涂一定部位，使皮肤感受药物刺激。

拍法：将药物贴在一定部位，然后用手拍打药物，通过拍击使药液渗透入里。

握法：用手握捏药物，使手掌有热感为度，医生可协助握捏。

热烫法：将药物加热后，用烫热的药物在一定部位上滚动。

膏摩法：将药物研成细末调成膏状，涂敷在一定部位上后，进行摩动揉捏。

酒洗法：将药物泡酒，7 天后取出，然后用药酒擦洗推搓一定部位。

（三）外用药物推拿疗法的作用部位

头颈部：印堂、太阳、百会、囟会、颈窝等。

躯干部：胸心、背心、脐心、脘腹、丹田、命门、八髎、天宗等。

肢体部：手心、合谷、大陵、肘窝、内关、足心、承山、足三里、腘窝、环跳、解溪等。

（四）注意事项

外用药物推拿所用药物大多含有毒性，忌入口中；施用本法时应注意防止损伤皮肤；对施治部位或其附近有化脓感染者，或伴有严重心、肝、肾病者以及孕妇，禁用或慎用本法；搓擦时，可用发团（取少女柔软长发搓成 6cm 直径的疏松发团，洗净、沸水消毒干燥后用）作为工具，其它如海绵等不可作工具，以免损伤皮肤；治疗后要注意局部卫生，以免发生感染。

六、抓扯刮痧推拿疗法

抓扯刮痧推拿疗法就是用手指或借助姜、硬币、小汤匙等物沾上植物油、白酒等抓扯或刨刮人体一定部位，并使皮肤发红充血的一种治病方法。它主要用于治疗各种痧症、急救昏厥。

（一）抓扯刮痧推拿疗法的作用原理

根据中医的脏腑、经络、卫生营血等基础理论，并遵循"急则治其标"

的原则，运用手法强刺激经络，使局部皮络发红充血，从而起到醒神救厥、解毒祛邪的效用。由于其刺激部位为经络结聚之处，从而可以和经络，行气血，协调阴阳。

（二）抓扯刮痧推拿疗法的作用手法

抓扯刮痧推拿疗法的作用手法大致有：刮、抓、扯、挟、揪、挤、拍、放、间接刮等9种方法。具体操作如下。

刮痧：医生用姜、硬币、小汤匙等物沾上植物油、白酒刮一定部位，使皮肤充血发红斑乌点，呈暗紫点。可分横刮、顺刮两种。

抓痧：医生用五指抓撮一定部位，抓一般要快，要紧稳；撮要狠，要有力。要使抓撮部位迅速发红露筋。

扯痧：医生将食、中指作弯状，蘸冷水或白酒，用手指扯提一定部位，反复多次，使皮肤充血，以出现暗紫色痧点为度。在提扯时，一般应迅速用力进行。

挟痧：医生将手指弯曲或掌对指挟捏一定部位，在挟捏时逐渐施加暗力，使之表面肌肉络脉充血发红。医生挟捏用力时，病人可感到钻心痛，有醒神救厥的作用。

揪痧：医生用手指拿提旋揪或指关节弯旋揪一定部位，当揪住一定部位时，即左右扭旋拿提，使皮肤呈暗紫红斑，也可蘸冷水、白酒旋揪。

挤痧：医生用两手指对挤压或单指对挤压一定部位，在反复挤压后可出现紫红痧斑，一般此法施术多在头面额或胸部。

拍痧：医生用手指沾白酒或冷水拍打一定部位，连续拍打，使皮肤呈现紫红斑点，充血为度。

放痧：医生不论使用何种方法使皮肤充血呈紫红斑点后，在斑点上用针挑痧点出血。

间接刮痧：医生在刮痧前，用一块毛巾或布隔于施术部位，然后在毛巾或布上施刮、揪、扯等方法，使皮肤呈红紫斑点为度。此法多适宜儿童和年老体弱者。

（三）抓扯刮痧推拿疗法的作用部位

头颈部：额面（印堂）、鼻梁、两颈侧、颈后窝、颈前窝侧。
躯干部：胸部、腹部、肩胛处、背部脊椎两侧。

肢体部：肘窝、膝（腘）窝。

（四）注意事项

刮痧治疗：室内空气要流通，注意保暖，勿使病人感受风寒外邪，导致病情加重。

刮痧时，要求病人体位自然而舒适，在刮痧过程中，按要求更换体位，避免病人疲劳而中断治疗。当病人疲劳时，可让其做完一个体位刮痧后，休息 5min 左右。

刮痧用的工具一定要注意消毒，刮痧部位的皮肤表面一定要清洁，有条件时应常规消毒后再施刮痧手术。

刮痧工具如较薄并且边缘不很齐整或不光滑时，刮痧手法要求特别轻，多刮数次，勿刮破皮肤，防止引起感染。如不慎刮破皮肤，要常规消毒后包扎。

刮痧手法要求用力均匀，不要忽轻忽重，病人对手术中的疼痛不能忍受时应刮得轻些，多刮数次，以达到皮下紫黑（痧斑、痧痕形成）为止。

刮痧过程中，如见冷汗不止、脉象沉伏、吐泻不止等情况，应停止刮痧，并及时抢救，防止发生意外。

刮痧手术前，应根据病人的症状之轻重缓急，积极配合其它治疗方法。

刮痧后，病人需卧床休息，不能急躁动怒或忧思沉郁，并禁食生冷油腻食物。

婴幼儿皮肤极其娇嫩，即使有手绢保护皮肤，也要用力轻巧，不要妄用猛劲。

七、气功推拿法

气功推拿是指气功与推拿相结合而形成的一种独特的治病方法。它要求术者有一定的气功能力，并掌握有效的练功方法。气功推拿治疗范围广泛，对一些常见病、慢性病和一些急性病、机能性疾病与器质性疾病均有一定的治疗效果。如内科之支气管炎、哮喘、慢性胃炎、胃肠神经官能症、糖尿病、肝炎、肾炎、高血压、冠心病等；外科之颈椎病、肩周炎、风湿性关节炎、腰椎间盘突出症、各种软组织损伤与劳损、关节扭伤、脉管炎、末梢神经炎、乳腺增生、甲亢、髌骨软化；妇科之痛经、白带、月经不调、盆腔炎；神经科之偏瘫、截瘫、小儿脑瘫、三叉神经痛、坐骨神经痛、股外侧皮神经炎、进行性肌营养不良症等。

（一）常用练功方法

气功练功因地区不同、流派不同，其方法也有异，但常用者有以下几种：

易筋经：参见气功疗法之内容。

周天功：排除杂念，意守丹田，以求意到气到。站位或卧位均可。呼气一口，将肛门一缩一提，同时小腹内收后贴；吸气时，意念丹田之气注入会阴，经长强，过命门，闯夹脊，上行玉枕，达百会，目微下视，意念引百会之气下行膻中，吞津一口引气归入丹田。待丹田气热后，升气走胸从手三阴导引达手指、掌面。然后从手三阳循臂上头顶由百会循吞咽归人丹田。

自然功（松静功）：站位或坐位，宁心定志，面带微笑，全身放松，意守肚脐，静坐 10min。初用腹式呼吸，稍后采用自然呼吸，意念引起内气上升，由胸达手，再由手循头后上顶下肚脐。待脐内气热后，可意引丹田之气入手、掌而发外气，然后回头顶归入丹田。

太极功：缓慢运行太极拳招式，意守丹田，排除杂念，呼吸自然，舌舔上腭，鼻息调匀，步法一稳一松，手式指端迎去，意念引气发暗力，收回意归引气入丹田。动中有静，静中生动，意念丹田，引气上行手、掌，而自发外气。手掌有热感传导，然后以静收式，回归丹田。

掌心功：站式或坐位，全身松静，自然呼吸，意守丹田，然后提升，意守掌心劳宫穴，五指尖端微微有暗力生发，掌心烫热外气发出，可作怀中抱月式、托天降雪、腾龙伏虎（左右摆动，伸前屈后）式。意引气于掌心，手指自然发生暗力，掌心热感气流传出。以静内收功力，气循经回归丹田。

（二）气功推拿手法

点穴法：用拇指或中指、食指点在穴位上，从指尖向穴位中发气。待患者穴位出现热、胀、麻等感觉为度，如无感觉则点 1~3min 即可；用手指点在穴位上，如欲行补法从指尖发气，透入穴位后，顺着经脉走向向下传导。如欲行泻法，从指尖发气，透入穴位后逆着经脉的走向向上传导。

推经法：将气发于掌上或鱼际处，用掌沿经推行，在推移过程中指尖要保持发气。并使之感到温热之感导经而行。

悬推法：手掌悬于患者肢体上方，离体表、穴位约距 3~15cm，或隔衣发气，并向手足方向推移。患者有气热感传入渗透皮肤。

吸法：手掌悬离患部 3~15cm，发气透入患部，意念与患部病邪合住，向外移动手掌，意在吸出病邪，吸出之后，用意念将吸入自己手掌中的病邪顺手指向外排出。

补气法：手掌按于病变脏、腑之体表部位，向该脏、腑中发气以补脏、腑之虚损。

擦络法：用手掌迅速擦揉一定部位，使患者顿感络脉透热入里，然后贴于患处发气，即感热流渗入经脉、骨骼。

掌振法：用手掌贴于患部，气发于掌，然后手腕作微微振颤传热入里。

提抖法：双手分别拿提患者脘腹部，进行左右扭动抖颤，反复多次，然后用手掌贴于脐中，手掌发气传入里，同时嘱患者意守丹田。

自循法：患者将双手分别贴在双足掌心或双掌对贴，并意守所贴掌、足心，医者推行于相应的经脉，以助患者自循导通内气。

对引法：患者与一健康人对面静坐，各分别用一手掌或足掌对贴，医者双手同时分别拿住两人的另一只手，通过点按经穴，使经穴传导感同时在两人身上产生，嘱两人意守手掌或足掌对贴处，至相互有热感导入为止。

（三）注意事项

气功推拿时，手法要由轻而重，由缓至急，循序渐进；发气透穴入内要注意其解剖结构，深度适宜，如风池穴一般透气 3cm 左右即可，不可过深；环跳穴可深透 9cm；患者要松静自然，并把注意力集中在治疗部位和穴位上；治疗结束后，要在室内稍事休息或轻微活动后再走出诊室。

第十五章 食疗篇

一、药粥

药粥是选用一定的中药和适量的米谷同煮而成。运用药粥防治疾病，健身强体的方法即为药粥疗法。

本法药物与米谷相配伍，起到协同作用，收到药物与谷物的双重效应，是以药治病，以粥扶正的一种食养食疗好方法。长服可滋补强壮，防病抗衰，延年益寿。

药粥疗法是中国民间疗法的重要组成部分，远在2000多年前的古医籍中就有记载。长沙马王堆汉墓出土的14种医学方技书中，就有服食青稞米粥治疗蛇咬伤，用加热的石块煮米汁内服治疗肛门痒痛等的方法。在《太公金匮》这本古书里，还叙述了武王伐纣时，洛邑雪深丈余，姜太公使人献粥以御寒的故事。在我国最早的医学专著《黄帝内经》中，有"药以祛之，食以随之""谷肉果菜，食养尽之"的论述。可谓药粥疗法的最早记载。

医圣张仲景在临床上对米、药合用，积累了极为丰富的经验，在其所著《伤寒杂病论》中就有很多米、药合用的记述，或药后食粥的应用。如白虎汤、桃花汤、竹叶石膏汤等，都是米药合用的具体体现。诚如后世医家陈嘉谟在《本草蒙筌》中称赞："粳米，伤寒方中亦多加入，各有取义，未尝一拘。少阴证，桃花汤每加，取甘以扶正气也；竹叶石膏汤频用，取甘以益不足焉；白虎汤入手太阴，亦同甘草用者，取曾以缓之，使不速于下尔。"再如，被后世医家柯韵伯誉为"仲景群方之冠"的桂枝汤中，仲景明嘱："服已须臾，啜热稀粥一升余，以助药力。"凡此足以说明，仲景实为药粥应用之先驱。

唐宋以后，历代医家对药粥的应用逐渐广泛，许多医书均有详细的记载。药王孙思邈在其《千金方》中，就有"牛乳粥""芦根粥""天花粉粥"的应用。唐代孟诜的《食疗本草》、陈士良的《食性本草》、昝殷的《食医心鉴》；宋代的《圣济总录》《太平圣惠方》；元朝御膳太医忽思慧的《饮膳正要》等都对药粥作了各种论述和记载，亦收录了不少粥方。其中宋代官方编纂的《太平圣惠方》共收载粥方129个，如杏仁粥治疗老年人咳嗽，酸枣仁粥治疗失眠等。

明朝我国伟大的医药学家李时珍，长期走访民间，积累了大量的资料，在《本草纲目》中列专节论述药粥，对所记载的62个药粥方的主治、功用分别作了介绍。到了清代，研究药粥的医家与学者进一步增多。著名温病学家王孟英在《随息居饮食谱》中对药粥论述颇详，如"贫人患虚证，以浓米饮代参汤，每收奇效。若人众之家，大锅煮粥时，俟粥锅滚起沫团，浓滑如膏者，名白米油，亦白粥油。撇取淡服，或加炼过食盐少许服亦可，大能补液填精，有神赢老"。曹燕山的《老老恒言》中介绍了100种粥方，黄云鹄的《粥谱》则收载粥方200多个。

近代，药粥疗法的应用更为普及。著名中西汇通派医家张锡纯，擅用"山药粥"，并以此为基础，创制了"珠玉二宝粥""三宝粥""薯蓣米夏粥""薯蓣鸡子黄粥"等一系列健脾益胃粥方。现代许多著名医家，古粥今用，颇具新意，岳美中老中医根据清·陆定圃《冷庐医话》中的黄芪粥治疗水肿的记载，结合自己丰富的临床经验，自拟一复方黄芪粥，应用于慢性肾炎，收到理想效果。中国中医研究院沈仲圭老中医早年喜用，神仙粥治疗感冒风寒，暑湿头痛。

药粥疗法的最大特点是注重健脾养胃，培补后天。因为作为药粥重要成分的粳米和糯米均有极好的健补脾胃的作用，正如《医药六书药性总义》所称："粳米粥为资生化育神丹，糯米粥为温养胃气妙品。"正因为如此，药粥既可作为治疗疾病的良方妙法，又能成为保健养生、益寿延年、预防疾病的食用佳品。此外，药粥疗法既不同于单用药物祛邪治病，又不同于纯服米谷以扶正调理，而是药物疗法与食物疗法、营养疗法相结合的一种独特疗法。从中药剂型角度讲，它具有汤剂和流质、半流质的特点，与丸散膏丹相比，既适宜长久服食，无副作用，又可根据病情药物灵活加减，制法简易，服食方便，老少成宜，无论城乡，均于推广应用。

（一）药粥制作方法

将适量中药、谷米、水及调味品放入砂锅或铁锅中，加水浸泡一定时间，把锅置于炉火上，武火煮沸后，再以文火煮之，依据不同药食，煮至一定时间，取粥内服。由于药物与食物的性味质地不同，煮粥的方法也不尽相同，归纳起来，有以下两大类：

1. 药、米同煮法

凡可供食用又宜于与米谷之物同锅煮制的中药，大部分均可采用直接与米谷同煮为粥的制法，一般先切碎或捣为粗末。如山药、龙眼肉、大枣、扁豆、绿豆、百合、羊肉、胡桃等。

2. 药、米分煮法

药汁煮粥法一般是先将药物榨汁，或煎取浓汁后去渣，再与米谷之物同时煮成药粥。此法适宜于药物本身不宜食用或不宜与米谷同煮的药粥。

粥掺药汁法一般是先将药物榨汁或提汁，待米谷已煮熟成粥后，再将药汁掺入粥内调匀而成药粥。此法适用于药鲜嫩汁多的一类药粥。

粥撒药粉法即先将药粥中的药物打成细粉，待粥煮熟后，撒下药粉，一边撒一边搅匀，粥稠即成。此法主要适用于药不宜久煮而又可以食的一类药粥。

（二）主治病症

1. 腹泻、痢疾

芡实粉粥（《本草纲目》）：芡实 100 克，粳米 60 克。先将芡实煮熟，去壳，研粉，晒干。每次取芡实粉 30~60 克，与粳米同煮为粥。功能：健脾止泻，益肾固精。主治慢性腹泻，遗尿。

薯蓣鸡子黄粥（《医学衷中参西录》）：生山药 30 克，熟鸡子黄 3 枚。将生山药切块，研细粉，盛入有凉沸水的大碗内，调成山药浆，倒入小铝锅内，置文火上，不断用筷子搅拌，煮 2~3 沸，然后加入鸡子黄，继续煮熟即成。早晚温热服食。功能：健脾和中，固肠止泻。主治脾气不足，久泄不止，乏力少气等症。

薯蓣苤苜粥（《医学衷中参西录》）：生山药 30 克，生车前子 12 克。将山药切碎，研成粉；生车前子装入纱布袋内扎紧。将生山药粉末放入小铝锅内，加水适量，调匀，再放入车前子药袋，置文火上熬煮成粥，除去药袋即成。早晚温服。功能：健脾固肠，益肾利尿。主治脾肾虚弱，大便滑泻，小便不利等症。

三宝粥（《医学衷中参西录》）：生山药30克，三七6克，鸦胆子20粒。将山药切碎，研粉，用凉沸水调和成粉浆；三七研成细末；鸦胆子去皮。上3味药混匀放入小铝锅内，加水适量，置武火上烧沸，再用文火熬煮成粥即成。早晚服食。功能：健脾固肠，解毒止痢。主治下痢不止，脓血相夹，腹痛后重等症。

山药粥（《萨谦斋验方》）：干山药片45~60克，或鲜山药100~120克洗净切片，粳米60~90克。同煮为粥，早晚餐温热服食。功能：补脾胃，滋肺肾。主治脾虚腹泻，慢性久痢，食少体倦，虚劳咳嗽及老年性糖尿病等。

白扁豆粥（《延年秘旨》）：炒扁豆60克，或鲜扁豆120克，粳米60克。同煮为粥。夏秋季早晚餐服食。功能：健脾养胃，清暑止泻。主治脾胃虚弱，慢性久泻，暑湿泻痢。

苋粥（《养老奉亲书》）：新鲜紫苋100克，粳米60克。将紫苋去根，洗净切细，与粳米同煮为粥。夏季早晚餐服食。功能：清热止痢。主治老年人急性细菌性痢疾和肠炎。

砂仁粥（《老老恒言》）：砂仁3~5克，粳米60克。先将粳米加水煮粥，待粥煮成后，调入砂仁细末，再煮1~2沸即可。早晚餐温热服食。功能：暖脾胃，助消化，调中气。主治脾胃虚寒型腹痛泻痢，消化不良，食欲不振，脘腹胀满。

荔枝粥（《泉州本草》）：干荔枝5~7枚，粳米或糯米60克。将荔枝去壳，与粳米或糯米加水同煮为粥。晚餐服食。功能：温阳益气，生津养血。主治老人五更泄泻，口臭。

马齿苋粥（《食疗本草》）：鲜马齿苋60克（干品30克），粳米60克。将马齿苋洗净切碎，与粳米同煮成粥。每日早晚餐温热服食。功能：清热利湿止痢。主治湿热腹泻、痢疾。

大蒜粥（《食物疗法》）：紫皮大蒜30克，粳米60克。将大蒜去皮，放沸水中煮1min后捞出，然后将粳米放入煮蒜水中煮稀粥，再将蒜重新放入粥内，同煮为粥。早晚餐温热服食。功能：消炎杀菌，止泻利尿。主治急慢性菌痢、泄泻。

银花莲子粥（《实用方》）：银花15克，莲子肉30克，白糖少许。将银花洗净，放入铝锅内，置武火上烧沸，用文火熬煮5min，去渣留汁，加入莲子肉，置武火上烧沸，用文火熬煮至熟，加入白糖即成。早晚温热服食。功能：清热解毒，健脾止泻。主治热毒内扰，暴泻，痢疾，发热等症。

乌梅粥（《民间验方》）：乌梅 15~20 克，粳米 100 克，红枣 3 枚，冰糖适量。将乌梅加水 200ml，煎至 100ml，去渣留汁，入粳米、红枣、冰糖，再加水 600ml 左右，煮为稠粥。早晚餐温热服食。夏令稍温食之为宜。功能：酸收止泻止痢。主治慢性久痢、久泻纯虚无实者。

陈茗粥（民间验方）：陈茗（陈茶叶）5~10 克，粳米 50~100 克。先用陈茗加水煮汁，去残渣与洗净的粳米同煮为粥，熟后服用，每日 2 次。主治痢疾。

干姜粥（民间验方）：干姜 3~5 克，高良姜 3~5 克，粳米 10 克。先将干姜、高良姜用砂锅煎煮，去渣取汁，再与粳米同煮为粥。早晚服食，3~5 日为 1 疗程。功能：温中祛寒。主治脾胃虚寒的痢疾，腹泻。

2. 小儿疳积、厌食症

槟榔粥（《圣济总录》）：槟榔 10~15 克，粳米 30~60 克。先用槟榔片煎汁去渣，加入粳米，煮稀粥。每日空腹服 1~2 次。功能：消食导滞，行气除胀。主治小儿疳积，厌食，腹胀，大便不爽。

大麦粥（《饮食辨录》）：大麦米 50 克，红糖适量。先将大麦米浸泡砸碎，加入红糖、水如常法煮粥。每天 2 次服食。功能：益气调中，消积进食。主治小儿疳积，厌食不下，脾胃虚弱，面黄肌瘦。

曲米粥（《多能鄙事》）：神曲 10~15 克，粳米 60 克，先将神曲捣碎，煎取药汁后去渣，入粳米煮为稀粥。空腹食，每日 1~2 次。功能：消食健脾。主治小儿厌食，积滞内停。

山楂粥（《粥谱》）：山楂 40 克，粳米 50 克，砂糖 10 克。将山楂水煎，取汁合粳米、砂糖煮粥食之。功能：消食导滞。主治小儿食积所致之厌食，腹胀，腹泻。

鸡内金粉粥（验方）：鸡内金 6 克，干橘皮 3 克、砂仁 1.5 克，粳米 30 克，白糖少许。将鸡内金、干橘皮、砂仁共研细末，粳米淘洗干净，一同放入锅内，加水搅匀，置武火上烧沸，再用文火熬熟，下入白糖即成。功能：消积健脾。主治小儿疳积，食欲不振，肚腹胀大，面黄肌瘦，呕吐等症。

锅巴粥（验方）：饭锅巴 90 克，山楂片 10 片，橘饼 15 克，白砂糖 10 克。将饭锅巴放入锅内，加清水，上火烧开，加入白糖及切成碎米粒状的山楂片和橘饼，煮烂成粥即可。每日空腹服 1~2 次。功能：补气健脾，消食止泻。主治小儿消化不良，食积厌食，腹痛泄泻。

高粱米粥（民间验方）：高粱米 90 克，用清水浸泡发胀，淘洗干净，放入锅内加清水，武火烧开，转用小火慢慢熬煮成粥即可。每日空腹服。功能：和胃健脾，消积。主治小儿消化不良，食积。

3. 高血压、高脂血症、动脉硬化、冠心病

芹菜粥（《本草纲目》）：芹菜（连根）120 克，粳米 250 克，食盐少许，味精少许。将芹菜连根一起洗净，切成长 2cm 的段；把粳米淘洗干净，与芹菜一起放入锅内，加水适量，用武火烧沸，用文火煎熬至米烂成粥。在粥内放入味精、食盐即成。每日 1 次服食。功能：清肝热，降血压。主治肝火亢盛之高血压、肝火头痛等症。

葛根粉粥（《太平圣惠方》）：葛根 30 克，粳米 60 克。先将葛根洗净切片，晒干磨粉，与粳米一同加水煮粥。可供早晚餐温热服食。功能：清热生津，降血压。主治高血压、冠心病、糖尿病。

甜浆粥（《本草纲目拾遗》）：新鲜豆浆适量，粳米 60 克。混合加水煮粥。粥成后，加入少许冰糖。早晚餐温热服食。功能：健脾养胃，降脂。主治动脉硬化症、高血压及冠心病、高脂血症。

菊花粥（《老老恒言》）：菊花末 15 克，粳米 60 克。将菊花去蒂，蒸后晒干或阴干，然后磨成细末。将粳米淘洗干净放入锅内，加水适量，用武火烧沸，用文火熬煮至半熟，再加入菊花细末，继续用文火熬熟即成。每日服食 1~2 次。功能：散风热，清肝火，降血压。适用于高血压、冠心病及肝火头痛、风热目赤等症。

薤白粥（《食医心镜》）：薤白 10~15 克，粳米 100 克，同入砂锅，加水 450ml，煮为稀粥。每日 2 次。温热服食。功能：行气止痛，通阳散结。主治冠心病心绞痛。

决明子粥（《粥谱》）：决明子 15 克，白菊花 10 克，粳米 100 克，冰糖适量。将决明子炒至微有香气取出，与白菊花一同加水 200ml，煎至 100ml，去渣留汁，入粳米再加水 400ml，冰糖适量，煮成稀粥。每日 1 次，温热食服。功能：清肝明目。主治高血压、高脂血症、头痛头晕、目赤肿痛等症。

玉米粉粥（《食物疗法》）：玉米粉、粳米各适量。将玉米粉冷水溶和，待粳米煮沸后，调入玉米粉同熬为粥。早晚餐温服。功能：益肺宁心，调中开胃。主治高脂血症、动脉硬化。亦可防治癌症。

荷叶粥（《饮食治疗指南》）：鲜荷叶 1 张，粳米 100 克，冰糖少许。将鲜荷叶洗净，切成 3cm 的方块，放入锅内加水适量，置武火上烧沸，移文火上煎煮 10~15min，去渣留汁。粳米淘净后，与荷叶汁搅拌，加入冰糖、水适量，熬煮成粥。每日 1 次服食。功能：降血压，解暑热。主治高血压、

高脂血症，夏天感受暑热，胸闷烦渴。

丹参粥（验方）：丹参 30 克，糯米 50 克，红枣 3 枚，红糖适量。将丹参煎水取浓汁，去渣，入红枣、糯米、红糖，加水如常法煮成稠粥。每日 2 次，温热服食，10 天为 1 疗程，隔 3 天再服。功能：活血化瘀，扩张血管。主治冠心病、高血压。

泽泻粥（验方）：泽泻粉 10 克，粳米 50 克。加水 500ml，先煮米为粥，待米开花后，调入泽泻粉，改用文火稍煮数沸即可。每日 2 次，温热食服。功能：利水渗湿。主治高血压、血脂过高。

4. 肺炎、气管炎、肺气肿

杏仁粥（《太平圣惠方》）：杏仁 21 粒，大枣 7 枚，桑白皮 60 克，生姜 2 片。杏仁去皮尖，研泥状，调入牛奶 30ml，绞取汁液；大枣去核；桑白皮、生姜、大枣共同水煎取汁；以药汁入粳米煮粥，临熟时入杏仁汁，再稍煮即成。1 日分数次食。功能：止咳平喘。主治咳嗽，喘息，痰多。

贝母粥（《资生录》）：川贝母 5 克，粳米 60 克，白糖适量。将川贝母洗净，去杂质，烘干研成细末；粳米淘洗干净，放入锅内加水适量，置武火上烧沸，再用文火熬煮成粥时，加入川贝粉和白糖，调匀，再煮 2~3 沸即可。每日 1 次，温热食服。功能：滋阴润肺，化痰止咳。主治慢性气管炎，肺气肿，咳嗽气喘等症。

竹沥粥（《寿世青编》）：鲜竹沥水 100 克，粳米 50 克。将粳米淘洗干净，放入锅内，加入竹沥水，另加清水适量，置武火上烧沸，再用文火熬煮至熟即成。每日 1 次食服。功能：清热化痰。主治肺热咳嗽，肺炎，慢性气管炎。

苏子粥（《药性本草》）：苏子 15 克，粳米 100 克，冰糖少许。将苏子洗净，捣烂如泥，粳米淘洗干净，冰糖粉碎，一同放入锅内，加水适量，置武火上烧沸，用文火煮熟即成。每日 1 次食服。功能：止咳平喘，养胃润肠。主治急慢性气管炎，咳嗽多痰，胸闷气喘，便秘等症。

莱菔子粥（《老老恒言》）：莱菔子 15 克，粳米 100 克。将莱菔子炒熟，磨成细粉；将粳米洗净，与莱菔子粉一同置锅内，加水适量，置武火上烧沸，用文火熬煮成粥即成。每日温食。功能：化痰平喘，行气消食。主治慢性气管炎，肺气肿，咳嗽痰多，食欲不振等症。

枇杷叶粥（《老老恒言》）：鲜枇杷叶 30~60 克，粳米 30~60 克，冰糖少许。先将枇杷叶刷去背面绒毛，切细，煎煮取汁，去渣，以汁入粳米煮粥，粥成后加入冰糖。日分 2 次温服。功能：清肺降逆，化痰止咳。主治肺热或痰热咳嗽。

猪肺粥（《证治要诀》）：猪肺 100 克，薏苡仁 50 克，粳米 100 克。先将猪肺煮 10min，捞出切成块，再与薏苡仁、粳米一起煮粥，至米熟即成。功能：清肺补肺，化痰止咳。主治肺热或肺虚咳。

萝卜粥（《图经本草》）：鲜萝卜 250 克，粳米 100 克。将萝卜洗净，切碎，捣汁，去渣，与粳米同放锅内，置武火上烧沸，用文火熬煮成粥即成。早晚餐温服。功能：消食利膈，化痰止咳。主治慢性气管炎，咳喘多痰，食积饱胀等病症。

腐皮白果粥（《家庭食疗手册》）：白果 10~15 克，豆腐皮 30~45 克，粳米 30~60 克。白果去皮及心，豆腐皮切碎，与粳米同煮为稀粥。日分 2 次，空腹食用。功能：益气养胃，消痰敛肺，止咳平喘。主治肺虚咳喘痰多。

薏米杏仁粥（民间验方）：薏米 30 克，杏仁 10 克，冰糖少许。将薏米淘洗干净，放入锅内，加水适量，置武火上烧沸，再用文火熬煮至半熟，然后将杏仁去皮洗净加入，继续用文火熬熟，加入冰糖即成。每日适量食用。功能：健脾祛湿，除痰止咳。主治脾虚湿蕴，咳嗽痰多。

百合杏仁粥（民间验方）：鲜百合 50 克，杏仁 10 克，粳米 50 克，白糖适量。将粳米淘洗干净，放入锅内，置武火上烧沸，用文火熬煮至半熟。再将百合、杏仁去皮，放入锅内同煮至熟，加入白糖即成。每日 1 次服食。功能：温胃调中，润肺止咳。主治肺胃阴伤，干咳无痰，气逆作喘等症。

5. 肾炎、浮肿、泌尿系感染

车前叶粥（《圣济总录》）：鲜车前叶 30~60 克，葱白 1 茎，粳米 30~60 克。将车前叶、葱白煮汁，去渣，以汁煮粳米为粥。空腹食用，每日 1~2 次。功能：利水退肿。主治水肿，小便不利。

鲤鱼汁粥（《本草纲目》）：鲤鱼 1 尾（约 500 克），糯米 60 克，葱白适量，豆豉适量。将鲤鱼去鳞、鳃和内脏，放入锅内，加入葱白、豆豉、水适量，置武火烧沸，文火熬熟，滤过去渣，加入粳米继续熬煮至米熟成粥。每日空腹服。功能：消水肿，利小便。主治慢性肾炎水肿、妊娠水肿。

加味黄芪粥（《岳美中医案集》）：生黄芪、生苡仁、糯米各 30 克，赤小豆 15 克，金橘饼 2 枚。以水 600ml，先煮黄芪 20min，捞去渣，次入薏仁、赤小豆，煮 30min，再次入鸡内金、糯米，煮熟成粥。每日分 2 次服食。功能：益气行水消肿。主治慢性肾炎水肿。

青小豆粥（《食医心鉴》）：青小豆 50 克，小麦 50 克，通草 5 克，白糖少许。将通草洗净，加水适量，煎煮 15min，滤渣留汁；加入小麦、青小豆、白糖，加水适量，武火烧沸，再用文火煮熟成粥。每日空腹食服。功能：利尿通淋。主治小便涩少淋漓等症。

滑石粥（《寿亲养老新书》）：滑石 30 克，瞿麦 10 克，粳米 30~60 克。先将滑石用布包扎，再与瞿麦同入水中煎煮，取汁，去渣，加入粳米煮稀粥。空腹食用。功能：清热利湿，利水通淋。主治膀胱炎、尿道炎、肾盂肾炎等病症。

白茯苓粥（《直指方》）：白茯苓粉 15 克，粳米 100 克，胡椒少许。将粳米淘洗干净，连同白茯苓粉放入锅内，加水适量，先用武火烧沸，后用文火煎至米烂成粥。每日空腹服。功能：健脾利湿。主治老年性浮肿。

赤小豆粥（《日用本草》）：赤小豆 50 克，粳米 200 克，食盐适量，味精少许。将赤小豆、粳米淘洗干净，放入锅内，加水适量，先用武火烧沸，再用文火煮熬成粥，加入味精、食盐。每日空腹服。功能：健脾利水。主治肾炎水肿，小便不利。

冬瓜粥（《粥谱》）：鲜冬瓜 60 克，粳米 30~60 克。将冬瓜洗净，切成小块，同粳米煮粥。空腹食用，每日 1~2 次。功能：利尿消肿，清热止渴。主治浮肿胀满，小便不利。

6. 便秘

菠菜粥（《本草纲目》）：菠菜 100~150 克，粳米 100 克。将菠菜放入沸水略烫数分钟，捞出后切细；粳米煮粥至半熟时，将菠菜放入粥中，继续煎熬，直至粥成，放入食盐、味精少许。早晚餐温热食服。功能：养血润燥。主治习惯性便秘及贫血。

芝麻粥（《锦囊秘录》）：芝麻 30 克，粳米 60 克，蜂蜜 30 克。将粳米与芝麻分别用清水淘洗干净，沥干，放入锅内，加清水，上火烧开后转用小火熬煮成粥，调入蜂蜜拌匀即可。每日 1 次，空腹食服。功能：补益肝肾，养血和血，润肠通便。主治体虚眩晕，肠燥便秘。

松子粥（《士材三书》）：松子 15~20 克，粳米 60 克。将松子仁捣成泥状，与粳米加水同煮成稀粥，然后冲入适量蜂蜜。早起空腹及晚间睡前分 2 次温服。功能：补虚增液，润肺滑肠，主治年老、产后体弱者的习惯性便秘及肺燥干咳无痰、少痰。

麻仁粥（验方）：麻仁 30 克，粳米 60 克，葱白 3 克，姜末 3 克，细盐 3 克，味精适量。将麻仁、粳米分别用清水淘洗干净，沥干，放入锅内加清水上火烧开，待米粒煮至开花时，加入葱白、姜末、细盐、味精一同熬煮成粥。每日 1 次，空腹食服。功能：润燥滑肠，滋养补虚。主治肠燥便秘。

胡桃粥（《海上集验方》）：胡桃仁 10 个，粳米 100 克。将胡桃仁捣碎，粳米淘洗干净，同放入锅内，加水适量，置武火上烧沸，用文火熬熟即成。每日早晚温服。功能：补肾益肺润肠。主治习惯性便秘，肺肾俱虚者。

7. 营养不良、虚劳、贫血

鸡汁粥（《本草纲目》）：母鸡汤 1000 克，粳米 50 克。取 1500～2000 克母鸡 1 只，剖洗干净后，浓煎鸡汁，以原汁鸡汤分次同粳米煮粥，先用武火煮沸，再改用文火煮到粥熟。每日 1 次服食。功能：滋养五脏，补益气血。主治年老体弱，病后羸瘦，气血亏损所引起的一切衰弱症。

牛乳粥（《本草纲目》）：鲜牛奶 250 克，粳米 60 克，白糖适量。将粳米淘洗干净，放入锅内加水适量，置武火上烧沸，移至文火熬煮成粥，加入牛奶、白糖、烧沸即成。可供早、晚服食。功能：补虚损，润五脏。主治体质衰弱，气血亏损，病后虚羸。

羊肉粥（《钦膳正要》）：鲜羊肉 150 克，粳米 100 克，食盐、生姜少许。将鲜羊肉洗净，切成薄片；粳米洗净，生姜、葱切颗粒，一同放入锅内，加水适量，置武火上烧沸，再用文火熬煮至熟即成。每日 1 次空腹食用。功能：益气血，暖脾胃。主治中老年人阳气不足，气血亏损，体弱羸瘦，恶寒怕冷，腰膝疲软等症。

人参粥（《食鉴本草》）：人参粉 3 克，粳米 100 克，冰糖少许。将粳米淘洗干净，置砂锅内，加清水适量，放入人参粉，置武火上烧沸，移文火煎熬成粥，放入冰糖搅匀即可。每日 1 次温服。功能：益元气，振精神。主治久病羸瘦，短气乏力，神疲肢倦等症。

狗肉粥（《食医心镜》）：狗肉 250 克，粳米 100 克，生姜适量。将狗肉切成小块，生姜切成颗粒，粳米淘洗干净，共置锅内，加入食盐和适量的水，置武火上烧沸，用武火煮熟即成。每日早晚空腹食用。功能：温补脾肾，祛寒助阳，轻身益气。主治年老体弱，阳气不足，营养不良，畏寒肢冷，腰膝疲软。

山莲葡萄粥（验方）：莲子 50 克，葡萄干 50 克，白糖少许，生山药 50 克。将山药切成薄片，莲子去心，葡萄干洗净，同放入锅内，加水适量，置武火上烧沸，再用文火熬煮至熟，加入白糖，拌匀即成。每日 1 次空腹食用。功能：补脾益心。主治形体瘦弱，乏力倦怠，面色㿠白等病症。

紫米粥（验方）：紫米 180 克，糯米 240 克，薏米仁 15 克，桂圆干 15 克，红枣 15 克，玫瑰糖 15 克，红绿丝 9 克，白糖 50 克。红枣去核，与桂圆干分别切成小丁。把紫米、糯米、薏米仁分别淘洗干净后放入锅内，加清水置武火煮开，待米粒将要煮开花时，加入红枣、桂圆干、红糖煮成粥。将玫瑰糖与白糖拌匀，红绿丝切碎一同拌和均匀，撒在粥上。分 10 份，每日 1 份温食。功能：和中健脾，补气养血。主治营养不良，体质虚弱等症。

腊八粥（验方）：糯米 120 克，粳米 120 克，粟米 120 克，秫米 120 克，赤豆 120 克，菱角 120 克，栗子 120 克，红枣 120 克，青丝 6 克，红丝 6 克，桂花卤 6 克，玫瑰卤 6 克，花生仁 60 克，瓜子仁 15 克，核桃仁 15 克，葡萄干 60 克，红糖 500 克，白糖 120 克，菱角、粟子用刀斩一口子，煮熟去壳，取肉切成碎丁块。将诸米分别用水淘洗干净，放入锅里，加上清水、红枣、栗子、菱角、花生仁、葡萄干、瓜子仁、核桃仁置武火烧开，文火慢慢熬煮，要不时搅动锅底，防备糊底，待粥成时，加入红糖、桂花卤、玫瑰卤调拌均匀即可。每天适量适用。功能：补中益气，健脾暖胃，益肾滋阳，清热消食。主治体虚、消渴、贫血、营养不良。

龙眼粥（民间验方）：龙眼干 15 克，粳米 60 克，空心白莲子 6 克，芡实 15 克，白糖 30 克。将芡实煮熟去壳，捣碎成细米粒状。粳米淘洗干净，与诸药一同放入锅内，置武火上熬煮成粥，调入白糖即可。每日适量空腹食用。功能：补益心脾，养血安神。主治劳伤心脾，身体羸弱，贫血，心慌，气短等症。

8. 头晕耳鸣、腰膝酸软、阳痿、遗精

韭籽粥（《千金翼方》）：韭籽 10 克，粳米 50 克。先将韭籽用文火炒熟，与粳米同入砂锅内，加细盐少许，加水 500ml，以慢火煮至米开粥稠即可。每日 2 次，温热食之。功能：温肾助阳，健脾补中。主治肾阳虚弱所致的阳痿、遗精、精冷、遗尿、夜尿增多、小便频数、白浊、白带、腰膝酸软等症。

枸杞子粥（《太平圣惠方》）杞子 30 克，粳米 100 克。将杞子、粳米洗净同放入锅内，加水适量，置武火上烧沸，再用文火熬煮成粥。每日早晚食用。功能：补益肝肾，养血明日。主治肝肾不足，头晕目眩，腰膝酸软。

阳起石牛肾粥（《太平圣惠方》）：阳起石 30 克，牛肾 1 个，大米 50 克。先将阳起石用 3 层纱布包裹，加水 5 碗煎约 1h，取澄清煎液，然后加入牛肾及大米，再加水如常法煮粥，待熟后加油盐及葱白调味服食。功能：补肾壮阳。主治肾虚腰痛膝冷，男子阳痿，夜尿多，女子宫冷，癥瘕崩漏。

栗子粥（《本草纲目》）：栗子 10~15 个，粳米或糯米 60 克。将栗子风干后磨粉，每次以栗粉 30 克同粳米煮粥。供早晚餐服食。功能：补肾强筋，健脾养胃。主治老年肾虚，腰酸腿痛，脚弱无力。

猪肾粥（《本草纲目》）：猪肾 2 个，粳米 30 克，葱白适量，生姜适量，食盐适量。将猪肾洗净，除去筋膜臊腥，切成颗粒状，与其它几味一

同放入锅内，加水适量，置武火上烧沸，再用文火熬熟即成。每日1次温食。功能：补肾强腰。主治肾气不足，腰膝疼痛，步履艰难，耳聋等症。

麻雀粥（《食治通说》）：麻雀5只，粳米60克，白酒适量，葱白3茎。先将麻雀用水淹死，去毛和内脏，洗净后炒熟，然后放入少量白酒，稍煮，再加水，入粳米同煮，待粥快熟时，加入葱白，继续熬煮至熟即成。每日1次，空腹服。功能：壮阳，暖肾，益精。主治肾虚羸弱，阳痿，膝酸怕冷。

磁石粥（《养老奉亲新书》）：磁石40克，粳米60克，猪腰子1只，生姜少许，大葱少许，食盐少许。将磁石捣碎，放入砂锅内，置武火上煎煮1h，滤去渣，留汁备用。将粳米淘洗净，放入磁石汁内，加入生姜、葱和适量的水，用武火烧沸，再用文火熬煮至熟即成。每日空腹食用。功能：养肾脏，强骨气。主治老年肾虚，耳鸣耳聋，头目眩晕，心悸失眠等症。

羊骨粥（《饮膳正要》）：羊骨1具，陈皮6克，良姜6克，草果2个，生姜30克，粳米60克，食盐少许。将羊骨洗净，捶破，放入锅内，加入生姜、食盐、良姜、草果、陈皮，加水适量，置武火上烧沸，再用文火熬熟，滤汁，与粳米一同煮粥。每日早晚餐温食。功能：健骨强腰。主治肾虚腰膝无力。

腽肭脐粥（《饮食辨录》）：腽肭脐15克，粳米60克，葱适量，绍酒适量，食盐少许。将腽肭脐（海狗生殖器）温水泡24h，然后从尿道处一破两半，除去筋膜，洗净，切成2cm长节，置锅内，加入其它调味品及清水，置武火烧沸，再用文火熬至半熟，加入粳米同煮成粥即成。每日适量温热食服。功能：温肾助阳。主治因命门火衰而致的阳痿不举，精冷无子等症。

金樱子粥（《饮食辨录》）：金樱子30克，粳米50克，食盐少许。将金樱子洗净，放入锅内加水适量，置武火烧沸，用文火熬煮10min滤渣留汁，兑入粳米熬煮成粥，加入食盐拌匀即成。每日空腹适量食用。功能：益肾固精。主治肾虚精关不固，遗精滑泄。

肉苁蓉粥（《药性论》）：肉苁蓉15克，羊肉100克，粳米100克，食盐适量，葱适量，生姜少许。将肉苁蓉洗净，放入砂锅内，加水煮沸20~30min，去渣留汁。羊肉洗净切片，同葱、姜、食盐一同混在肉苁蓉汁中，置武火烧沸，文火熬煮即成。每日空腹适量食用。功能：益肝肾，补精血。主治肾虚阳痿，腰膝冷痛，性功能：减退，筋骨痿弱等。

菟丝子粥（《粥谱》）：菟丝子60克，粳米100克将菟丝子研碎，加水300ml，煎至200ml去渣留汁，加入粳米，再加水800ml，白糖适量，煮成稀粥，每日早晚温热服食，10天为1疗程。功能补肾益精，养肝明目。主治肾虚阳痿，遗精早泄，耳鸣，头昏，小便频数及肾虚腰痛，白带等症。

（三）注意事项

在应用药粥补益身体、防病治病时，必须以中医理论为指导，根据个人的体质、病情及季节和地理环境等因人、因时、因地分别选择药粥，才能取得较好效果。为此，应注意以下几点：

因人因病施粥：中医治疗疾病的显著特点是辨证论治，药粥的应用，同样应遵循这一原则。由于身体素质不同，生活习惯各异，病情症候有别，选粥应随之区别。如虚证病人，对气虚者应选有补气作用的"黄芪粥""人参粥"等；血虚者选用"枸杞子粥""何首乌粥"等补血类，阳虚者可选"肉苁蓉粥""狗肉粥"等。而具体到每一脏腑虚损，则用粥又有不同。如心血虚者当养心，选用"龙眼肉粥"；脾胃虚弱者当选用"山药粥""扁豆粥"等以健脾益胃；胃寒者，当选用具有温胃作用的"干姜粥""胡椒粥"等；腰痛属肾虚者则选用"栗子粥""猪肾粥"以壮腰补肾；咳嗽属肺阴虚者则选用"百合粥"以滋阴润肺止咳。

因时因地选粥：在选用药粥时，还应注意到季节时序的变化和地理环境的差异。例如：夏令时节应用具有解热清暑，生津止渴作用的"绿豆粥""荷叶粥""菊花粥"等；寒冬腊月，则宜进"羊肉粥""狗肉粥""干姜粥"之类以祛寒助阳。我国南北地区气候寒热不同，北方气温较低，宜选用温补类药粥，南方温暖多湿，宜选清补及化湿粥品。另外还应根南北方人的嗜好不同，分别加入适当的调味品。

联合用粥，增强疗效：对病情复杂，寒热并见，虚实兼有者，在选用药粥时可将不同类别的药粥联合应用，以相辅相成，增强疗效。如肾虚腰痛兼有脾虚腹泻时，可选用"山药粥"滋补脾胃，又可配合"芡实粥"以补肾，即可兼顾腰痛与腹泻。

应用药粥治疗急性病一般需服 3~5 天，病愈后即停用。对属于滋补保健作用类药粥，则可较长时间食用。

二、药酒

药酒疗法是以酒为溶媒，将药物与酒一起加工制成含有药物成份的酒剂或以药物与谷类共同作为酿酒原料，加曲酿制而成药酒，通过内服或外用达到防治疾病，健身强体，延年益寿目的的一种治疗方法。

本法具有温通经络、祛风散寒、活血化瘀、消肿定痛、强筋壮骨、补益气血等作用，广泛适用于外感、内伤诸疾，尤宜于风寒湿痹，跌打损伤等。

在我国酒与药结合治疗疾病的历史源远流长，可以追溯到数千年以前。殷墟出土之甲骨文就有"鬯其酒"（即芳香的药酒）的记载。可见，这个时期我们的祖先已发明了药酒。秦汉之际，药酒在医疗方面应用已相当普遍。1973年长沙市马王堆三号汉墓出土的我国最早的医药方书《五十二病方》及《养生方》和《杂疗方》，载有内外用酒配方30余首，用以治疗疽、蛇伤、疥瘙等病。还有酒剂配方、药酒用药、酿制工艺等记述。中医学经典著作《黄帝内经》专设"汤液醪醴篇"，论述了醪醴与防治疾病的关系。《史记·扁鹊仓公列传》收载了西汉名医淳于意用药酒治疗内、妇科疾病的验案。一个是济北王患病，召请淳于意诊治，淳于意按了脉说你患的是风蹶胸满病，于是配了三石药酒给他服后病即愈；另一个是菑川有个王美人患难产，淳于意诊后，则用莨菪药一撮，配酒给她饮服，立即产下一婴孩。

东汉末年张仲景的《伤寒杂病论》已有了较为丰富的药酒疗法的内容。除有红兰花酒，麻黄醇酒汤、瓜蒌薤白白酒汤外，尚有很多方药均是以酒和水混煎，借酒以加强药效。两晋时期，出现了制作药曲和使用药曲酿酒的工艺。葛洪《肘后备急方》载有浸渍、煮等制药酒的方法，并记录了桃仁酒、猪胰酒、金牙酒、海藻酒等治病药酒。北魏贾思勰所著《齐民要术》对浸药专用酒的制作，从曲的选择到酿造步骤均有详细说明。梁·陶弘景在《神农本草经集注》中进一步论述了药酒的浸制方法，提出"凡渍药酒，皆经细切，生绢袋盛之，乃入酒密封，随寒暑数日，视其浓烈，便可漉出，不必待至酒尽也"；并指出有71种药物不宜浸酒。这一时期是药酒的制法经历的不断完善的过程。

唐代药酒疗法已发展到一个很高的水平。唐·孙思邈的《千金方》专列"酒醴篇"，提出了服用药酒的注意事项。如"使酒气相接，无得断绝"，但也"不可令至醉及吐""冬宜服酒，至春宜停"等。除此之外，更有详细生动的病案描述。唐相国寺僧允惠患"癫疾失心"病半年，遍服名家医药都不见效，僧的俗家亲哥潘家富来求孙思邈诊之，孙说："今夜睡着，明后日便愈"，潘求道"请开药方，报恩不忘"，孙思邈说："我这里有很咸的食物，让你弟服之，等他渴的时候再来告我。"果然，半夜潘来说其弟很渴，于是孙思邈来到僧处，让潘找来温酒一角（相当于现在的杯），调朱砂、酸枣仁、乳香等药让僧饮服，须臾，又用酒半角调上药饮服，这位寺僧睡了两天两夜，醒来病症全消。

宋代，药酒的种类和应用范围均有了明显的扩大，仅《太平圣惠方》就设有药酒专节多达 6 篇，连同《圣济总录》《大平惠民和剂局方》《济生方》等书，记载药酒种类数百种，运用药酒内服或外治的病种涉及内、外、妇、儿、五官等各科许多疾病。且对药酒的主要功用也有了进一步明确的认识。如《圣济总录》卷四云："药酒长于宣通气血，扶助阳气，既可用于祛痰，又可以其防病""素有血虚气滞，陈寒痼冷，偏枯不随，拘挛痹厥之类，悉宜常服"。在药酒的制法上，多种药酒均采用了隔水加热的"煮酒"法，这种热浸法制成的药酒，药物有效成分的浸出率较前明显增加，从而提高了药酒的疗效。这一时期补益强身的保健药酒明显增多，除上述几部方书外，宋·陈直的《养老奉亲书》和元代忽思慧的《饮膳正要》，以及许国桢等的《御药院方》都记载了老年人服用的保健药酒。此外，就连造酒的曲也应用了许多药材。在朱肱的《北山酒经》一书里，就记载了 13 种药曲，如香桂曲，配用了木香、官桂、防风、杏仁等药物。

明清时期，在整理前人经验的同时，药酒疗法有了进一步的发展。此时期的诸多大、小方书及医学著作收载了大量的新制药酒方，仅《本草纲目》卷二十五酒项下即辑药酒 69 种。由周定王朱棣等人编著的大型方书《普济方》通卷也收载各种药酒 300 余种。此一时期保健药酒，特别是宫廷补益药酒最为盛行。用药酒补益调理是宫中保健医疗的一大特色，在乾隆的 6 个长寿医方中，酒剂竟占一半，除龟龄酒外，尚有松龄太平春酒及春龄益寿酒等。慈禧亦常用夜合枝酒，就连身体孱弱的光绪，有时还要饮上一杯葡萄酒，宫中尚有抗老美容佳酿—清官玉蓉葆春酒等益寿祛病美容固齿之药酒。凡此，使药酒的应用范围进一步扩大。

近代，中药药酒的医疗保健作用，日益受到人们和更多医家的关注。特别是建国以来，在继承和发扬传统中药药酒制备方法优点的基础上，大胆采用了现代先进的酿酒制备工艺，严格了卫生与质量标准，使药酒的质量大大提高。同时对多种传统历史名药酒（如虎骨酒、五加皮酒、十全大补酒、国公酒、龟龄酒等等）的功效、配方和组成药物，开展了大量的临床和实验研究，为其应用提供了宝贵依据。与此同时，药酒新产品不断涌现。如近年来，根据清宫配方研制而成的"清宫大补酒"；根据我国当代中药、食疗名家配方精制的"仲景补酒"；以及根据唐代宫廷名酒—被唐高宗赐名的"养生酒"之秘方，配合伏牛五眼泉水和当地名贵药材采用传统酿制技术制成的"中国养生酒"等，深受国内外人士所赞誉，有的还多次获得国内外博览会及专业评比的金奖。中药药酒这一古老的传统民间疗法，正以新的姿态走向世界，为人类的健康事业做出新的贡献。

（一）药酒制作方法

冷浸法：将所用药物切碎或研为细末，用纱布包装（或不包），按要求比例加适量白酒或黄酒，置玻璃瓶或陶制容器内密封共浸。浸渍时间一般为7~15天，多则数月。其间可每日搅拌或震荡1次。到期后过滤取酒液备用。

热浸法：将药碎块或粗末，放入罐中，入适量白酒或黄酒密封浸半小时，然后隔水或蒸气加热至酒沸立即取下，将罐内药酒全部倒入预先清洁消毒好的缸内，加盖密封。贮藏数天至数月，倒出澄清的药酒，并压药料绞汁，榨出药汁静置过滤，合入澄清药酒内待用。

煮法：以酒煎所用药物至3~4沸，去渣用酒，随用随煎。

淋法：将所用药物炒后，以酒淋之，取酒使用。

淬法：取所用药物（不粉碎）于火中烧红，即时入酒中淬之，取酒使用。

酿造法：原料为糯米、曲和药物。根据米与药物的多少选择容器的大小。具体方法如下：①将需用药物捣细碎成粗末，曲捣细碎成粗末，备用。将糯米置锅中煮成粥状，但不要太稀，待冷后，同曲并药相和拌匀，再置于缸中，勿犯水，密封口，放到保温的地方，如厨房等处，经5~7天，开口可见表面有泡状，则药酒熟，滤去渣，贮入净瓶中。②将曲捣细碎成粗末，将糯米煮成粥状，待冷后用曲末拌匀，置于缸中，勿犯水，密封口，放到近火处，经7日后，视表面有泡状，然后将所需药物煮成汁，候冷，连汁同药倒于粥缸中相和，再经3日后，则药酒成。滤去渣，贮入瓶中。③将药物、曲碎为粗末。将糯米蒸熟，候冷，同曲并药、水相和拌匀，置于缸中，密封口，经7~10日，药酒则成，去渣贮瓶。曲的用量：一般以糯米2500克加曲100~150克为准；因地区、气候温度不同，曲的用量可达390克。家庭酿造药酒时可灵活掌握，以酒味不淡为度。

（二）使用方法

药酒一般分为内服和外用两种用法。内科疾病多采用内服药酒。根据药酒的性质、浓度，每日1次或数次饮用。

对于跌打损伤、疥癣顽疮等外科、皮肤科疾病，则适宜在局部涂、擦、洗、泡，采用外用方法。

（三）主治病症

1. 关节炎、腰腿痛

虎骨草薢酒（《普济方》）：虎胫骨30克，草薢30克，仙灵脾30克，薏苡仁30克，牛膝30克，熟地黄30克。先将虎胫骨炙酥，然后与其它药物共捣碎，用白布袋盛，置于净器中，浸酒1000克，经7日开取。每日饮3次，每次空心饮1杯，坚持百余日更佳。功能：补阳益肾，壮筋骨，强腰膝。主治肾虚骨弱，少腹寒痛，腰腿酸痛，步履艰难，少气无力，足胫沉重，关节屈伸不利。

虎骨木瓜酒（《普济方》）：虎骨30克，木瓜90克，川芎30克，川牛膝30克，当归30克，天麻30克，五加皮30克，红花30克，川断30克，白茄根30克，玉竹60克，秦艽15克，桑枝120克。上14味，虎骨酥炙，桑枝切碎，共捣为粗末，白布袋盛，置于净器中，用高粱酒2500克浸7日，滤清加冰糖250克。不拘时任量饮之。功能：追风定痛，除湿祛寒，壮筋强骨，调和气血。主治风寒湿邪侵入经络，筋脉拘挛，骨节酸痛，四肢麻木，口眼歪斜，山岚瘴气，历节风痛。

虎骨当归酒（《太平圣惠方》）：虎腔虎骨60克，制附子15克，当归35克。上3味共为细末，白布袋盛，置净器中，以清酒1000克浸之，封口，春夏3日，秋冬7日后开取。每13空腹温饮1小杯，不耐酒者随意饮之。功能：壮骨，养血，温中。主治腰脚寒冷痹痛。

牛膝复方酒（《太平圣惠方》）：石斛60克，杜仲60克，丹参60克，生地黄60克，牛膝120克。上药共捣碎，置于净瓶中，用酒1500克浸之，密封口，经7日后开取。每次饭前温饮1小盅，每日3次。功能：活血通络，补阳强骨。主治肾虚腰痛，关节不利，筋骨疼痛。

熟地黄杜仲酒（《圣济总录》）：杜仲30克，炮姜30克，熟地黄30克，草薢30克，羌活30克，附子30克，蜀椒30克，肉桂30克，川芎30克，乌头30克，秦艽30克，细辛30克，五加皮50克，石斛50克，续断30克，瓜蒌根25克，地骨皮25克，桔梗25克，炙甘草25克，防风25克。将杜仲炙后，附子、乌头分别炮裂去皮脐，蜀椒去目及口者炒出汗。上20味，碎细，白布袋盛，置于净器中，用酒2000克，浸4宿开取，去渣备用。每服1小杯，不拘时，常令有酒气相续为妙。功能：补肝益肾，强腰壮体。主治腰部疼痛，沉重，不得俯仰。

白石英酒（《矿物药浅说》）：白石英、桂枝各60克，白酒500克将白石英捣研为细末，用火煅 7 次，再以纱袋同桂枝一起装盛，浸于酒中 20 天即成。将药酒分 10 天服完。功能：温肾祛寒，祛风除湿。主治风寒湿痹，日久不愈，阳虚寒滞，关节冷痛。

狗骨酒（《偏方大全》）：狗骨、白酒各适量。将狗骨浸入酒中，15 天后可服。适量饮用。功能：祛风散寒除湿，强筋壮骨。主治腰腿痛，肌肉萎缩等症。

葱子酒（验方）：葱子 20 克，杜仲 20 克，牛膝 20 克，仙灵脾 15 克，乌蛇 30 克，石斛 20 克，制附子 20 克，防风 20 克，肉桂 20 克，川芎 20 克，川椒 15 克，白术 20 克，五加皮 20 克，炒枣仁 20 克。上药 14 味，乌蛇酒浸，去骨，炙微黄，川椒去目及口者微炒出汗，共捣碎，置于净器中，用酒 1500 克浸之，封口，经 7 日后开取，去渣备用。每次饭前温饮 1 小盅。功能：补肾气，壮腰膝，除风祛寒。主治肾虚腰膝疼痛，延及腿足，腰脊拘急，俯仰不利。

桑寄生酒（验方）：桑寄生 10 克，炮制后研成粉末，以白酒调之服饮。功能：祛湿通络。主治腰腿痛无力。

补骨脂酒（民间验方）：补骨脂 6 克，研为细末，以酒调服。功能：补肾助阳。主治肾虚腰痛，身困乏力。

2. 偏瘫麻木

独活牛膝酒（《太平圣惠方》）：独活 30 克，肉桂 30 克，防风 30 克，制附子 30 克，大麻仁 50 克，牛膝 30 克，川椒 50 克。将大麻仁炒香，川椒去目及口者炒出汗。上 7 味，捣细，用净瓶盛，以酒 1500 克浸之，密封口，3 日后开取，去渣备用。每日饭前及临睡前温 1 盅饮之，以药力尽为度。功能：温经活血，除湿止痛。主治中风半身不遂。

天麻灵脾酒（《太平圣惠方》）：仙灵脾 30 克，天麻 30 克，独活 30 克，制附片 30 克，牛膝 30 克，桂心 30 克，当归 30 克，五加皮 30 克，川芎 30 克，石斛 30 克，茵芋 30 克，草薢 30 克，狗脊 30 克，海桐皮 30 克，虎胫骨 60 克，牛蒡子 30 克，苍耳子 30 克，川椒 30 克，将川椒炒汗出，上药共为粗末，以生白布袋盛，用好酒 2000 克浸之，密封，经 7 日后开取。每日不计时候，温服 1～2 杯，常令酒气相续。酒尽再添，以药味薄即止。功能：补肾壮阳，祛风和血。主治中风半身不遂，肢体麻木。

五味子酒（《圣济总录》）：五味子 9 克，防风 9 克，枸杞子 9 克，牛膝 9 克，牡丹皮 9 克，肉苁蓉 9 克，黄芩 9 克，白术 9 克，丹参 9 克，当归 9 克，枳壳 9 克，炙甘草 9 克，厚朴 9 克，五加皮 9 克，泽泻 9 克，知母 9 克，细辛 9 克，白芷 9 克，肉桂 9 克。上 19 味，丹参、细辛微炒，厚朴姜汁制。共捣如麻豆，布包，置于净瓶中，用好酒 1000 克浸之，密封，经 7 日后开封，去渣备用。每日空心早晚各 1 次，每次饮 15ml，渐加至 20～30ml，再加至 40ml。功能：调和气血，搜风祛邪。主治肌肉麻木不仁，身体沉重。

夜合枝酒（《圣济总录》）：羌活 70 克，黑豆 2500 克，糯米 2500 克，细曲 3500 克，防风 180 克，夜合枝 500 克，桑枝 500 克，槐枝 500 克，柏枝 500 克，石榴枝 500 克，将羌活、防风捣碎如豆，以水 25kg，与五枝同煎，取 12.5kg，去渣，浸入米、黑豆，经 2 宿，蒸熟入曲，与防风、羌活拌和造酒。依常法酿封 25 日，压去糟渣即成。每日早、晚各 1 次，每次随量温饮，以愈为度。勿醉。功能：祛风胜湿，通经活络。主治四肢麻木，手足不随，挛缩屈伸不便，行走艰难。

艾叶酿酒（《圣济总录》）：干艾叶 30 克，曲适量。将艾叶浓煮取汁，用糯米 1000 克拌浸，入曲如常酿法，候酒熟，去渣，收瓶。不拘时候，徐徐饮之，常令酒气相接。功能：温经止痛。主治皮肤变白，四肢顽麻或疼痛。

喇嘛酒方（《随息居饮食谱》）：胡桃肉、龙眼肉各 120 克，杞子、首乌、熟地黄各 30 克，白术、当归、川芎、牛膝、杜仲、豨莶草、茯苓、牡丹皮各 15 克，砂仁、乌药各 8 克。上 16 味，绢袋盛之，入瓷瓶内，浸醇酒 2500 克，隔水煎浓候冷，加滴花烧酒 2500 克，密封 7 日饮。功能：滋补肝肾，养血柔筋。主治半身不遂，风痹麻木。

天麻酒（《圣济总录》）：天麻 15 克，骨碎补 15 克，松节 15 克，龟板 15 克，龙骨 10 克，虎骨 10 克，乌蛇酒浸去皮 10 克，白花蛇酒浸去皮 10 克，恶实根 10 克，制附子 8 克，羌活 10 克，独活 10 克，牛膝 10 克，当归 15 克，大麻仁 30 克，熟地黄 15 克，茄子根 30 克，晚蚕砂 30 克。上 19 味，粗捣碎如麻豆，用酒 1500 克，浸于瓶中，密封，春夏 4 日，秋冬 7 日后开取，去渣备用。每服 15～20ml，不拘时，温饮。功能：搜风祛邪，活血止痛，强筋壮骨。主治肢体瘫痪，行动不利。

虎骨杜仲酒（《圣济总录》）：虎胫骨 30 克，石斛 30 克，石捕叶 30 克，防风 30 克，当归 30 克，茵芋叶 30 克，杜仲 30 克，川牛膝 30 克，巴戟天 30 克。将虎腔骨炙酥，杜仲、川牛膝酒炒，巴戟天去心后，上药 9 味共捣碎如麻豆大，白布袋盛，置净器中，以酒 2000 克，渍 10 日后开取。每日 3 次，每次空腹温饮 1 小杯。酒尽再添，味薄即止。功能：祛风，壮骨，强筋。主治中风偏枯，四肢不遂，筋脉拘挛。

白术酿酒（《圣济总录》）：生白术 500 克，地骨皮 500 克，蔓荆子 500

克，菊花（未开者）300 克。上药粗捣筛，加水 15kg，同煮，取 750 克，去渣澄清取汁，酿黍米 10kg，用碎曲如常酿法，酒熟压去糟渣。收取清酒于瓷器中，密封备用。每日 2 次，每次 3~5 杯，徐徐饮之，如能饮者，常令半醉，但勿至吐。功能：祛风通经，清利头目。主治中风手足不遂，头晕目眩。

黑豆丹参酒（《普济方》）：黑豆 250 克，丹参 150 克。拣紧小之黑豆与参粗碎，取黄酒 2000 克，同入瓶中密封，用灰火煨，常令热，约至酒减半，即去渣取酒。每早、午、晚及临睡觉时各饮 1 次，每次 1~2 杯。功能：活血祛瘀，利湿除痹。主治中风手足不遂。

晚蚕砂浸酒（《普济方》）：晚蚕砂 60 克，茄子根 60 克，牛膝 60 克，大麻子 30 克，牛蒡子 60 克，防风 30 克，羌活 30 克，秦艽 30 克，枸杞子 30 克，当归 30 克，桂心 30 克，虎胫骨 60 克，海桐皮 30 克，鼠粘子 30 克。上药细锉，以生绢袋盛，用好酒 1500 克，浸 7 天。每日不计温饮 1 小盏，常令酒气相接为佳。功能：祛风活血。主治妇人中风偏枯，手足挛急，顽痹不遂。

秘传药酒（《万病回春》）：当归 30 克，白芍 30 克，生地黄 30 克，牛膝 30 克，秦艽 30 克，木瓜 30 克，黄柏 30 克，杜仲 30 克，防风 30 克，陈皮 30 克，川芎 25 克，羌活 25 克，独活 25 克，白芷 30 克，槟榔 18 克，肉桂 10 克，炙甘草 10 克，油松节 15 克。将白芍炒，黄柏盐炒，杜仲姜炒，上药捣碎入绢袋中，入酒 1500 克，贮于瓮中，火上煮 1h，去渣备用。早、晚随量饮。功能：祛风活血，止痛，补肾。主治瘫痪腿痛，手足麻痒不能移动。

樱桃酒（验方）：鲜樱桃 200 克，白酒 500 克。将樱桃去杂质，洗净，置坛中，以酒浸泡，密封，每 2~3 日搅拌 1 次，泡 15~20 天即成。每日服 2 次，每次 15~30 克。功能：益气，祛风湿。主治四肢不仁，瘫痪。

鸡血藤酒（验方）：鸡血藤胶 250 克（或鸡血藤片 400 克）。将药置净瓶中，用醇酒 1000 克浸之，封口，经 7 日后开取备用。每日早、晚各 1 次，每次空腹温饮 1~2 杯。功能：补血活血，舒筋通络。主治手足麻木，筋骨不适。

寻骨风酒（民间验方）：寻骨风 200 克。将药粗碎，用酒 750 克浸于净器中，经 7 日后开取，去渣备用。日服 3 次，每次空腹温饮 10~15ml。功能：祛风湿，通络止痛。主治手足麻木，筋脉拘挛。

3. **痿证**

菝葜酒（《圣济总录》）：菝葜 2500 克，细曲 250 克，白糯米 5000 克。

将菝葜捣碎,以水 7.5kg 煮取 3500 克,去渣澄清,细曲捣碎,将前药汁 1000 克浸曲 3 日沸起,将糯米净淘控干炊饭,候熟倾出,温度适中,入前药汁 2500 克,并曲末拌匀,瓮中盛之。春夏 7 日,秋冬 10 余日,药酒成,压去糟渣,收贮备用。每次随量而饮,每日 5~6 次,常令酒力相续,不过 3~5 剂皆平复。功能:祛风利湿,消肿止痛。主治腿脚虚弱无力,肿胀癌痛。

附子丹砂酒(《圣济总录》):制附子 25 克,牛膝 25 克,丹砂 25 克,山萸肉 25 克,杜仲 25 克,石斛 25 克,陆英根 20 克,防风 18 克,蜀椒 18 克,细辛 18 克,独活 18 克,秦艽 18 克,肉桂 18 克,川芎 18 克,当归 18 克,白术 18 克,茵芋 15 克,五加皮 30 克,薏苡仁 80 克,干姜 12 克。将蜀椒炒出汗,杜仲炙,干姜炮后,上药捣碎如麻豆大,纱布包贮,用酒 2000 克浸之,封口,春夏 4 宿,秋冬 7 宿,开封去渣。不拘时候,初服 10ml,渐加至 20ml,以愈为上。功能:祛风除湿,散寒通络。主治腰脚痿弱,行走艰难。

芍药酒(验方):赤芍药 100 克,生地黄 100 克,虎骨 35 克。将虎骨酒浸炙。上 3 味,共碎细,置于净器中,以酒 1000 克浸之,经 7 宿后开取。每天 3 次,每次空腹服 15 毫升。功能:强筋壮骨,舒利关节。主治足病无力,骨节癌痛。

4. 缺乳

通草酿酒(《本草纲目》):通草 250 克,灯心 30 克。将上 2 味药煎汁同曲、米适量酿酒。每日不拘量,徐徐饮之,以愈为度。功能:清热通经,利水渗湿。主治乳汁不通。

虾米酒(《本草纲目》):虾米 500 克,黄酒 500 克。取净肉捣烂为膏。将虾肉膏 2 勺调黄酒 1 杯,温饮,每日 3 次。功能:通乳。主治妇女乳汁不下。

鱼灰酒(验方):鲤鱼头 5 枚,黄酒 500 克。将鱼头在瓦上烧灰,细研为末,以酒同前数沸后,去渣备用。功能:通乳。

5. 产后腹痛

红兰花酒(《金匮要略》):红兰花 30 克,用白酒 200 克,煎减至半,去渣候温。每次服 50ml,不止再服。功能:行血消肿止痛。主治因风寒客于胞中所致腹中刺痛。

大补中当归酒(《千金方》):当归 40 克,续断 40 克,肉桂 40 克,川芎 40 克,干姜 40 克,麦冬 40 克,芍药 60 克,吴茱萸 100 克,干地黄 100 克,甘草 30 克,白芷 30 克,黄芪 40 克,大枣 20 个。上药共碎细,布包,置于净器中，用酒 2000 克浸之，经 1 宿，加水 1000 克，煮取 1500 克，备用。每日 3 次，每次饭前饮 15~20ml。功能：补虚损。主治产后虚损，小腹疼痛。

鸡冠花酒（验方）：鸡冠花 50 克，黄酒 100 克。将花加酒同煎服。功能：凉血止痛，祛热燥湿。主治产后腹痛。

6. 跌打损伤

桃仁生地黄酒（《圣济总录》）：生地黄汁 500 克，酒 500 克，桃仁 30 克。将桃仁去皮尖另研膏。将生地黄汁并酒煎令沸，下桃仁膏再煮数沸，去渣，收贮备用。每温服 1 杯，不拘时。功能：疏通脉络，活血祛瘀。主治倒仆跌筋。孕妇忌服。

麻根消肿酒（《圣济总录》）：大麻根及叶 1500 克。选用大麻根及叶生者，细削，捣绞取汁。每用汁、酒各半小杯，拌和同服，不拘时。功能：消肿止痛。主治跌打损伤，红肿疼痛。孕妇忌服。

续筋接骨酒（验方）：透骨草 10 克，大黄 10 克，当归 10 克，芍药 10 克，牡丹皮 6 克，生地黄 15 克，土狗 10 克，土虱 30 克，红花 10 克，自然铜（末）3 克。将土狗槌碎。上药中除铜末外，其它共捣粗碎，以 350ml 好酒煎取一半，去渣，候温备用。将其分作 3 份，每日用 1 份药酒送服铜末 1 克。功能：接骨续筋，止痛。主治跌打损伤。孕妇忌服。

化瘀止痛酒（验方）：生地黄汁 250ml，酒 500 克，牡丹皮 30 克，肉桂 30 克，桃仁 30 克。将肉桂去粗皮，桃仁去皮尖炒。将牡丹皮、肉桂、桃仁共捣为细末，并与生地黄汁、酒同煎数十沸，候温，去渣备用。每次温服 1~2 小杯，日服 3 次，不拘时。功能：通经化瘀，止痛。主治伤损瘀血在腹。

7. 疝气

楝脂二香脬酒（验方）：猪脬 1 枚，大、小茴香、补骨脂、川楝子各等份，酒适量。将猪脬洗净入大茴香、小茴香、补骨脂、川楝子备等份填满，放适量盐，用酒煮透，食肉，其药焙干为末。每次 2 克，以酒冲服。温补肝肾，散寒。主治疝气坠痛。

三、膏滋

膏滋系将食物或药物加水煎煮，滤出汁液进行浓缩，加入糖或蜂蜜熬炼成稠厚的药膏。因此类药膏大多具有滋补性能，故称为膏滋。膏滋疗法即是在中医理论指导下，使用膏滋以预防和治疗疾病的一种独特的疗法。

膏滋疗法以滋补、保健、强身、抗衰、延年益寿为特点，其所用药物或食物及其赋型剂糖、蜂蜜多具补益作用，可提高机体的免疫能力。其次从剂型角度而论，膏滋取汁浓缩，集中了药物之精华，量少而质纯，易于消化吸收。

膏滋使用简便，甘甜悦口，便于长期服用。故对于慢性虚弱性疾病的治疗及病后、产后、机体的恢复尤为适宜。年高体弱者服之则健体强身，延年益寿。所以，膏滋疗法不仅医生喜用，而且在民间也同样受欢迎。随着免疫学、营养学和老年病学的不断发展，可以预见，膏滋疗法将更加受到人们的青睐，为人类的健康长寿作出更大的贡献。

（一）膏滋制作方法

1. 药料处理
将处方规定的药料洗净，切片或切段，或捣碎为末，或榨取果汁。

2. 浸泡
将药物装入容器内，加入清水，一般以浸没全部药物并高出 15ml 左右为宜，同时把浮在水上的药物，用筷子搅动几下，过半小时后，药物即吸水膨胀。若水被药物吸尽，可再加些水。浸泡时间约 12h 左右。

3. 煎煮
先以小火加热，待药料充分膨胀，即加大火力煮沸，然后降低火力，保持微沸。根据不同的药料性质，煎煮时间也应不同，解表药、理气药等含有挥发成分，煎熬时间可短些；补益药中含水溶性成分多，时间宜长。一般煮 1~3h，过滤取汁，残渣继续加清水再煎，第 2 次加水量一般淹没药料即可，如法煎煮 3~4 次，煮至药料已透、无硬心，煎液气味淡薄为度，取出煎汁。将药渣加以压榨，榨出液于纱布过滤。然后合并数次煎汁与压榨液，静置沉淀，反复过滤，尽量减少滤液中的杂质。

4. 浓缩
将上述煎液置锅内，先以武火加热煮沸，随时捞去表面浮沫，待汁转浓时，改用文火徐徐蒸发，使其浓缩，同时不断搅动，以防止焦化，直至炼成稠膏。取少许滴于能吸水的纸上检验，以不渗纸为度。

5. 收膏
将砂糖或蜂蜜置热锅内溶化过滤炼制后，将清膏倒入，搅和均匀，小火煎熬，浓缩成膏。

6. 服法

（1）冲服取适量药膏，放在杯中，将白开水冲入，搅匀，使之溶化后服下。也可根据病情需要将温热的黄酒冲入服用。

（2）调服把药膏加黄酒或汤药隔水炖化，调匀后服用。

（3）噙化又称含化。即将药膏含在口中溶化，以发挥药效。

此外，滋腻补益药膏宜空腹服。病在下焦，欲使药力速达者，宜饭前1h 服用；病在上焦，欲使药力停留上焦较久者，宜饭后半小时服用；镇静安神的药膏则宜在睡前 1h 服用。

（二）主治病症

1. 咳喘、咯血

杏仁膏（《奇效良方》）：杏仁、紫苏子、阿胶各 60 克，蟾酥 90 克，白蜜 50 克，生姜汁 45 克。将杏仁研碎，阿胶切碎，炒黄为末，紫苏子微炒，研如膏。上药相和，于砂锅内，加水以文火熬成膏。每服 1 匙，每日 3 次。功能：滋阴润肺，止嗽化痰。主治阴虚津伤，干咳痰稠，喘急胸闷，咳血咯血。

秋梨蜜膏（《本草求原》）：鸭梨 1500 克，生姜 250 克，蜂蜜适量。将鸭梨、生姜分别切碎，取汁；放梨汁于锅中，文火煎至稠黏如膏，加入一倍量的蜂蜜及前制备的姜汁，继续加热至沸，停火，待冷装瓶备用。每次 1 汤匙，以沸水冲化，代茶饮用，每日数次。功能：润燥止咳。主治燥痰咳嗽，久咳不止，痰少粘滞。

玄霜膏（《古今医方集成》）：乌梅汁、梨汁、萝卜汁、柿霜、白糖、白蜜各 120 克，姜汁 30 克，赤茯苓、款冬花、紫菀各 60 克。先将后 3 味加水煎汁，再加入其它几味和匀成膏。每服 2 匙，每日 3 次。含口中缓缓咽下。功能：滋补肺脏，清热止咳。主治虚劳咳嗽，吐血咯血，低热乏力等。

银杏膏（《寿世保元》）：白果肉 120 克，陈细茶、核桃肉各 120 克，蜂蜜 250 克。将白果肉去皮捣烂，陈细茶略焙为细末，核桃肉捣烂。上 4 味药加水熬成膏。每服 1 匙，每日 3 次。功能：止咳平喘。治疗老年久咳痰多，胸闷气喘。

参橘膏（《症因脉治》）：党参 500 克，橘皮 100 克。切碎，加水煎熬，加炼蜜 250 克收膏。每服 2 匙，每日 2 次。功能：益气化痰。主治气虚咳嗽。

八仙膏（《增补万病回春》）：生藕汁、生姜汁、梨汁、萝卜汁、白果汁、竹沥、蜂蜜、甘蔗汁各等份。各汁和匀，蒸熟。任意食之。功能：生津养液，清热化痰。主治痰热型的老年慢性支气管炎咳嗽、痰喘。

二冬膏（《张氏医通》）：天冬250克，麦冬250克。天冬切碎，和麦冬一起加10倍量的水煮沸1h，过滤药液。加6倍量水再煮沸半小时，过滤药液。合并2次药液，在小火上浓缩至稀流膏状。另取蜂蜜加热至沸，捞去浮沫及杂质。再将等量炼好的蜂蜜，边搅边加热，缓缓地倒入，煮沸后即成。每次服用10~15克，日服2次，温开水冲服。功能：润肺生津止咳。治肺阴不足引起的咳嗽，痰中带血，咽喉肿痛，声音嘶哑等症。

雪梨膏（《药用果品》）：鲜梨500克，百合250克，白糖250克。切碎，拌匀，隔水蒸至成膏。每服1匙，早晚各1次。功能：清肺止咳。主治肺热痰黄，咳嗽咯血。

苹果膏（《药用果品》）：鲜苹果1000克。去皮心，切碎，捣烂，加炼蜜500克，和匀，隔水炖熟即成。每服2匙，每日3次。功能：润肺悦心，生津开胃。主治肺热咳嗽。

橘饼膏（《中国膏药学》）：橘饼120克，南沙参、麦冬、天冬、花粉、枇杷叶、甜杏仁、胡桃肉、冰糖各250克，川贝母粉60克，白蜜3000克。前8味加水煎透成清膏，加入川贝母粉、冰糖、白蜜收膏。每服15克，每日2次。功能：润肺化痰止咳。主治慢性气管炎，咽痒干咳，痰稠难咯。

黄芪膏（验方）：生黄芪12克，生石膏12克，鲜茅根12克，粉甘草6克，生怀山药10克，蜂蜜30克。将生黄芪、石膏、鲜茅根洗净，黄芪切薄片，石膏捣碎，一起放入锅中，加水适量，置武火上煎熬30min，再加水适量煎熬，如此反复3次，去渣，过滤，然后将过滤煎液加入怀山药末和生甘草末，置武火烧沸，改用文火煎熬至稠膏时即成。将膏起锅，稍凉，装入杯中备用。每日服3次，1日服完。功能：补益肺脏，清热润燥。主治肺之气阴两虚以致稍感风寒即喘咳不已，冬季尤甚者。

贝母梨膏（验方）：雪梨1000克，川贝母、半夏、杏仁、橘红粉各30克，百部50克，款冬花20克，甘草、香橼粉各10克。除2味药粉外，各药切碎，水煎取汁4次，去渣，合并药汁，小火煮至稠厚时，加入白糖500克及2味药粉，再稍煮即可。每次10ml，开水冲服，每日3次。功能：化痰止咳。主治咳喘痰多。

红白萝卜蜜膏（验方）：白萝卜200克，胡萝卜200克，白蜂蜜400克。将红、白萝卜洗净，切小块，用纱布绞挤汁液，放入锅内用中火煎熬至稠，将蜂蜜加入，继续煎熬成膏。每日服2次，每次5克，用温开水冲化后饮用。功能：润肺，止咳，化痰。主治支气管炎，咳嗽，痰中带血等病症。

四汁膏（验方）：雪梨、甘蔗、泥藕、薄荷各等份。捣汁，入砂锅内慢火熬膏。每服10克，每日3次。功能：滋阴润肺，生津止咳。主治久病体弱，肺阴不足，干咳无痰，痰中带血，咽喉干痒，声音嘶哑，舌红少津。

猪油芝麻蜜膏（验方）：猪油100克，芝麻50克，蜂蜜100克。将芝麻炒香，蜂蜜、猪油分别熬熟，混匀即成。每日服2次，每次5克，用温开水冲化后饮用。功能：润燥止咳。主治肺燥咳嗽，干咳少痰。

五味子膏（验方）：五味子500克，蜂蜜1000克。将五味子除去杂质，淘洗干净，加水浸泡2h，去核，再洗，尽量去其味，过滤。将五味子肉放入锅内，加入蜂蜜，与五味子肉拌匀，用文火煎熬成膏。早晚空腹服1~2茶匙，温开水送下。功能：敛肺滋肾，生津涩精。主治肺气肾阴俱亏引起的咳嗽无痰，喘息口渴，自汗，盗汗，梦遗滑精，久泻久痢等症。

加味竹沥梨膏（验方）：黄梨100个，鲜竹叶100片，鲜芦根30支，老树橘红20片，荸荠50个，竹沥水适量。将黄梨、芦根、荸荠切碎，与竹叶、橘红混为一起，按二冬膏的制法和服法。功能：润肺生津，止咳化痰。主治肺热阴虚咳嗽，咽干口渴等症。

2. 腰膝酸软、眩晕耳鸣

桑椹子膏（《证治准绳》）：鲜桑椹子5000克，榨汁煎透，炼蜜收膏。每日适量服用。功能：滋补肝肾，明目聪耳。主治肝肾阴虚，眩晕耳鸣，耳聋。

锁阳膏（《本草切要》）：锁阳1000克。煎浓汁2次，合并药汁，入砂锅内文火熬膏，加入蜂蜜200克。瓷瓶收贮，每日早、午、晚各以酒或热汤送服10克。功能：补肾阳，益精血，润肠通便。主治阳虚精亏，腰膝无力，不育，不孕，老年肠燥便秘。

羊蜜膏（《饮膳正要》）：熟羊脂、熟羊髓、白蜜各150克，生姜汁6克，生地黄汁300克。先以羊脂煎令沸，次下羊髓再令沸，次下蜜、地黄、生姜汁，搅匀成膏。每服1匙，空腹温酒调服。功能：滋肾填精。主治肾虚腰膝酸软。

金髓膏（验方）：枸杞子500克，蜂蜜1000克，将枸杞子洗净，放入锅内，加水适量，置武火上烧开，再改用文火熬2h，滤出煎液，再加水适量煎熬，如此3次，合并3次煎液，浓缩稍稠后加入蜂蜜，用文火熬至膏状。每日早晚空腹时服用。每次1~2匙。功能：滋肾养肝明目。主治肝肾阴亏，腰膝酸软，头晕目眩，目昏多泪。

3. 心悸失眠、神经衰弱

桂圆膏（《药补和食补》）：桂圆肉 500 克，与白糖等量和匀，隔水炖至成膏状。每服 1 匙，早晚各 1 次。功能：养心安神。主治心悸，健忘，神经衰弱。

玉灵膏（《随息居饮食谱》）：龙眼肉 30 克，白糖 3 克，西洋参 3 克。共置碗内，每日于饭锅上蒸之，蒸至多次。每以开水冲服 1 匙。功能：补益心脾，养血安神。主治心悸失眠，健忘多梦，头晕目眩。

当归养血膏（验方）当归身 500 克，阿胶 250 克。当归加水煎汁，阿胶用黄酒浸一宿，滤去黄酒。在当归汁内加入阿胶，用小火煎熬，和匀。每服 2 匙，每日 2 次。功能：补血养心安神。主治心血不足，心悸，健忘，失眠，多梦。

4. 阳痿、遗精、不孕、不育

聚精膏（《古今医方集成》）：黄鱼鳔胶珠 500 克，沙苑蒺藜 240 克，五味子 60 克。用水煎熬，炼蜜收膏。临睡前服 3 匙，淡盐汤送下。功能：益肾固精。主治梦遗、滑精。

金樱子膏（《明医指掌》）：金樱子 400 克，蜂蜜 1000 克。将金樱子洗净，切成两瓣，用水稍洗泡，挖净毛、核。放入锅内，加水适量，置武火上烧沸，改用文火熬煮 2h，滤出煎液，再加水煎熬，如此 3 次，将 3 次煎液混合，再放入锅中，加蜂蜜同熬至膏状。每日服 2 次，每次 10~20 克。白开水送服。功能：固精涩肠，缩尿止泻。主治滑精、遗尿，脾虚泻痢。

海参膏（《药补和食补》）：海参 500 克，珍珠层粉 30 克。海参煮溶后加炼蜜 250 克，白糖 500 克，再加珍珠层粉，熬匀。每服 1 匙，每日 3 次。功能：温肾益精。主治阳痿梦遗，小便频数。

莲肉膏（《药补和食补》）：莲肉、芡实各 200 克，山药 300 克，银耳 120 克。水煎取汁，白糖收膏。每服 3 匙，每日 3 次。功能：补肾涩精。主治肾虚遗精。

鹿鞭膏（《中国医学大辞典》）：鹿鞭 1 对，阿胶 250 克。先将鹿鞭洗净，温水浸润，切片，干燥。再将片放入炒热的沙子中，炒至松泡，取出研末，将阿胶用清水漂净，研成细末，放在碗内，加入水半杯及黄酒半杯，再放在锅内隔水蒸煮，等到开始溶化时，加入鹿鞭末及冰糖 120 克，拌匀，熬透即成。每服 10 克，每日 2 次，白开水送服。功能：温肾壮阳，主治肾阳不足所致阳痿、耳鸣腰酸。妇女宫寒不孕、男子慢性睾丸炎。

5. 肠燥便秘

百合膏（《古今医方集成》）：百合 120 克，川朴、光杏仁、桑白皮、天冬各 60 克，大黄 15 克。用水煎透，炼蜜收膏。每服 30 克，每日 2 次。功能：肃肺润肠，理气导滞。主治肠燥便秘。

松子胡桃膏（《药用果品》）：松子仁、胡桃仁各 500 克。共捣成膏状，加蜂蜜 250 克收膏。每服 1 匙，每日 3 次。功能：润肠通便。主治老年气虚，长期便秘。

瓜子麻仁膏（《药用果品》）：南瓜子、黑芝麻各 60 克，花生仁 30 克。加水煎汁，白糖收膏。每服 1 匙，每日 2 次。功能：润肠通便。主治老年津亏便秘。

猪脂蜜膏（验方）：猪油 700 克，蜂蜜 300 克。将猪油与蜂蜜分别加热烧沸，拌匀。每日服 2 次，每次 5 克，用温开水冲化后饮用。功能：润肠通便。主治肠燥便秘。

蜂蜜香油蜜膏（验方）：香油 100 克，蜂蜜 200 克。将香油、蜂蜜放入锅内，置文火上烧沸即成。每日服 2 次，每次 1 汤匙。功能：润肠通便。主治肠燥便秘。

6. 体弱虚羸

两仪膏（《景岳全书》）：党参 250 克，熟地黄 500 克，蜂蜜 300 克。将党参、熟地黄水煎取汁，反复 3 次。然后合并煎液，先武火后文火加热浓缩，至较稠厚时，入蜂蜜熬炼至滴水成珠为度。温开水冲化，饱腹服用，每日 1 次，每次 1~2 汤匙。功能：补气养血。主治气血两亏，身体瘦弱，气短乏力，头晕心悸等症。

龟鹿二仙膏（《证治准绳》）：龟板 240 克，鹿角 480 克，枸杞 90 克，人参 45 克，蜂蜜 250 克。先将龟板、鹿角碎成小块，漂泡洗净，放锅内加水煎煮，取出煎液，反复煎 3~5 次，然后合并煎液，浓缩至胶饴状。再将人参、枸杞分别加水煎煮，过滤取汁，反复多次，直至无味。再合并煎汁，浓缩至较稠厚时，加入龟鹿胶饴及蜂蜜，文火煎熬，用木棒不停搅匀，防止焦枯，以煎至滴水成珠为度。离火，冷却，装瓶备用。每日 1 次，每次 1~2 汤匙，和黄酒 1 盅兑水，温化服用。功能：补益气血，填精益髓。主治一切精神气血虚弱等证。

葡萄膏（《药补与食补》）：鲜葡萄 500 克。挤汁，以陶器熬稠，加蜂蜜适量，和匀成膏。每服 1 匙，每日 2 次。功能：补虚生津。主治病后体虚，食欲不振，心烦口渴，咽干少津等病症。

樱桃膏（《药用果品》）：鲜樱桃 1000 克，白糖 500 克。将樱桃加水煮烂，捞出果核，加入白糖拌匀即成。每服 1 匙，每日 2 次。功能：滋阴生津。主治病后体弱，面色无华，易于疲劳，软弱无力等症。

参桂蜜膏（验方）：人参 5 克，桂圆 30 克，蜂蜜 300 克。将人参浸润后切片，桂圆去核、去皮，放入砂锅内加水适量，煎熬 50~60min，滤去药渣，将药渣切碎重新放入锅内，加蜂蜜继续煎熬至稠即成。早晚空腹时服用，每次 5~8 克，用温开水调匀。功能：补气血，益脾肾。主治久病气阴两虚，少气乏力，口干口渴等症。

人参核桃膏（验方）：人参 5 克，核桃仁 50 克，蜂蜜 300 克。将人参浸润切碎，核桃炒香，剁碎，放入砂锅内加水适量，置武火上烧沸，改用文火熬煮至稠，加入蜂蜜，继续煎熬至膏状即成。早晚空腹食用，每次 8~18 克，温开水送下。功能：大补元气。主治形体消瘦，面色萎黄，少气乏力，精神倦怠等症。

人参枣膏（验方）：人参 5 克，红枣 50 克，蜂蜜 300 克。将红枣去皮去核，捣成枣泥，人参洗净，烘干，研成细末，二药同放入砂锅内，加水适量，置武火上煎熬至沸，改用文火熬煮至稠，加入蜂蜜，继续煎熬至膏状即可。每日服 2 次，每次 8~10 克，温开水冲服。功能：补益气血。主治久病体弱，气血两虚，面色萎黄，形体消瘦，神疲乏力，纳食减少等症。

7. 乌发美容，延年益寿

乌发膏（《积善堂验方》）：制何首乌 200 克，茯苓 200 克，当归 50 克，杞子 50 克，菟丝子 50 克，牛膝 50 克，补骨脂 50 克，黑芝麻 50 克，蜂蜜 400 克。将制首乌、茯苓、当归、杞子、菟丝子、牛膝、补骨脂、黑芝麻、蜂蜜放入锅内，加水适量。置武火上烧沸，转用文火煎熬 30min，滤出药液，反复煎熬 3 次，将药液混合，烧沸，加入蜂蜜继续煎熬至膏状。每日服 3 次，每次 1 汤匙，温开水冲服。功能：滋补肝肾，乌须黑发。主治须发早白、脱发、腰痛等症。

泽肤膏（《证治准绳》）：牛骨髓、酥油各等份。将此 2 味一并煎熬，白蜜汤送服。每服 3 匙。功能：益精养血，润泽皮肤。治疗皮肤干燥如鱼鳞状，或可作美容之品。

二至膏（《证治准绳》）：女贞子、旱莲草各 250 克，红糖 500 克。将女贞子、旱莲草加水适量浸泡透发，2h 后加热煎煮，滤汁，反复 3 次，合并药液，以文火煎熬浓缩，至较稠黏时，加入事先溶化好的红糖，炼熬至滴水成珠为度。空腹食用，每日 2 次，温开水冲化。功能：补益肝肾，滋养阴血。主治肝肾阴虚所致的头目眩晕，腰膝酸软，须发早白，牙齿松动，健忘早衰等症。

菊花延龄膏（《慈禧光绪医方选议》）：鲜杭菊花瓣 500 克。用水熬透，共煎 3 次，去渣，再用慢火熬成浓汁，加炼蜜 250 克收膏。每服 12 克，每日 2 次。温开水冲服。功能：明目清肝。主治老年目昏，视物模糊。

还精膏（《奇效良方》）：枸杞、覆盆子、巴戟天、生地黄、何首乌、地骨皮、续断、牛膝、菊花、车前子、远志、白术、细辛、菖蒲各 30 克，菟丝子 60 克，蜂蜜 500 克。除蜂蜜外，将其它药物酌予碎断，加水浸泡 2h，加热煎煮，每隔 1h 许滤取煎液 1 次，加水再煎，共取煎液 3 次。然后合并煎液，以文火加热慢煎，直至煎液呈稠浊状时，加用蜂蜜，改用武火，熬炼至滴水成珠为度。离火，冷却，瓶装备用。每日 2~3 次，每次 1~2 汤匙，开水冲化，空腹饮用。功能：补肝肾，和五脏，调六腑，乌须发，强体魄，壮筋骨。主治老年人齿落发脱，腰膝酸楚，健忘脑鸣，头晕目眩等症。

集灵膏（《顾松圆医镜》）：人参 30 克，枸杞 120 克，天冬、麦冬各 75 克，生地黄、熟地黄各 100 克，牛膝 100 克，蜂蜜 300 克。将上述药物（人参除外）加水适量，浸泡透发 2h，加热煎煮，每隔 1h 取煎液 1 次，共取 3 次，然后合并煎液，先武火后文火煎煮浓缩，同时放入切成薄片的人参，待煎液浓缩后取出人参，加入蜂蜜熬炼至滴水成珠为度。空腹食用。每日 2 次，每次 1~2 汤匙，开水冲化。功能：滋养肝肾，补益气血。主治肝肾不足引起的须发早白，牙齿松动，健忘早衰等。

七宝美髯膏（《中国医学大辞典》）：首乌 256 克，牛膝、菟丝子、当归、补骨脂、菊花、茯苓各 64 克，蜂蜜 300 克。将首乌等 7 味药物加水适量，浸泡 2h 后加热煎煮，每隔 1h 取煎液 1 次，加水再煎，共取煎液 3 次，然后合并煎液，以文火加热浓缩至稠厚状，加入蜂蜜炼熬至滴水成珠为度。离火，冷却。空腹服用，每日 2 次，每次 1~2 汤匙。功能：补肝肾，益精血。主治年老体衰，须发早白，耳聋目障，齿落发脱，头晕目眩，腰膝酸软等症。

骨髓养颜膏（《补养篇》）：骨髓 360 克，炒米粉适量。将骨髓洗净，焙干研粉，加入炒米粉拌匀，备用。服用时，用鲜牛奶调服。每日 1 次，每次 1 汤匙。功能：养颜减皱，悦泽美容。主治皮肤干燥，或用于防治衰老。

天门冬膏（《大众四季饮膳》）：天门冬 500 克，蜂蜜 300 克。将鲜天门冬去皮和根须，捣碎，用洁净白细布绞取汁液，过滤，放入锅内，加蜂蜜，置武火上烧开，再用文火煎熬至黏稠状。每日 2 次空腹食用，每次 1~2 汤匙。功能：健体强身轻身益气，防病延年。适用于中老年人平时保健服用。

木耳芝麻蜜膏（验方）：黑木耳 30 克，芝麻 50 克，蜂蜜 300 克。将芝麻炒香，木耳除去杂质，洗净，放入锅内，加水适量，武火烧沸，文火煎至木耳烂透，放入蜂蜜，继续煎熬至稠。每日空腹食用。每次 8～10 克，温开水送下。功能：乌须发。主治须发早白。

（三）注意事项

辨证选膏：临床运用膏滋必须以辨证论治原则为指导，根据机体的属性和气虚、血虚、阳虚、阴虚的不同病情，分别选用不同补益作用的膏滋，切不可盲目"虚而补之"，滥施妄用。在外邪未尽时，不要过早使用补膏，以免"闭门留寇"。

了解膏滋的特性，合理使用膏滋有"素膏"和"荤膏"之分；所谓"荤膏"，是含有动物或动物胶类药物如阿胶、鹿角胶等的一类膏滋，有胶滞荤腻之弊，久服可调护脾胃。

服膏剂量：要根据病情或个体差异及药物的性能来决定。一般药性平和的，服用量可大些；药性剧烈的，用量宜小些。病情轻者用量宜轻；病情重者，用量可大。年轻人用量可大，年老者宜小。妇女妊娠期间应注意避免服用某些具有滑胎、堕胎性质的膏滋，以免导致流产。

注意药膏的贮存：因为膏滋大多服用时间较长，应注意保存。熬炼成的膏滋，必须等膏滋完全冷却后，方可装瓶备用。容器要洗净，密闭要严，有条件时可冷藏，或加入防腐剂。用以取膏滋的汤匙，要用开水烫洗，揩干，不能沾水，以防止膏滋霉变。